# Estágios iniciais da psicose

# Estágios iniciais da psicose

## da prevenção ao tratamento

Coordenadores

Cristiano Noto

Raphael de Oliveira Cerqueira

Ary Gadelha

manole

editora

Editora: Patrícia Alves Santana
Projeto gráfico: Departamento Editorial da Editora Manole
Editoração eletrônica e ilustrações: Formato Editoração
Capa: Ricardo Yoshiaki Nitta Rodrigues
Imagem da capa: freepik

**CIP-BRASIL. CATALOGAÇÃO NA PUBLICAÇÃO**
**SINDICATO NACIONAL DOS EDITORES DE LIVROS, RJ**

E82

Estágios iniciais da psicose : da prevenção ao tratamento / coordenação Ary Gadelha, Cristiano Noto, Raphael Cerqueira. - 1. ed. - Barueri [SP] : Manole, 2025.

Inclui bibliografia e índice
ISBN 9788520467022

1. Psiquiatria. 2. Psicose - Prevenção. 3. Psicose - Tratamento. I. Gadelha, Ary. II. Noto, Cristiano. III. Cerqueira, Raphael.

25-98007.0 CDD: 616.89
CDU: 616.89-008.42

Gabriela Faray Ferreira Lopes - Bibliotecária - CRB-7/6643



1ª edição – 2025

Editora Manole Ltda.
Alameda Rio Negro, 967 – cj 717
Alphaville – Barueri/SP
CEP 06454-000
Fone: (11) 4196-6000
www.manole.com.br | https://atendimento.manole.com.br/

Impresso no Brasil | *Printed in Brazil*

# Coordenadores

Cristiano Noto
Médico Psiquiatra. Mestrado (MSc), Doutorado (PhD) e Pós-doutorado pela Escola Paulista de Medicina da Universidade Federal de São Paulo (EPM-Unifesp). Professor Adjunto e Vice-chefe do Departamento de Psiquiatria da EPM/Unifesp. Na Unifesp, é fundador e coordenador do Grupo de Atenção às Psicoses Iniciais (GAPi) e membro do Comitê Gestor do Programa de Esquizofrenia (PROESQ), além de ser orientador permanente do Programa de Pós-graduação em Psiquiatria e Psicologia Médica.

Raphael de Oliveira Cerqueira
Psiquiatra e Doutorando pela Escola Paulista de Medicina da Universidade Federal de São Paulo (EPM-Unifesp). Pesquisador do Laboratório Interdisciplinar de Neurociências Clínicas (LiNC). Preceptor do Grupo de Apoio às Psicoses Iniciais (GAPi) e do Pronto-Socorro do Centro de Atenção Integrada à Saúde Mental (CAISM) da Vila Mariana. Coordenador do Setor de Psiquiatria do Hospital Municipal Vereador José Storopolli.

Ary Gadelha
Professor do Departamento de Psiquiatria da Escola Paulista de Medicina da Universidade Federal de São Paulo (EPM-Unifesp). Coordenador do Programa de Esquizofrenia (PROESQ) e Orientador do Programa de Pós-graduação em Psiquiatria, ambos da EPM-Unifesp.

# Autores

Alexandre Andrade Loch

Livre-docente pela Universidade de São Paulo (USP). Graduação em Medicina pela FMUSP. Residência Médica em Psiquiatria pelo Instituto de Psiquiatria do HC-FMUSP. Bacharel em Filosofia pela Faculdade de Filosofia, Letras e Ciências Humanas (FFLCH) da USP. Doutorado pelo Instituto de Psiquiatria do HC-FMUSP, sobre o estigma das doenças mentais. Membro da International Federation of Psychiatric Epidemiology (IFPE) e da Schizophrenia International Research Society (SIRS), sociedade pela qual recebeu o *Global Schizophrenia Award* por destaque internacional na pesquisa sobre a esquizofrenia. Editor-associado da *Frontiers in Public Mental Health*. Docente/Orientador de Doutorado e Mestrado no Instituto de Psiquiatria do HC-FMUSP e Coordenador Científico do Grupo de Psicoses do Laboratório de Neurociências (LIM-27) do Instituto de Psiquiatria do HC-FMUSP.

Ana Olívia Fonseca

Psicóloga Clínica, Especialista em Neuropsicologia pela Universidade de São Paulo (USP). Mestre e Doutoranda em Psiquiatria e Psicologia Médica pela Universidade Federal de São Paulo (Unifesp). Coordenadora da área de Neuropsicologia do Grupo de Atenção às Psicoses Iniciais (GAPi) e do Programa de Esquizofrenia (PROESQ), ambos vinculados à Unifesp. Coordenadora do curso de Especialização em Neuropsicologia na mesma instituição.

Ana Paula Aguiar

Psiquiatra, Mestre em Psiquiatria e Psicologia Médica pelo Programa de Pós-graduação em Psiquiatria e Psicologia Médica da Escola Paulista de Medicina da Universidade Federal de São Paulo (EPM-Unifesp).

André Fernandes
Médico pela Universidade Federal do Rio Grande do Norte (UFRN). Psiquiatra pela Escola Paulista de Medicina da Universidade Federal de São Paulo (EPM-Unifesp). Doutorando em Psiquiatria e Psicologia Médica pela EPM-Unifesp.

Ary Gadelha
Professor do Departamento de Psiquiatria da Escola Paulista de Medicina da Universidade Federal de São Paulo (EPM-Unifesp). Coordenador do Programa de Esquizofrenia (PROESQ) e Orientador do Programa de Pós-graduação em Psiquiatria, ambos da EPM-Unifesp.

Ayodele Sant'Anna Cajuella Ribeiro
Médica Psiquiatra Preceptora do Centro de Estudos em Psiquiatria Forense e Psicologia Jurídica da Escola Paulista de Medicina da Universidade Federal de São Paulo (EPM-Unifesp).

Clarissa Severino Gama
Psiquiatra. Professora Associada do Departamento de Psiquiatria e Medicina Legal da Universidade Federal do Rio Grande do Sul (UFRGS). Livre-docente pela Universidade Federal de São Paulo (Unifesp) e Pesquisadora 1A do CNPq.

Cristiano Noto
Médico Psiquiatra. Mestrado (MSc), Doutorado (PhD) e Pós-doutorado pela Escola Paulista de Medicina/Unifesp. Professor Adjunto e Vice-chefe do Departamento de Psiquiatria da EPM/Unifesp. Na Unifesp, é fundador e coordenador do Grupo de Atenção às Psicoses Iniciais (GAPi) e membro do Comitê Gestor do Programa de Esquizofrenia (PROESQ), além de ser orientador permanente do Programa de Pós-graduação em Psiquiatria e Psicologia Médica.

Cristina Marta Del-Bem
Médica Psiquiatra, Professora Titular do Departamento de Neurociências e Ciências do Comportamento da Faculdade e Medicina de Ribeirão Preto da Universidade de São Paulo (FMRP-USP). Coordenadora do Serviço de Emergências Psiquiátricas e de Intervenção Precoce nas Psicoses do Hospital das Clínicas da FMRP-USP.

Daniel A. Cavalcante
Doutor em Psiquiatria e Psicologia Médica pela Universidade Federal de São Paulo (EPM-Unifesp). Professor convidado da Disciplina de Psiquiatria do curso de Medicina da Escola Paulista de Medicina (EPM-Unifesp). Pesquisador do Labo-

ratório Interdisciplinar de Neurociências Clínicas (LiNC) da Unifesp. Psiquiatra e Preceptor do Grupo de Apoio às Psicoses Iniciais (GAPi) da Unifesp. Título de Especialista em Psiquiatria pela Associação Brasileira de Psiquiatria (ABP) e pela Associação Médica Brasileira (AMB). Residência Médica em Psiquiatria pela Santa Casa de São Paulo. Médico graduado pela Universidade Federal do Rio Grande do Norte (UFRN).

Elaine Mota de Jesus
Psicóloga, Psicanalista e Pós-graduada em Psicanálise e Saúde pelo Instituto Israelita de Ensino e Pesquisa do Albert Einstein. Voluntária do Grupo de Atendimento às Psicoses Iniciais (GAPi).

Felipe V. Gomes
Farmacologista, com linha de pesquisa focada em investigar como fatores socioambientais adversos, como o estresse na adolescência, aumentam o risco para esquizofrenia, além de explorar novos alvos farmacológicos para o tratamento da doença. Mestre, Doutor e Livre-docente pela Faculdade de Medicina de Ribeirão Preto da Universidade de São Paulo, onde atua como Professor Associado no Departamento de Farmacologia. Premiado com o *2020 Schizophrenia International Research Society Global Award* e o *2025 Schizophrenia International Research Society Rising Star Award*.

Fernando Rocha Loures Malinowski
Doutorado em Psiquiatria e Psicologia Médica pela Universidade Federal de São Paulo. Supervisor no Programa de Esquizofrenia (PROESQ) da EPM-Unifesp.

Gabriel Elias Corrêa-Oliveira
Médico pela FMUSP e Psiquiatra pelo Hospital das Clínicas de Ribeirão Preto (USP), onde coordena desde 2014 o Programa de Intervenção Precoce em Psicoses de Ribeirão Preto. Atua amplamente na implantação e gestão de serviços de saúde mental, com foco em inovação, modelos assistenciais escaláveis e ampliação do acesso.

Gabriela Cruz de Moraes
Terapeuta Ocupacional, Mestre em Ciências pelo Programa de Pós-graduação em Psiquiatria da Unifesp. Especialista em Terapia Ocupacional em Saúde Mental pela Unifesp, no Método Terapia Ocupacional Dinâmica pelo CETO (Centro de Especialidades de Terapia Ocupacional) e em Reabilitação Neuropsicológica

pelo Departamento de Neurologia do HC-FMUSP. Coordenadora do Serviço de Terapia Ocupacional do Programa de Esquizofrenia (PROESQ) da EPM-Unifesp.

Gabriela Rached El Helou Silot
Graduação em Medicina e Residência Médica em Psiquiatria pela Faculdade de Medicina do ABC (FMABC). Título de Especialista em Psiquiatria pela Associação Brasileira de Psiquiatria. Especialização em Psiquiatria da Infância e Adolescência pela Unifesp. Formação em Psicoterapia Dinâmica Breve pelo Instituto de Psiquiatria da FMUSP. Supervisora da Psiquiatria da Infância e Adolescência do DICA (ambulatório do Desenvolvimento Integrado da Criança e do Adolescente) CAISM - Unifesp.

Isabel de Andrade Amato
Graduação em Medicina pela Unesp. Psiquiatra e Mestre em Saúde Mental pela Unicamp. Residência Médica em Psiquiatria da Infância e da Adolescência pela Unifesp. Médica Supervisora da Enfermaria do CAISM - Unifesp. Coordenadora do Ambulatório do Desenvolvimento Integral de Crianças e Adolescentes (DICA)/CAISM - Unifesp.

Ives Cavalcante Passos
Professor do Departamento de Psiquiatria da Universidade Federal do Rio Grande do Sul (UFRGS). Professor Permanente do Programa de Pós-graduação em Psiquiatria da UFRGS. Pós-doutor pela University of Texas Health Science Center at Houston (UTHealth), EUA. Coordenador do Ambulatório de Transtorno Bipolar do HCPA/UFRGS. Líder do *Big Data Task Force* da International Society of Bipolar Disorders. Membro afiliado da Academia Nacional de Medicina, da Academia Brasileira de Ciências e da Academia Sul-Rio-Grandense de Medicina.

Jaime Eduardo Cecilio Hallak
Professor Titular de Psiquiatria da Faculdade de Medicina de Ribeirão Preto da Universidade de São Paulo (FMRP-USP). Coordenador da Divisão de Psiquiatria da FMRP-USP. Vice-chefe do Departamento de Neurociências e Ciências de Comportamento da FMRP-USP. Coordenador do Instituto Nacional de Ciência e Tecnologia Translacional em Medicina - INCT TM (CNPq/FAPESP/CAPES).

João Roberto Fernandes Lisboa
Médico Psiquiatra pela Universidade Estadual Paulista (Unesp). Residência Médica em Psiquiatria pelo Hospital das Clínicas da Faculdade de Medicina de Ribeirão Preto da Universidade de São Paulo (FMRP-USP). Mestre pelo Programa

de Pós-graduação em Neurociências da FMRP-USP, com foco em biomarcadores e primeiro episódio psicótico. Médico voluntário no CAISM da Unifesp, onde colabora com atividades clínicas e de pesquisa.

José Alberto Orsi
Diretor-Presidente da Associação Brasileira de Familiares, Amigos e Pessoas com Esquizofrenia (ABRE), com experiência vivida nesse transtorno mental. Engenharo Civil pela Poli USP e MBA pela University of Southern Mississippi. Mestre e Doutorando em Saúde Mental pelo Departamento de Psiquiatria da Escola Paulista de Medicina da Universidade Federal de São Paulo (EPM-Unifesp). Possui ainda vínculos acadêmicos com a Universidade Federal de Santa Catarina no GPPS (Grupo de Pesquisas em Políticas Públicas de Saúde/Saúde Mental) e o IRCC-Brasil (International Recovery and Citizenship Collective) da Yale University. É também membro cofundador da Rede *Recovery* Brasil.

José Alexandre de Souza Crippa
Professor Titular do Departamento de Neurociências e Ciências do Comportamento da Faculdade de Medicina da Universidade de São Paulo (USP). Foi *Honorary Professor* do Institute of Psychiatry of London, University of London, até 2010. Médico pela Universidade Federal do Paraná (UFPR). Psiquiatra e Neurocientista com ampla experiência em transtornos neuropsiquiátricos e em neuropsicofarmacologia.

José Diogo Ribeiro de Souza
Médico e Psiquiatra pela Faculdade de Medicina de Ribeirão Preto da Universidade de São Paulo (FMRP USP). Doutor em Saúde Mental pelo Programa de Pós-graduação em Saúde Mental e Ciências do Comportamento da FMRP-USP.

Laís M. Fonseca
Médica Psiquiatra e Doutora pela Escola Paulista de Medicina da Universidade Federal de São Paulo (EPM-Unifesp). Atua na mesma instituição como Coordenadora geral do Programa de Assistência e Pesquisa ao Primeiro Episódio Psicótico (PEP) e Psiquiatra Colaboradora e Supervisora dos Residentes do Programa de Esquizofrenia (PROESQ).

Larissa F. Doretto
Médica Psiquiatra pela Escola Paulista de Medicina da Universidade Federal de São Paulo (EPM-Unifesp). Atua na mesma instituição como psiquiatra colaboradora do Programa de Assistência e Pesquisa ao Primeiro Episódio Psicótico

(PEP) e como Psiquiatra Assistente e Supervisora dos Residentes do serviço de Pronto-Socorro da Unifesp.

Letícia Müller Haas
Psicóloga, Mestranda do Programa de Pós-graduação em Psiquiatria e Psicologia Médica da Universidade Federal de São Paulo.

Marcos Vinícius Vieira Ribeiro
Residência Médica em Psiquiatria da Infância e Adolescência pela Universidade Federal de São Paulo (Unifesp). Especialista em Análise do Comportamento Aplicada ao Transtorno do Espectro Autista e Desenvolvimento Atípico pelo Centro Paradigma de Análise do Comportamento. Qualificação Avançada em Clínica Analítico-Comportamental pelo Centro Paradigma de Análise do Comportamento. Mestrado em Psiquiatria e Psicologia Médica pela Unifesp. Doutorando do Departamento de Psiquiatria da Unifesp. Coordenador do Ambulatório do Desenvolvimento Integral de Crianças e Adolescentes (DICA)/CAISM - Unifesp.

Mariana Brandão da Silva
Psicóloga pela Universidade de Fortaleza. Mestranda do Núcleo de Psicoses do Laboratório Interdisciplinar de Neurociências Clínicas - LINC/Unifesp no Programa de Psiquiatria e Psicologia Médica da EPM-Unifesp. Psicóloga Ambulatorial do Núcleo de Avaliação de Desenvolvimento Infantil/Alice Saúde. Pesquisadora Voluntária em Tecnologias Comportamentais e Intervenções em Saúde, no Laboratório de Investigações em Análise do Comportamento - LINAC/Unifor. Supervisora e Consultora em Análise do Comportamento Aplicada para transtornos do neurodesenvolvimento.

Mariane Vargas Nunes Noto
Psiquiatra. Mestre e Doutora em Psiquiatria e Psicologia Médica pela Unifesp. Colaboradora do Grupo de Atenção às Psicoses Iniciais (GAPi) da Unifesp.

Mário César Rezende Andrade
Psicólogo. Graduado pela Universidade Federal de São João-del Rei. Mestre em Psicologia pela mesma instituição, com *Graduate Research Training* no Douglas Mental Health University Institute, McGill University, Montreal, Canadá. Doutor em Ciências pela Universidade Federal de São Paulo, com estágio no Institute of Psychiatry, Psychology and Neuroscience, King's College London, Reino Unido. Professor do Departamento de Psicologia da Universidade Federal de São João del-Rei.

Natália Santana Daher Mendonça
Médica pela Universidade Federal de Goiás (UFG). Residência em Psiquiatria pela Universidade Federal de São Paulo (Unifesp).

Pâmela Pilar
Terapeuta Ocupacional, Mestre em Ciências pelo Programa de Pós-graduação em Psiquiatria da Unifesp. Especialista em Terapia Ocupacional em Saúde Mental pela Unifesp. Voluntária nos Programas PROESQ (Programa de Esquizofrenia) e GAPi (Grupo de Apoio às Psicoses Iniciais) da Unifesp, atuando no apoio a supervisão e atividades clínicas.

Paula Maria Serafim
Enfermeira Especialista em Saúde Mental e Psiquiatria, Mestre pela Unifesp. Colaboradora do Grupo de Atenção às Psicoses Iniciais do Departamento de Psiquiatria da Unifesp.

Pedro Gabriel Lorencetti
Psiquiatra pela Universidade Estadual de Campinas (Unicamp). Doutorando em Psiquiatria e Psicologia Médica pela Unifesp.

Pedro Mario Pan
Psiquiatra, Professor Doutor afiliado ao Programa de Pós-graduação em Psiquiatria e Psicologia Médica da Universidade Federal de São Paulo.

Quirino Cordeiro
Professor Adjunto da Escola Paulista de Medicina da Universidade Federal de São Paulo (EPM-Unifesp). Professor Adjunto da Faculdade de Ciências Médicas da Santa Casa de São Paulo. Diretor do HUB de Cuidados em *Crack* e Outras Drogas do Estado de São Paulo.

Raphael de Oliveira Cerqueira
Psiquiatra e Doutorando pela Escola Paulista de Medicina da Universidade Federal de São Paulo (EPM-Unifesp). Pesquisador do Laboratório Interdisciplinar de Neurociências Clínicas (LiNC). Preceptor do Grupo de Apoio às Psicoses Iniciais (GAPi) e do Pronto-Socorro do Centro de Atenção Integrada à Saúde Mental (CAISM) da Vila Mariana. Coordenador do Setor de Psiquiatria do Hospital Municipal Vereador José Storopolli.

Renan Moreira Biokino
Psiquiatra pela Universidade Federal de São Paulo (Unifesp). Doutorando em Psiquiatria e Psicologia Médica pela Unifesp.

Rony Franco Santos Pedroso
Médico Psiquiatra Preceptor do Centro de Estudos em Psiquiatria Forense e Psicologia Jurídica da Escola Paulista de Medicina da Universidade Federal de São Paulo (EPM-Unifesp).

Sérgio Rachman
Médico e Advogado pela Universidade de São Paulo (USP). Mestrado pela FMUSP. Coordenador do Centro de Estudos em Psiquiatria Forense e Psicologia Jurídica da Escola Paulista de Medicina da Universidade Federal de São Paulo (EPM-Unifesp).

Sheila Cavalcante Caetano
Graduação em Medicina pela PUC-Campinas. Residência Médica, Doutorado e Pós-Doutorado em Psiquiatria pelo Departamento de Psiquiatria HC-FMUSP. Professora Adjunta do Departamento de Psiquiatria da Escola Paulista de Medicina da Unifesp. Responsável pelo Ambulatório do Desenvolvimento Integral de Crianças e Adolescentes (DICA)/CAISM – Unifesp.

Sintia Belangero
Biomédica e Geneticista focada em investigar fatores genéticos e epigenéticos que contribuem para condições psiquiátricas, especialmente a esquizofrenia. Mestre, Doutora e Livre-docente pela Universidade Federal de São Paulo (Unifesp), onde atua como Professora Associada do Departamento de Morfologia e Genética e lidera um grupo de pesquisa de Genética Aplicada à Psiquiatria. Coordena o Laboratório de Neurociências Integrativas (LINC) da Unifesp e a área de Genética do Instituto Nacional de Psiquiatria do Desenvolvimento (INPD). Representa a América-Latina no grupo de esquizofrenia do Psychiatric Genomics Consortium (PGC) e coordena a divisão de esquizofrenia do Latin America Genomics Consortium (LAGC).

Soeli Aparecida Paula Lima
Graduada em Psicologia e Comunicação Social, com especializações em Comunicação Multimídia pela PUC-SP, Saúde Mental e Desenvolvimento Humano pela PUC-PR e Psicologia Clínica e Transtornos Psíquicos Graves pela Facuminas-MG. Pós-graduanda em Neuropsicologia pela Unifesp e Voluntária no Grupo de Atenção às Psicoses Iniciais (GAPi) da mesma instituição.

Tamiris Esteves Nagem
Psiquiatra, Médica de Família e Comunidade e Especialização em Terapia de Família e de Casal. Voluntária do Grupo de Atendimento às Psicoses Iniciais (GAPi) e Programa de Assistência e Pesquisa ao Primeiro Episódio Psicótico (PEP).

Teresa Alice Alves de Souza
Psicóloga e Neuropsicóloga, Especializada em Neuropsicologia pela Universidade Federal de São Paulo (Unifesp) e em Psicologia Hospitalar com ênfase em Dermatologia pela Secretaria de Saúde do Estado de São Paulo. Atua na avaliação e reabilitação neuropsicológica, além de oferecer psicoterapia para adolescentes e adultos, com foco no desenvolvimento cognitivo, emocional e comportamental. Foi psicóloga na pesquisa PUMAS Brasil (*Populations Underrepresented in Mental Illness Association Studies*), dedicada à investigação de variantes genéticas associadas aos transtornos psicóticos. Neuropsicóloga Voluntária no Grupo de Atenção às Psicoses Iniciais (GAPi), onde realiza avaliações neuropsicológicas e contribui para o diagnóstico e acompanhamento de transtornos psicóticos em estágios iniciais.

Tiago Ribeiro da Silva
Terapeuta Ocupacional. Especialista em Saúde Mental. Mestre e Doutorando pela Universidade Federal de São Paulo (Unifesp). Realiza atendimentos no contexto da Saúde Mental e atua na FioCruz em Projeto de Capacitação para profissionais de Saúde Mental no Paraná.

Victor Oliveira de Carvalho
Psicólogo graduado pela PUC-SP. Formação Especializada em Psicanálise pela Asociación Psicoanalítica de Buenos Aires – APdeBA e Instituto *Sedes Sapientiae*; Formação em Terapia de Crise e Primeiros Auxílios Psicológicos pela *Escuela de Psicología Social para la Salud Mental*; Intervenções Grupais pelo O Lugar de Vida Centro de Educação Terapêutica.

# Sumário

# Apresentação

A compreensão e o manejo dos transtornos psicóticos vivenciam uma era de transformações significativas, impulsionada pelo crescente reconhecimento do impacto decisivo da intervenção precoce. Os estágios iniciais da psicose não representam apenas o limiar de uma condição clínica complexa, mas se configuram como uma janela crítica de oportunidade – um período em que as trajetórias de vida podem ser profundamente redefinidas. A literatura científica das últimas décadas converge ao apontar que é justamente nessas fases iniciais que o risco de deterioração clínica se acentua, tornando o diagnóstico ágil e a intervenção especializada não apenas desejáveis, mas imperativos para mitigar a progressão de alterações neurobiológicas, psicopatológicas e psicossociais, e fundamentalmente, para ressignificar o prognóstico.

Embora a implementação de serviços dedicados à intervenção precoce avance globalmente, demonstrando resultados clínicos favoráveis e uma relação custo-efetividade positiva em comparação ao tratamento convencional, o acesso a tais cuidados ainda enfrenta barreiras consideráveis, especialmente em países de baixa e média renda. No Brasil, o desafio é particularmente presente. Contudo, é também em solo brasileiro que florescem iniciativas de excelência, como o Grupo de Apoio às Psicoses Iniciais (GAPi) do Departamento de Psiquiatria da Escola Paulista de Medicina da Universidade Federal de São Paulo (EPM-Unifesp), um farol na assistência e pesquisa nessa área.

É nesse contexto de urgência e esperança que apresentamos a obra *Estágios iniciais da psicose: da prevenção ao tratamento*. Este livro nasce do compromisso de um corpo de autores com notória vivência clínica e acadêmica, dedicados a uma abordagem crítica e pragmaticamente orientada para a prática clínica moderna. Nosso propósito é claro: instrumentalizar psiquiatras, residentes e demais profissionais de saúde mental com um recurso abrangente e fundamentado nas mais atuais evidências científicas, visando aprimorar a tomada de decisões clínicas, disseminar práticas eficazes e contribuir ativamente para a consolidação de políticas e serviços voltados à intervenção precoce.

Convidamos o leitor a uma jornada imersiva e detalhada por intermédio dos múltiplos aspectos que envolvem o primeiro episódio psicótico (PEP). A obra está estruturada para guiar o profissional desde os alicerces conceituais, desvendando o próprio conceito de PEP, seus diagnósticos diferenciais, a dinâmica da estabilidade diagnóstica, e a crucial identificação dos estados mentais de risco para psicose, até a exploração de modelos de estadiamento.

Avançamos para as profundezas neurobiológicas da psicose inicial e o impacto do tempo de psicose não tratada (DUP), elementos essenciais para a compreensão da condição. Detalhamos a organização e implementação de clínicas de identificação e intervenção precoce, e as particularidades da investigação clínica inicial, abordando exames complementares, neuroimagem, o papel de biomarcadores como anticorpos, e a influência do uso de substâncias.

O núcleo da obra dedica-se ao arsenal terapêutico e estratégico, discutindo desde a identificação e manejo da não adesão ao tratamento até o cuidado de comorbidades prevalentes, como depressão e o risco de suicídio. Capítulos específicos aprofundam-se nas singularidades do PEP na infância e adolescência, no manejo de efeitos adversos das medicações, e nas condutas diante da resistência ao tratamento, incluindo o uso criterioso da clozapina.

Reconhecendo a psicose como uma experiência multidimensional, damos ênfase substancial às intervenções psicossociais e à reabilitação. Exploramos diversas modalidades de psicoterapia, estratégias para a recuperação cognitiva e funcional, o papel vital da intervenção familiar e da psicoeducação (individual e familiar), e a contribuição da terapia ocupacional.

Finalmente, expandimos o horizonte para temas transversais e emergentes, como os determinantes sociais que modulam o curso do PEP, a aplicação de tecnologias digitais no cuidado, a jornada de superação (*recovery*) e os indispensáveis aspectos éticos e legais que permeiam a prática clínica nos quadros psicóticos iniciais.

Mais do que um compêndio técnico, este livro pretende ser um reflexo da complexidade e da humanidade inerentes ao cuidado em saúde mental e um testemunho do potencial transformador que reside na intervenção precoce e qualificada. Esperamos que ele sirva como um guia valioso e uma fonte de inspiração para todos aqueles dedicados a melhorar a vida de indivíduos que vivenciam os estágios iniciais da psicose.

**Os Coordenadores**

# 1

# Primeiro episódio psicótico: uma perspectiva histórica e sua importância para a intervenção precoce

Raphael de Oliveira Cerqueira
Ary Gadelha
Cristiano Noto

## INTRODUÇÃO

O primeiro episódio psicótico (PEP) marca um ponto de virada na vida de um indivíduo. Para muitos, é um evento confuso e aterrorizante, frequentemente percebido como uma ruptura abrupta com a realidade. O impacto não se restringe ao paciente – famílias, amigos e a sociedade também são afetados. Nos últimos anos, avanços na pesquisa demonstraram que a identificação e o tratamento precoces podem mudar radicalmente o curso da doença, evitando hospitalizações prolongadas, perda funcional e isolamento social. Este livro explora como a psiquiatria evoluiu para reconhecer essa janela de oportunidade e implementar estratégias eficazes de intervenção precoce.

A intervenção precoce na psicose surgiu como resposta à visão histórica pessimista sobre a esquizofrenia, que, por muitos anos, foi considerada doença de deterioração progressiva, como proposto por Emil Kraepelin ainda no século XIX. Tal perspectiva, associada aos tratamentos desumanos oferecidos por instituições manicomiais do passado, levou a atraso na implementação de estratégias de tratamento mais efetivas e precoces.

Felizmente, fatores como o surgimento dos antipsicóticos, a desinstitucionalização, o tratamento multidisciplinar e comunitário, além de novas conceituações da esquizofrenia como um transtorno tratável, contribuiu para o impulsionamento de práticas baseadas em evidências que priorizavam a intervenção precoce.[1,2]

## INTERVENÇÃO PRECOCE NA PSICOSE

A partir da década de 1980, com o avanço de estudos de neuroimagem e, posteriormente, genética, passou-se a entender a esquizofrenia como uma doença relacionada ao neurodesenvolvimento. A mudança de paradigma trouxe nova compreensão da esquizofrenia, com base na interação entre fatores genéticos e ambientais ao longo do desenvolvimento cerebral. Evidências indicam que essas influências começam ainda na vida fetal e continuam durante a infância e adolescência, resultando em alterações estruturais e funcionais que podem predispor ao surgimento da psicose na vida adulta.[3] Anos mais tarde, estudos de coorte bem-estruturados levaram ao entendimento de que os primeiros anos da doença (isto é, 2-5 anos) teriam especial importância em sua trajetória, sendo o período em que haveria a maior deterioração cognitiva/funcional, dando origem a hipótese do "Período Crítico", proposta por Birchwood et al.[4] Segundo essa proposta, a fase inicial da psicose (incluindo o período de psicose não tratada) seria o momento em que as influências biológicas, psicológicas e psicossociais ainda estariam em desenvolvimento, apresentando maior plasticidade. Consequentemente, seria um período crucial no curso dos transtornos psicóticos e uma janela de oportunidade para a prevenção secundária, em prol de melhores desfechos a longo prazo.[4] Sendo o tempo de psicose um potencial fator modificável, surge o conceito de duração da psicose não tratada (DUP, do inglês *duration of untreated psychosis*), que representa o intervalo entre o surgimento dos primeiros sintomas psicóticos e o início do tratamento efetivo e deveria ser menor conforme a instalação da intervenção precoce. De fato, estudos apontam que maior DUP está associada a maior gravidade de sintomas, menor funcionamento e menor chance de remissão,[5] como será visto em outro capítulo deste livro.

Com a consolidação da hipótese do neurodesenvolvimento, a necessidade de intervenções precoces tornou-se evidente. Nesse cenário, já em 1988, um grupo australiano liderado por Patrick McGorry inaugurou o Early Psychosis Prevention and Intervention Centre (EPPIC), no Royal Park Hospital em Melbourne. Havia a proposta de se ter um centro de cuidados abrangentes, com tratamento efetivo no início da doença (p. ex., detecção precoce, tratamento intensivo, suporte multidisciplinar), em vez de utilizar tratamentos convencionais comumente destinados a estágios mais avançados ou cronificados. O EPPIC evoluiu para o Orygen Specialist Program, ampliando suas ações e serviços. Além disso, foram incorporados programas como PACE e Youth Scope, voltados para jovens em risco de desenvolver psicose e transtornos de personalidade, oferecendo cuidados integrados que abordam uma variedade de transtornos mentais.[6,7] É ainda na Austrália, em 2006, que surgem os centros *headspace*, que propõem que o sistema de saúde aja de forma mais efetiva ao lidar com questões de saúde mental entre jovens, ou, em outras palavras, uma proposta para se garantir promoção de saúde e intervenção precoce aos problemas de saúde mental de jovens, contando com uma rede integrada de serviços e abordagem holística. O que impulsiona o modelo são as necessidades dos jovens e familiares, e os 10 componentes desta proposta são: participação juvenil, participação de familiares e amigos, conscientização comunitária, acesso ampliado, intervenção precoce, cuidado adequado, práticas baseadas em evidências, quatro fluxos principais de serviços (saúde mental, saúde física e sexual, álcool e outras drogas, e vocacional), integração colaborativa de serviços (dentro e fora do centro e comunidade) e transições apoiadas (isto é, conexão proativa e pessoal dos jovens com serviços externos, quando os centros *headspace* não conseguem prover o cuidado necessário).[8]

Com o reconhecimento da importância da intervenção precoce, diversos países passaram a desenvolver programas especializados para lidar com o PEP. O Quadro 1 apresenta os principais modelos implementados ao redor do mundo. É a partir deste momento que investigações se aprofundam na temática, permitindo avançar numa compreensão sobre estados pré-mórbidos, desfechos clínicos e substratos neurobiológicos.

As clínicas de intervenção precoce passam a se disseminar mundialmente, muitas delas inspiradas no modelo australiano, que visa primariamente a utilização de terapias orientadas ao *recovery*. O *recovery* na esquizofrenia é um conceito que vai além da simples remissão dos sintomas, enfatizando a recuperação da autonomia, funcionalidade e qualidade de vida do indivíduo. Ele envolve tanto aspectos clínicos – como a estabilização dos sintomas e a adesão ao tratamento – quanto psicossociais, incluindo reintegração social, participação ativa na comunidade, retomada de objetivos pessoais e fortalecimento da identidade além do diagnóstico. Esta abordagem, agora presente em muitos sistemas de saúde, passa a promover acesso rápido a tratamentos especializados para pacientes em fases iniciais da doença. O sucesso dessa abordagem foi tamanho que levou, mais recentemente, o conceito de intervenção precoce para outros transtornos mentais graves, como transtorno bipolar, depressão, transtornos de personalidade e transtornos alimentares.

Ainda assim, é possível se perguntar se a implementação destas clínicas realmente se traduziu em mudanças na vida destes pacientes – e sim, os

QUADRO 1 Principais projetos internacionais relacionados ao estudo das fases iniciais das psicoses

| Projeto | Objetivo | País |
|---|---|---|
| *Aetiology and Ethnicity in Schizophrenia and Other Psychoses* (AESOP)[9] | Investigação da etiologia e incidência da psicose em diferentes grupos étnicos | Reino Unido |
| OPUS[10] | Implementar um modelo integrado de tratamento multidisciplinar para PEP | Dinamarca |
| *Recovery After an Initial Schizophrenia Episode* (RAISE)[11] | Avaliar o impacto da intervenção precoce sobre desfechos clínicos a longo prazo | Estados Unidos da América |
| *Specialized Treatment Early in Psychosis* (STEP)[12] | Testar estratégias para reduzir a DUP | |
| *The Hong Kong Early Psychosis Programme* (EASY Programme)[13] | Implementação de um programa de intervenção precoce, objetivando a psicoeducação da população, criação de um canal de fácil acesso ao serviço e fornecimento de intervenções específicas para cada estágio | Hong Kong |
| *Treatment and Intervention in Psychosis Program* (TIPP)[14] | Implantação de um programa especializado para otimizar o engajamento e a qualidade de tratamento em pacientes com psicoses iniciais | Suíça |
| *Treatment and Intervention in Psychosis* (TIPS)[15] | Explorar fatores associados ao tempo de tratamento na psicose | Países escandinavos |

resultados foram positivos. Ao comparar estratégias de intervenção precoce com o tratamento convencional, observou-se que os pacientes apresentavam menor gravidade de sintomas, menor descontinuidade do tratamento, menos hospitalizações e maior funcionamento social.[16] Entretanto, alguns estudos ainda questionam o quanto desses efeitos positivos da intervenção precoce se sustentam após o encaminhamento do paciente para o tratamento convencional,[17,18] e já existem debates sobre como manter os benefícios do tratamento a longo prazo.

## O CONSTRUCTO DENOMINADO "PRIMEIRO EPISÓDIO PSICÓTICO"

O constructo denominado "primeiro episódio psicótico" ainda é alvo de discussão, e não há consenso entre clínicos e pesquisadores. Essa falta de consenso é evidente, uma vez que mesmo nos principais manuais diagnósticos, como o *Manual Diagnóstico e Estatístico de Transtornos Mentais*, em sua quinta edição revisada (DSM-5-TR), ou a *Classificação Estatística Internacional de Doenças e Problemas Relacionados à Saúde*, em sua décima primeira edição (CID-11), não abordam a temática como uma categoria específica. No DSM-5-TR, o especificador "primeiro episódio" figura como um especificador do curso, a ser aplicado após 1 ano de doença, e pode ser utilizado em transtornos alocados no capítulo "Espectro da esquizofrenia e outros transtornos psicóticos", em oposição aos cursos "contínuo" e "múltiplos episódios"; de forma similar, a CID-11 propõe, para o mesmo grupo de transtornos, o especificador "primeiro episódio".[19,20]

De fato, o conceito de PEP é complexo. De forma geral, refere-se ao início da manifestação de sintomas psicóticos em um indivíduo e, para fins de pesquisa, pode ser operacionalizado de diferentes formas. Os estudos conduzidos até o momento geralmente propõem três orientações principais para operacionalizar o conceito: (1) o primeiro contato com o tratamento, (2) a duração do uso de medicação antipsicótica e (3) a duração da psicose. Na primeira proposição, considera-se o paciente em sua primeira busca por tratamento em função dos sintomas psicóticos. Na segunda proposta, considera-se o PEP com base no período em que o paciente recebe medicações antipsicóticas, geralmente por pelo menos 12 semanas de uso contínuo. Já a terceira, e provavelmente a mais válida, relaciona-se ao tempo decorrido desde o início dos sintomas até um marco temporal definido, geralmente de 2 a 5 anos.[3] Provavelmente, este último critério seja o mais apropriado para identificar pacientes em estágios iniciais. Conforme proposto por Breitborde et al. (2009), a adoção do constructo "psicose de início recente" ou "estágios iniciais da psicose", que abrangeria um grupo de pacientes com até 5 anos de doença, seria o mais apropriado para identificar pacientes nesses estágios iniciais.[21]

## CONCLUSÃO

A evolução na compreensão do PEP transformou a abordagem da esquizofrenia e de outros transtornos psicóticos na psiquiatria moderna. A transição de um modelo centrado na deterioração para uma perspectiva baseada na intervenção precoce e no neurodesenvolvimento abriu novas possibilidades terapêuticas, com a melhora dos desfechos clínicos e sociais dos pacientes. Os avanços científicos permitiram não apenas identificar fatores de risco e biomarcadores precoces, mas também desenvolver estratégias eficazes para reduzir a duração da psicose não tratada e minimizar o impacto funcional. No entanto, desafios como o estigma, as desigualdades no acesso ao tratamento e a necessidade de continuidade do cuidado após os primeiros anos da doença ainda demandam superação. O conhecimento apresentado neste livro reforça a importância da abordagem integrada e multidisciplinar, que combina o rigor das evidências científicas com a humanização do cuidado, garantindo que mais indivíduos com psicose possam alcançar o *recovery* e a inclusão social.

## REFERÊNCIAS BIBLIOGRÁFICAS


1. Sanbrook M, Harris A. Origins of early intervention in first-episode psychosis. Australasian Psychiatry. 2003;11(2):215-9.
2. McGorry PD, Killackey E, Yung A. Early intervention in psychosis: concepts, evidence and future directions. World Psychiatry. 2008;7(3):148-56.
3. Weinberger DR. The neurodevelopmental origins of schizophrenia in the penumbra of genomic medicine. World Psychiatry. 2017;16(3):225-6.
4. Birchwood M, Todd P, Jackson C. Early intervention in psychosis. The critical period hypothesis. Br J Psychiatry Suppl. 1998;172(33):53-9.
5. Howes OD, Whitehurst T, Shatalina E, Townsend L, Onwordi EC, Mak TLA, et al. The clinical significance of duration of untreated psychosis: an umbrella review and random-effects meta-analysis. World Psychiatry. 2021;20(1):75-95.
6. McGorry PD, Edwards J, Mihalopoulos C, Harrigan SM, Jackson HJ. EPPIC: an evolving system of early detection and optimal management. Schizophr Bull. 1996;22(2):305-26.
7. Orygen Specialist Program. Our Story | Orygen Specialist Program [Internet]. oyh.org.au. [cited 2025 Apr 10]. Available from: http://oyh.org.au/about-us/our-story
8. Rickwood D, Paraskakis M, Quin D, Hobbs N, Ryall V, Trethowan J, et al. Australia's innovation in youth mental health care: the headspace centre model. Early Interv Psychiatry. 2019;13(1):159-66.

9. Morgan C, Dazzan P, Morgan K, Jones P, Harrison G, Leff J, et al. First episode psychosis and ethnicity: initial findings from the AESOP study. World Psychiatry. 2006;5(1):40-6.
10. Secher RG, Hjorthøj CR, Austin SF, Thorup A, Jeppesen P, Mors O, et al. Ten-year follow-up of the OPUS specialized early intervention trial for patients with a first episode of psychosis. Schizophr Bull. 2015;41(3):617-26.
11. Kane JM, Schooler NR, Marcy P, Correll CU, Brunette MF, Mueser KT, et al. The RAISE early treatment program for first-episode psychosis: background, rationale, and study design. J Clin Psychiatry. 2015;76(3):240-6.
12. Srihari VH, Tek C, Kucukgoncu S, Phutane VH, Breitborde NJK, Pollard J, et al. First-episode services for psychotic disorders in the U.S. public sector: a pragmatic randomized controlled trial. Psychiatr Serv. 2015;66(7):705-12.
13. Tang JYM, Wong GHY, Hui CLM, Lam MML, Chiu CPY, Chan SKW, et al. Early intervention for psychosis in Hong Kong – the EASY programme. Early Interv Psychiatry. 2010;4(3):214-9.
14. Baumann PS, Crespi S, Marion-Veyron R, Solida A, Thonney J, Favrod J, et al. Treatment and early intervention in psychosis program (TIPP-Lausanne): implementation of an early intervention programme for psychosis in Switzerland. Early Interv Psychiatry. 2013;7(3):322-8.
15. Hegelstad WTV, Larsen TK, Auestad B, Evensen J, Haahr U, Joa I, et al. Long-term follow-up of the TIPS early detection in psychosis study: effects on 10-year outcome. Am J Psychiatry. 2012;169(4):374-80.
16. Correll CU, Galling B, Pawar A, Krivko A, Bonetto C, Ruggeri M, et al. Comparison of early intervention services vs treatment as usual for early-phase psychosis: a systematic review, meta-analysis, and meta-regression. JAMA Psychiatry. 2018;75(6):555-65.
17. Bertelsen M, Jeppesen P, Petersen L, Thorup A, Øhlenschlæger J, le Quach P, et al. Five-year follow-up of a randomized multicenter trial of intensive early intervention vs standard treatment for patients with a first episode of psychotic illness: the OPUS trial. Arch Gen Psychiatry. 2008;65(7):762-71.
18. Hansen HG, Starzer M, Nilsson SF, Hjorthøj C, Albert N, Nordentoft M. Clinical recovery and long-term association of specialized early intervention services vs treatment as usual among individuals with first-episode schizophrenia spectrum disorder. JAMA Psychiatry. 2023;80(4):371-9.
19. American Psychiatric Association. Diagnostic and statistical manual of mental disorders. 5th-TR. American Psychiatric Association; 2022.
20. World Health Organisation. ICD-11 [Internet]. International Classification of Diseases 11th Revision. 2022. Available from: https://icd.who.int/en.
21. Breitborde NJK, Srihari VH, Woods SW. Review of the operational definition for first-episode psychosis. Early Intervention in Psychiatry. 2009;3(4):259-65.

2

# Conceito de estado mental de risco e transição para a psicose

Alexandre Andrade Loch

## INTRODUÇÃO

A esquizofrenia é um transtorno mental raro e grave, estando relacionada à ampla gama de disfunções. Um trabalho estimou que a esquizofrenia é a doença com maior grau de disfuncionalidade dentre as doenças neurológicas e psiquiátricas. Em uma medida que ia de 0 (nenhuma disfuncionalidade) a 1 (disfuncionalidade total), o transtorno atingiu em média o valor de 0,756 em sua fase aguda, e de 0,576 na sua fase residual.[1] Para se ter uma ideia do impacto do distúrbio, outras doenças graves como a epilepsia e a esclerose múltipla em seus estados graves atingiram valores de 0,657 e 0,707, respectivamente. No mundo todo, casos prevalentes da doença aumentaram de 13,1 milhões em 1990 para 20,9 milhões de casos em 2016; e neste mesmo ano, a esquizofrenia foi responsável por 13,4 milhões de anos vividos com incapacidade em todo o mundo. É, portanto, uma doença com altos custos para o indivíduo, para a família e para a sociedade.

Dessa forma, entendeu-se que eram necessários, além do diagnóstico precoce e da abordagem rápida no primeiro episódio psicótico (PEP), esforços para a identificação de estágios subclínicos da doença, ou seja, estados que antecedem o PEP. Com o avanço da pesquisa e da neurociência, observou-se que a doença tem o início do seu processo patológico muito antes do PEP[2] (Figura 1). Seguindo o modelo de história natural da doença, há uma fase pré-mórbida onde impactos biológicos e ambientais exercem um primeiro efeito estressor no cérebro, criando, junto com a carga genética do indivíduo, uma vulnerabilidade para a doença. É o caso da infecção materna pelo vírus da *influenza* durante a gravidez e a ocorrência de trauma na infância. Ambos foram vistos como importantes fatores de risco na esquizo-

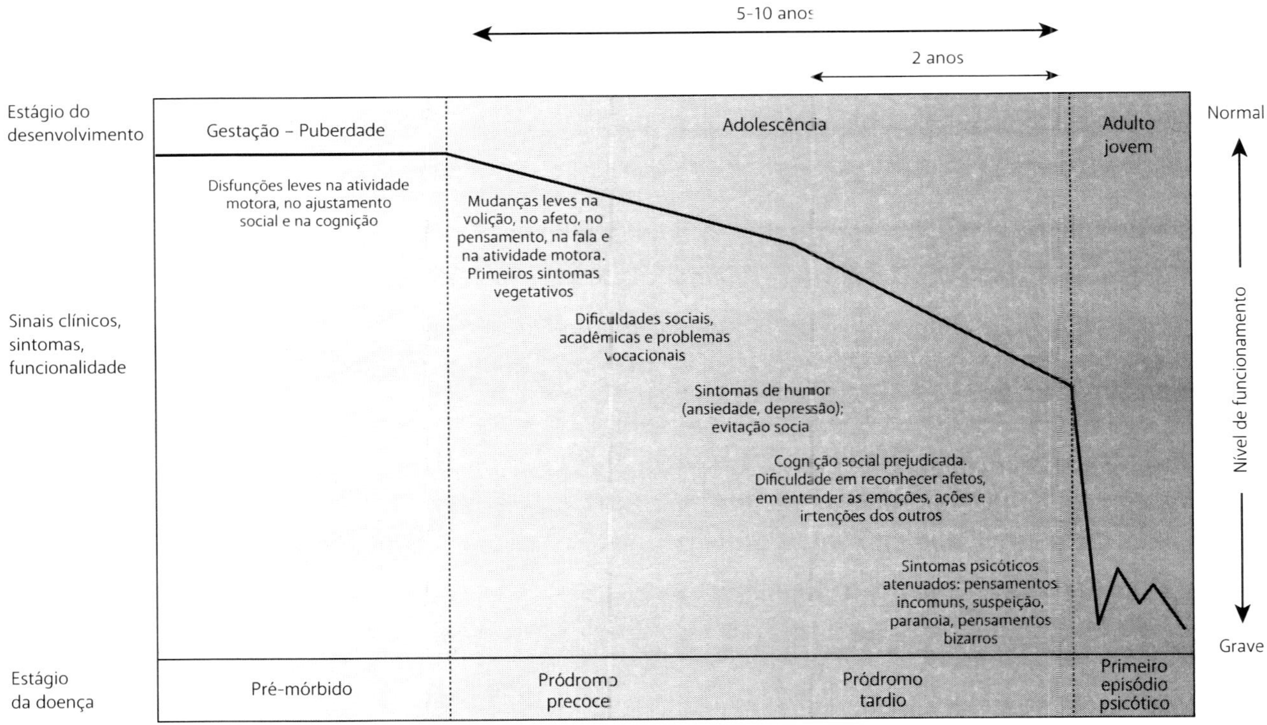


FIGURA 1 História natural da esquizofrenia.

Fonte: adaptada de Lewis e Lieberman, 2000.

frenia, que acabam gerando discretas disfunções cognitivas, alterações sutis na atividade motora e no ajustamento social, já na infância. Após a fase pré-mórbida, entramos no pródromo precoce, o qual se acredita ter seu início na adolescência, cerca de 5-10 anos antes do PEP. A esquizofrenia é vista por boa parte dos pesquisadores como uma doença do neurodesenvolvimento e, desta forma, o período da adolescência é crucial para processos de migração e poda neuronal, que moldarão o cérebro em um organismo adulto. A doença seria o resultado de um processo anômalo desta maturação cerebral, gerando sinais e sintomas já durante este processo. Nesse período, observamos mudanças sutis na volição, no afeto, no pensamento, na fala e na percepção. A ocorrência de sinais vegetativos, como tremores e descoordenação motora, pode ser vista nesta fase. Estes sintomas evoluem para dificuldades acadêmicas e vocacionais, e para sintomas neuróticos inespecíficos, como sintomas depressivos e ansiosos. O indivíduo passa a apresentar também mais alterações na cognição social, como dificuldade em reconhecer as emoções, intenções e ações das outras pessoas. Cerca de 2 anos antes do PEP, o quadro evolui para o chamado pródromo tardio, em que se observam sinais mais típicos da doença, como sintomas psicóticos atenuados – pensamentos incomuns, suspicácia, paranoia. Só então, após esse longo processo, há a ocorrência do PEP, que é clinicamente reconhecido pelas tabelas internacionais de classificação, como a *Classificação Internacional de Doenças* (CID-11) e o *Manual Diagnóstico e Estatístico de Transtornos Mentais* (DSM-5, do inglês *Diagnostic and Statistical Manual of Mental Disorders*). Observa-se também que o indivíduo vai buscar ajuda apenas por ocasião do PEP – quando o faz, pois a literatura mostra que mesmo no PEP há longa demora no processo de busca por ajuda por parte de pacientes e familiares. Dessa forma, esse longo período pré-clínico criaria uma janela de oportunidade para a intervenção precoce, para proporcionar um curso melhor da doença e talvez até para prevenir a ocorrência do PEP.

Assim, na década de 1990, foram criados os critérios de estados mentais de risco.[3] A ideia desses critérios seria a de tentar identificar indivíduos em risco iminente de desenvolver uma primeira crise psicótica, evitar o aparecimento desta primeira crise da esquizofrenia ou, ao menos, atenuar o curso da doença. O intuito seria o de identificar indivíduos no pródromo tardio (cerca de 2 anos antes do PEP), e o paradigma é representado na literatura por diferentes acrônimos: ARMS (*at-risk mental state for psychosis*), UHR (*ultra-high risk for psychosis*), ou CHR (*clinical high-risk for psychosis*). Doravante utilizaremos o termo UHR para nos referirmos a tal conceito. Os indivíduos são classificados como UHR se apresentarem uma das três síndromes: sintomas psicóticos atenuados (APS, do inglês *attenuated psychosis syndrome*), sintomas psicóticos breves e intermitentes (BIPS, do inglês *brief intermitent psychosis syndrome*) ou vulnerabilidade genética presumida (personalidade esquizotípica ou parente de primeiro grau com diagnóstico de psicose), associada à queda no funcionamento geral (GRD, do inglês *genetic risk and deterioration syndrome*) (Tabela 1).

Há alguns instrumentos de avaliação dos estados de risco para a psicose, mas para a explicação corrente utilizaremos como base a *structured interview for prodromal syndromes* (SIPS), que foi validada para o português. O instrumento apresenta 19 itens, distribuídos em quatro dimensões sintomáticas: sintomas positivos (5 itens), negativos (6 itens), sintomas de desorganização (4 itens) e sintomas gerais (4 itens). É, dessa forma, bastante parecida com a *positive and negative syndrome scale* (PANSS), um instrumento fundamental na avaliação da esquizofrenia. Estes 19 itens são avaliados em uma escala de 0 a 6, em que 0 aponta que não há sintoma e 6 descreve um sintoma grave. Para os sintomas positivos, por exemplo, a pontuação 5 é "grave" e apenas a pontuação 6 é "grave e psicótico". Isso mostra o caráter subclínico da psicopatologia a ser avaliada durante uma entrevista com a SIPS. Além desse inventário psicopatológico há avaliação de funcionalidade através da *global assessment of functioning* (GAF), há um inventário de 9 questões sobre personalidade esquizotípica seguindo os critérios do DSM-5, e uma questão sobre a presença de familiar de primeiro grau com algum transtorno psicótico.

Posto isso, no que tange as três síndromes de risco, a síndrome psicótica atenuada, a APS, é diagnosticada quando há alguma pontuação de 3-5 nos sintomas positivos da SIPS. Ou seja, o sintoma é moderado ou grave, mas não francamente psicótico (pontuação 6). O sintoma deve estar presente com uma frequência média de pelo menos uma vez por semana pelo período de 1 mês. Com relação à síndrome de sintomas psicóticos intermitentes, a BIPS, o indivíduo deve apresentar um sintoma psicótico clinicamente relevante (pontuação 6 em qualquer item de sintomas positivos), que deve estar presente durante vários minutos por dia, com frequência de pelo menos uma vez por mês. No entanto, esse sintoma não pode ocorrer por mais de 1 hora por dia com frequência média de 4 dias por semana, durante 1 mês. Neste caso, a sintomatologia apresentada romperia o limiar diagnóstico e tratar-se-ia, portanto, de um transtorno psicótico, o qual deve ser diagnosticado e tratado de imediato. Para a terceira e última síndrome, a de risco genético e declínio funcional (GRD), uma das duas situações deve ocorrer: ou o indivíduo tem algum familiar de primeiro

TABELA 1 Síndromes de alto risco para a psicose[3]

| Síndrome de risco | Definição |
|---|---|
| APS | Sintomas subclínicos mais leves do que aqueles encontrados na psicose completa, mas são perceptíveis. Eles geralmente envolvem:<br>• Alucinações e delírios leves (cuja dúvida sobre o fenômeno ainda pode ser induzida)<br>• Pensamento desorganizado (p. ex., dificuldade em dar sentido aos pensamentos)<br>Esses sintomas podem não estar totalmente formados, mas mostram um padrão contínuo que pode levar a um transtorno psicótico se não for tratado |
| BIPS | Episódios psicóticos breves e isolados que duram um curto período (geralmente menos de 1 semana). Esses sintomas normalmente se resolveriam sem tratamento, mas sua recorrência é um indicativo de risco. Por exemplo, alguém experimentar uma ilusão ou alucinação passageira, mas recorrente |
| GRD | Esta síndrome possui dois critérios que necessitam ser atendidos<br>• Risco genético: um histórico familiar de transtornos psicóticos, como esquizofrenia, pode aumentar a probabilidade de alguém ter risco extremamente alto de desenvolver psicose. Ou, se o próprio indivíduo possui personalidade esquizotípica, é muito provável que carregue uma alta carga genética para a psicose<br>• Declínio funcional: uma diminuição perceptível no funcionamento em comparação à linha de base de uma pessoa. Isso pode incluir desempenho acadêmico ou profissional diminuído, afastamento de atividades sociais, deterioração na higiene pessoal ou no autocuidado |

APS: sintomas psicóticos atenuados (do inglês *attenuated psychosis syndrome*); BIPS: síndrome de sintomas psicóticos breves e intermitentes (do inglês *brief intermitent psychosis syndrome*); GRD: vulnerabilidade genética presumida associada à queda no funcionamento geral (do inglês *genetic risk and deterioration syndrome*).

grau com doença psicótica, ou o indivíduo preenche critérios para um transtorno de personalidade esquizotípica, de acordo com o DSM-5. Com isso, presume-se que haja alguma carga genética que o torne vulnerável a desenvolver esquizofrenia ou outros transtornos psicóticos. Concomitantemente, o indivíduo deve apresentar um declínio de 30% na sua funcionalidade nos últimos 12 meses, conforme aferido pela GAF.

As síndromes encontradas nos estudos, em sua maioria, são a BIPS e a APS, sendo a GRD responsável por menos 5% dos casos. Desta forma, os critérios de UHR abordam preponderantemente experiências psicóticas subclínicas. Avanços efetivos foram alcançados na identificação de marcadores ambientais, psicológicos e biológicos compartilhados entre a esquizofrenia e os indivíduos em risco. Em contrapartida, atualmente, várias questões ainda representam um empecilho para o uso do paradigma UHR como uma prevenção eficaz.

## AVANÇOS ALCANÇADOS COM O CONSTRUCTO *ULTRA-HIGH RISK*

Sendo um paradigma designado para prevenir a esquizofrenia ou atenuar o seu curso, esperava-se que os mesmos fatores de risco e as mesmas alterações encontradas na esquizofrenia fossem encontradas também em indivíduos UHR. Dessa forma, para validar o conceito, diversos estudos abordaram esta questão.

Com relação a fatores biográficos, trauma na infância tem sido apontado como um dos fatores de risco relacionados aos transtornos do espectro da esquizofrenia. Uma revisão sistemática mostrou que pessoas UHR tinham uma chance 5,5 maior de terem passado por abuso emocional na infância, 2,5 maior de terem passado por abuso físico na infância, e 3,1 maior de terem sido vítimas de *bullying*, quando comparadas com controles não UHR.[4] No entanto, trauma na infância não teve influência na progressão de estados UHR para transtornos francamente psicóticos, de acordo com a revisão. Outro importante fator de risco relacionado às psicoses é a migração. Revisões sistemáticas apontam para um risco aumentado de psicose em migrantes de países subdesenvolvidos na Europa, sugerindo um papel patogênico da exclusão social.[5] Achados semelhantes foram observados em amostras UHR, onde história de migração na família teve impacto na psicopatologia de tais indivíduos. Outro achado consistente na literatura sobre psicoses é o de uso de *cannabis*. Transtornos do espectro da esquizofrenia aparecem com frequência maior em usuários de *cannabis* em comparação com não usuários.[6] Uma metanálise também apontou uma razão de probabilidade de 1,75 para o desenvolvimento de um transtorno psicótico em indivíduos UHR com abuso ou dependência atual de *cannabis*, quando comparados não usuários.

Um outro achado consistente em indivíduos com transtornos do espectro da esquizofrenia é o de alterações cognitivas. Tais alterações já estão presentes desde antes do primeiro surto da doença, podendo permanecer estáveis por anos ou ter um curso deteriorante. Todas as funções cognitivas são afetadas depois da instalação da doença, mas déficits de função executiva e de memória de trabalho são os mais acentuados. Revisões sistemáticas mostraram que alterações cognitivas similares já podem ser observadas de maneira precoce em indivíduos UHR.[7]

Do ponto de vista biológico, está bem-caracterizado que na esquizofrenia um dos principais neurotransmissores envolvidos na fisiopatologia da doença é a dopamina. Ela seria responsável pelo que se chama de saliência aberrante, ou seja, a tendência que indivíduos com o transtorno têm de atribuir importância a estímulos externos que seriam normalmente desconsiderados pelo nosso cérebro (o trânsito de fora da sala durante uma conversa, detalhes de uma parede atrás do interlocutor etc.). Diversas alterações dopaminérgicas também foram encontradas em indivíduos UHR, mimetizando os achados vistos em populações com um diagnóstico já estabelecido de esquizofrenia.[8]

Tudo isso aponta para uma validação dos critérios UHR, como fases prodrômicas de transtornos do espectro da esquizofrenia. Uma vez que boa parte dos fatores de risco e das alterações encontrados nos transtornos podem também ser encontrados na população UHR, concebe-se que o estado UHR seja um estado pré-clínico desses transtornos, abrindo assim um campo que possibilita, em teoria, a intervenção e prevenção destes quadros.

A seguir, são descritas, com mais detalhe, algumas alterações vistas na esquizofrenia que também são observadas em estados UHR.

## OUTROS ACHADOS NA ESQUIZOFRENIA VISTOS TAMBÉM NOS ESTADOS DE RISCO

### Alterações de linguagem

As alterações de linguagem são um sintoma comum da esquizofrenia. Essas alterações podem incluir dificuldades em expressar pensamentos de forma clara e coerente, fala acelerada ou lenta, uso incomum ou inapropriado de palavras, neologismos (criação de novas palavras), falta de fluência verbal, dificuldade em compreender o que os outros estão dizendo e mudanças no tom de voz e na entonação. Podem afetar significativamente a comunicação e a interação social da pessoa com esquizofrenia, tornando difícil para ela se comunicar de forma eficaz com outras pessoas e ser compreendida. Isso pode levar a sentimentos de isolamento e solidão, o que pode agravar os sintomas da esquizofrenia e dificultar o tratamento.

As alterações de linguagem na esquizofrenia podem ser causadas por vários fatores. Alguns estudos sugerem que a esquizofrenia afeta a forma como o cérebro processa a linguagem e a comunicação, resultando em dificuldades de expressão e compreensão. Outros estudos apontam para alterações no sistema de neurotransmissores do cérebro, especialmente a dopamina, que podem afetar a produção e a compreensão da linguagem. Além disso, o estresse e a ansiedade associados à esquizofrenia podem afetar a forma como a pessoa se comunica e pode contribuir para a confusão e incoerência na fala.

Alterações de linguagem não verbal também podem ser vistas na esquizofrenia. Elas podem representar sintomas neurológicos leves (*neurological soft signs*), como pequenos tremores e falta de coordenação motora, resultado de um processo anômalo de amadurecimento cerebral. Mudanças na linguagem não verbal também podem representar sintomas negativos (embotamento afetivo) e déficits na cognição social (falha em sincronizar a linguagem não verbal ao seu interlocutor durante uma interação social).

Hipóteses recentes argumentam que alterações de linguagem, tanto verbal quanto não verbal, podem já estar presentes em indivíduos UHR, em risco para psicose.[9] Estas alterações incluem diminuição da coerência e coesão semântica, uso maior de substantivos e pausas mais frequentes e mais longas durante o discurso. Com relação à linguagem não verbal, podemos ver uso menor de gestos durante a fala, menor movimentação durante a interação social e variabilidade aumentada de movimentos da cabeça e do corpo durante a interação social. Tais alterações podem ser observadas clínica e manualmente (ou seja, por meio de um avaliador), mas algumas iniciativas estão também focadas no reconhecimento de tais alterações por meio de modelos de inteligência artificial.

## Alterações inflamatórias

Uma das importantes disfunções biológicas observadas na esquizofrenia é a disfunção inflamatória. Estas vias, assim como as vias de regeneração de parede celular, estão intimamente relacionadas entre si. Os lipídios da membrana neuronal afetam a resposta imune, que por sua vez influencia a inflamação e altera a função celular com base na composição dos fosfolipídios da membrana. Nesse sentido, o ácido araquidônico (AA), um importante ácido graxo da membrana dos fosfolipídios, é liberado pela ação das enzimas fosfolipase $A_2$ ($PLA_2$, do inglês *phospholipase $A_2$*). Em seguida, o AA é oxigenado pela ciclooxigenase (COX) ou lipoxigenase (LOX) levando à formação de mediadores inflamatórios, os eicosanoides. Assim, o metabolismo acelerado da membrana e o aumento da atividade de $PLA_2$ foram extensivamente descritos na esquizofrenia e em outros distúrbios neuropsiquiátricos com sintomas psicóticos.[10]

A via do AA é mediada por duas enzimas COX: a) COX-1, que é expressa fisiologicamente em tecidos e modula processos gastrintestinais, renais e vasculares; e b) COX-2, que está presente em vários tipos celulares, mas principalmente no cérebro. A prostaglandina $E_2$ ($PGE_2$), principal produto da COX-2, participa de importantes processos cerebrais: da plasticidade sináptica (incluindo modulação da neurotransmissão adrenérgica, noradrenérgica e glutamatérgica), da remodelação da actina no citoesqueleto do neurônio e da regulação da excitabilidade da membrana neuronal. Outro produto importante resultante da ação da COX-2 sobre o AA é o tromboxano (Tx), cujas formas também estão envolvidas em importantes processos cerebrais. Alterações nestes sistemas já foram descritas na esquizofrenia.

Diante da hipótese da alteração de mecanismos inflamatórios na psicose, aventa-se que tais disfunções também ocorram em estados UHR. Em um estudo, as concentrações de $PGE_2$ e $TxB_2$ aumentaram em UHR em comparação aos controles.[11] Os níveis de $PGE_2$ e prostaglandina $F_{2\alpha}$ ($PGF_{2\alpha}$) estiveram correlacionados a sintomas negativos, enquanto que o $TxB_2$ se correlacionou com sintomas positivos. Essas descobertas sugerem que a superativação da via COX-2 pode estar relacionada a risco aumentado de psicose. Estudos futuros devem determinar se os níveis de fatores inflamatórios têm valor preditivo para a transição de UHR para psicose franca.

## Alterações no sistema endocanabinoide

Os endocanabinoides anandamida, também conhecida como N-araquidonoiletanolamina (AEA), e 2-araquidonoilglicerol (2AG) são substâncias endógenas derivadas do AA e sintetizadas sob demanda. Uma vez liberados no espaço extracelular, os endocanabinoides atuam próximo ao local de sintetização, funcionando por um período limitado (por sua degradação enzimática) como mensageiros sinápticos retrógrados em receptores pré-sinápticos. A AEA atua não apenas como um agonista parcial em CB1 e CB2, mas também em canais catiônicos seletivos TRPV1, um elemento-chave em condições inflamatórias e na sinalização da dor. A AEA tem papel importante em vários processos fisiológicos e neurocomportamentais, como percepção da dor, comportamento emocional e metabolismo energético. O 2AG é o endocanabinoide mais abundante no cérebro, sendo considerado um agonista total de CB1 e CB2. Tem sido implicado em numerosos processos fisiológicos, incluindo várias formas de neuroplasticidade e metabolismo lipídico.

O CB1 é abundantemente expresso em todo o cérebro, enquanto o CB2 é encontrado principalmente na periferia e nas células imunes. Já foi descrita a baixa regulação da expressão e da atividade do CB1 no cérebro de pacientes com esquizofrenia. Também foi relatada uma relação estreita entre a diminuição da função do CB2 e o aumento da suscetibilidade à esquizofrenia.[12] Com relação aos outros componentes do sistema endocanabinoide, os pacientes com esquizofrenia demonstraram níveis mais elevados de AEA no sangue periférico e no líquido cerebrospinal quando comparados com controles saudáveis. Esses níveis retornaram à linha de base após tratamento clínico. A remissão clínica tem sido relacionada a uma queda significativa nos níveis de AEA e transcritos de ácido ribonucleico mensageiro (mRNA) para CB2 e degradação da enzima amida hidrolase de ácidos graxos (FAAH, do inglês *fatty acid amide hydrolase*), sugerindo que, durante a fase aguda da esquizofrenia, a sinalização endocanabinoide também pode estar alterada na periferia. Além disso, níveis periféricos mais baixos do receptor CB2 e das enzimas de síntese N-acil-fosfatidiletanolamina (NAPE, do inglês *N-acyl-phosphatidylethanolamine*) e diacilglicerol lipase (DAGL, do inglês *diacylglycerol lipase*) já foram observados em células mononucleares de pacientes em PEP, enquanto os níveis de FAAH e monoacilglicerol lipase (MAGL, do inglês *monoacylglycerol lipase*) permaneceram inalterados.

Em UHR, um estudo mostrou que as concentrações circulantes de AEA e 2AG foram menores quando comparadas com controles saudáveis. Resultados recentes sugerem que os endocanabinoides estão desequilibrados antes da psicose franca, antes do PEP, e que tais alterações podem ser vistas no plasma de indivíduos UHR. Essas moléculas provaram servir de potenciais biomarcadores para identificar indivíduos na fase prodrômica da doença.

## Alterações nas neurotrofinas

As neurotrofinas (NT) são uma grande família de polipeptídios com um papel fundamental na sobrevivência neuronal no sistema nervoso central (SNC) humano. Elas incluem o fator de crescimento nervoso (NGF, do inglês *nerve growth factor*), o fator neurotrófico derivado do cérebro (BDNF, do inglês *brain-derived neurotrophic factor*), suas formas precursoras (pró-NGF e pró-BDNF, respectivamente), a neurotrofina-3 (NT-3) e a neurotrofina-4/5 (NT-4/5). Na sua forma madura, as NT promovem o desenvolvimento neuronal, diferenciação, crescimento, manutenção, regeneração, sobrevivência e plasticidade no SNC e periférico, e sobrevivência de células neuronais em resposta ao estresse. Em contrapartida, em suas formas precursoras, as pró-NT atuam nas células nervosas promovendo apoptose e morte neuronal.[13]

As NT são moduladoras dos sistemas monoaminérgicos (dopamina e serotonina), GABAérgicos e colinérgicos. O NGF atua no desenvolvimento e manutenção do sistema nervoso simpático e sensorial e da rede colinérgica no SNC, sendo seus níveis mais elevados encontrados no hipocampo e no córtex cerebral. O BDNF protege os neurônios de vários insultos diferentes e promove a sobrevivência dos neurônios dopaminérgicos da substância negra, neurônios granulares cerebelares, neurônios do *locus coeruleus* e motoneurônios. Algumas evidências sugerem que a NT-3 previne a morte de neurônios noradrenérgicos centrais adultos. Já a NT-4/5 promove a sobrevivência de neurônios sensoriais da crista neural e placódios, a sobrevivência e diferenciação de motoneurônios de neurônios basais do prosencéfalo. Por sua vez, as formas precursoras pró-NT, como a pró-BDNF e a pró-NGF, parecem ter um efeito antagônico, pois um aumento da proporção de pró-NT para NT maduras foi descrito como gatilho para a morte celular.

Em virtude de seu protagonismo na manutenção neuronal, o papel das NT e seus precursores na fisiopatologia da esquizofrenia tem sido amplamente investigado. Uma revisão sistemática e metanálise de estudos de BDNF na esquizofrenia mostrou que, em geral, os níveis desta NT estão reduzidos em indivíduos com o transtorno. O declínio é provavelmente causado por uma função defeituosa dos receptores BDNF, deslocando o equilíbrio entre as formas maduras/precursoras para concentrações mais altas de pró-BDNF. Concentrações mais altas de pró-BDNF promoveriam retração do processo neuronal e apoptose neuronal na esquizofrenia.[14] Outro trabalho metanalítico observou níveis reduzidos de NGF em pacientes durante seu primeiro episódio, em pacientes livres de medicações e em pacientes medicados com esquizofrenia, embora a heterogeneidade entre os estudos também tenha sido alta. Alguns estudos descobriram que a NT-3 estava associada à depressão como comorbidade em indivíduos com esquizofrenia, enquanto outros mostraram que a NT-4/5 estava reduzida em indivíduos com esquizofrenia.

Com relação às NT nos UHR,[15] um estudo mostrou que a NT-4/5 estava significativamente diminuída, e que o pró-BDNF estava significativamente aumentado em indivíduos UHR em comparação aos controles saudáveis. Níveis mais altos de NGF foram significativamente relacionados à transição para transtornos psiquiátricos em indivíduos UHR. Observou-se que o aumento do pró-BDNF e a diminuição da NT-4/5 influenciaram a transição do estado UHR para doenças psiquiátricas por meio do aumento de anormalidades perceptivas – alucinações. Dessa forma, os autores concluíram que as NT podem ser um preditor de transição para doenças psiquiátricas nessa população.

## PROBLEMAS DO CONSTRUCTO *ULTRA-HIGH RISK*

Mesmo apesar de evidências sugerirem que indivíduos UHR apresentam as mesmas alterações e fatores de risco que indivíduos com transtornos do espectro da esquizofrenia, o constructo UHR ainda apresenta alguns problemas.

A primeira questão importante relativa ao constructo diz respeito às taxas de transição para psicose, as quais são muito heterogêneas entre os estudos.[16] Os números variam de 15-50% e, recentemente, uma tendência geral de queda tem sido observada em tais taxas. Isso nos mostra que muitas pessoas designadas como UHR não vão, de fato, desenvolver um transtorno psicótico. Viu-se que isso não é resultado de medidas de intervenção, mas sim de uma falta de especificidade dos critérios UHR. Assim, outros problemas emergem como estigma e estresse relacionados a um *status* de risco falso-positivo. Se as taxas de transição são tão baixas quanto 15%, por exemplo, quanto vale a pena gerar estresse desnecessário aos 85% restantes das pessoas alertando-as de que elas podem desenvolver esquizofrenia (sendo que elas nunca desenvolveriam, pois são falsos-positivos), para que se consiga "salvar" 15 pessoas que de fato desenvolveriam o transtorno? Se o falso-positivo já gera estresse e consequências indesejáveis nas demais entidades médicas, quais não seriam as reações quando este falso-positivo for sobre uma doença que já é cercada de muito estigma?[17]

Posteriormente, uma avaliação mais detida das taxas de conversão forneceu evidências do que pode ser uma explicação parcial para tais variações. Observou-se que muitos indivíduos UHR progrediam para outras doenças não psicóticas.[18] Ou seja, indivíduos UHR não desenvolviam transtornos do espectro da esquizofrenia, mas desenvolviam, ao invés disso, quadros depressivos ou ansiosos, por exemplo. É fato que boa parte atingia remissão do estado UHR, mas estudos mostram também que aqueles que uma vez estiveram em estado UHR, mesmo remitidos, apresentavam pequenas sequelas cognitivas. Assim, hoje em dia entende-se o estado UHR como um estado mental de risco transdiagnóstico. Sintomas psicóticos subclínicos característicos do conceito UHR serviriam de um sinal de alerta não apenas para transtornos do espectro da esquizofrenia, mas para doenças psiquiátricas em geral.[19]

Outra questão importante diz respeito à vinculação do paradigma UHR a um comportamento de busca de ajuda. A grande maioria das iniciativas se baseia em clínicas de risco, serviços especializados destinados a acolher pessoas em estado UHR. No entanto, estas iniciativas dependem de encaminhamentos, da divulgação de tais serviços, de um trabalho concreto e intenso de não estigmatização, e, por fim, de busca de ajuda por parte dos indivíduos em risco. Dados recentes mostraram que estas estratégias se apresentaram altamente ineficazes por deixarem de atender a maioria dos indivíduos em risco. Uma publicação avaliando dados da Inglaterra fez o trajeto inverso ao de busca de ajuda. Foram levantados, nos serviços de emergência psiquiátrica do país (prontos-socorros), quais casos de primeiro surto psicótico estavam em acompanhamento nas clínicas de risco. O que se observou de maneira alarmante é que menos de 5% das pessoas em PEP haviam procurado ajuda nas clínicas de risco.[20] Ou seja, a maioria das pessoas que desenvolveu um transtorno do espectro da esquizofrenia não procurou ajuda precocemente, mesmo apesar da implementação sólida das clínicas e de sua ampla divulgação no país. Ao serem consideradas as características dos sintomas psicóticos, tal resultado talvez seja, de certo modo, compreensível. A alucinação e o delírio caracterizam-se justamente pela falta de crítica do indivíduo. Desta forma, a pessoa realmente acredita que está ouvindo aquela voz, acredita ter visto determinado vulto e, de fato, pensa estar sendo perseguida pela maçonaria ou pelo FBI, por exemplo. Se não acreditasse, corrigiria tais fenômenos e aí não seria um sintoma psicótico por definição. Assim, a exigência de uma consciência da necessidade de ajuda e de um comportamento de busca de ajuda na psicose é algo paradoxal. Tanto é assim que diversos estudos mostram que o intervalo de tempo entre o primeiro surto psicótico e o início do tratamento pode chegar a anos, especialmente quando falamos de países subdesenvolvidos. Uma revisão sistemática incluindo 33 artigos sobre o tema observou que esta duração média era de 61,3 semanas de busca de ajuda em indivíduos com esquizofrenia.[21] Esta demora ocorre igualmente em indivíduos UHR, com dados mostrando que mesmo estes, após serem diagnosticados como estando em risco, demoram a buscar ajuda, ainda que haja piora dos sintomas subclínicos.

## ESTADO ATUAL

Em suma, foi demonstrado ao longo das 3 últimas décadas que pessoas em estados UHR apresentam fatores de risco semelhantes aos indivíduos com transtornos do espectro da esquizofrenia. Observou-se também que o estado UHR é um estado de risco transdiagnóstico, onde as pessoas podem evoluir para transtornos do espectro da esquizofrenia, mas também para outros transtornos como depressão e ansiedade. No entanto, alguns problemas ainda rodeiam o conceito, como estigma, taxas de transição muito variáveis e a centralização da aplicação do paradigma em clínicas de alto risco, o que envolve sérios vieses de seleção. Dessa forma, três medidas são essenciais para o desenvolvimento ulterior do conceito UHR:

1. Envolver mais amostras populacionais para que se diminua os vieses de seleção associados a comportamentos de busca.
2. Refinar o critério UHR por meio de marcadores de risco, de modo a melhor entender quais UHR progredirão para um quadro psicótico, quais progredirão para um outro quadro psiquiátrico, e quais terão remissão do estado UHR.
3. Combater o estigma relacionado às psicoses.

Atuando-se nestas três frentes, futuramente é bem provável que exista um paradigma preventivo robusto e de grande utilidade pública para a prevençao da esquizofrenia e de outras doenças mentais graves.

## REFERÊNCIAS BIBLIOGRÁFICAS


1. Whiteford HA, Ferrari AJ, Degenhardt L, Feigin V, Vos T. The global burden of mental, neurological and substance use disorders: an analysis from the Global Burden of Disease Study 2010. PloS One. 2015;10(2):e0116820.
2. Lieberman JA, Perkins D, Belger A, Chakos M, Jarskog F, Boteva K, et al. The early stages of schizophrenia: speculations on pathogenesis, pathophysiology, and therapeutic approaches. Biol Psychiatry. 2001;50(11):884-97.
3. Yung AR, McGorry PD. The initial prodrome in psychosis: descriptive and qualitative aspects. Aust N Z J Psychiatry. 1996;30(5):587-99.
4. Peh OH, Rapisarda A, Lee J. Childhood adversities in people at ultra-high risk (UHR) for psychosis: a systematic review and meta-analysis. Psychol Med. 2019;49(7):1089-101.
5. Selten JP, van der Ven E, Termorshuizen F. Migration and psychosis: a meta-analysis of incidence studies. Psychol Med. 2020;50(2):303-13.
6. Hasan A, von Keller R, Friemel CM, Hall W, Schneider M, Koethe D, et al. Cannabis use and psychosis: a review of reviews. Eur Arch Psychiatry Clin Neurosci. 2020;270(4):403-12.
7. Bora E, Murray RM. Meta-analysis of cognitive deficits in ultra-high risk to psychosis and first-episode psychosis: do the cognitive deficits progress over, or after, the onset of psychosis? Schizophr Bull. 2014;40(4):744-55.
8. Howes OD, Hird EJ, Adams RA, Corlett PR, McGuire P. Aberrant salience, information processing, and dopaminergic signaling in people at clinical high risk for psychosis. Biol Psychiatry. 2020;88(4):304-14.

9. Corcoran CM, Cecchi GA. Using language processing and speech analysis for the identification of psychosis and other disorders. Biol Psychiatry Cogn Neurosci Neuroimaging. 2020;5(8):770-9.
10. Gattaz WF, Hübner CV, Nevalainen TJ, Thuren T, Kinnunen PK. Increased serum phospholipase A2 activity in schizophrenia: a replication study. Biol Psychiatry. 1990;28(6):495-501.
11. Pereira CAC, Costa AC, Joaquim HPG, Talib LL, van de Bilt MT, Loch AA, et al. COX-2 pathway is upregulated in ultra-high risk individuals for psychosis. World J Biol Psychiatry. 2022;23(3):236-41.
12. Bioque M, García-Bueno B, Macdowell KS, Meseguer A, Saiz PA, Parellada M, et al. Peripheral endocannabinoid system dysregulation in first-episode psychosis. Neuropsychopharmacol. 2013;38(13):2568-77.
13. Bharani KL, Ledreux A, Gilmore A, Carroll SL, Granholm AC. Serum pro-BDNF levels correlate with phospho-tau staining in Alzheimer's disease. Neurobiol Aging. 2020;87:49-59.
14. Yesilkaya UH, Gica S, Tasdemir BG, Menekseoglu PO, Cirakli Z, Karamustafalioglu N. A novel commentary: investigation of the role of a balance between neurotrophic and apoptotic proteins in the pathogenesis of psychosis via the tPA-BDNF pathway. J Psychiatr Res. 2021;142:160-6.
15. Yee JY, Lee TS, Lee J. Levels of serum brain-derived neurotropic factor in individuals at ultra-high risk for psychosis – findings from the longitudinal youth at risk study (LYRIKS). Int J Neuropsychopharmacol. 2018;21(8):734-9.
16. Koning MB, Bloemen OJN, van Amelsvoort TAMJ, Becker HE, Nieman DH, van der Gaag M, et al. Early intervention in patients at ultra high risk of psychosis: benefits and risks. Acta Psychiatr Scand. 2009;119(6):426-42.
17. Colizzi M, Ruggeri M, Lasalvia A. Should we be concerned about stigma and discrimination in people at risk for psychosis? A systematic review. Psychol Med. 2020;50(5):705-26.
18. Simon AE, Velthorst E, Nieman DH, Linszen D, Umbricht D, de Haan L. Ultra high--risk state for psychosis and non-transition: a systematic review. Schizophr Res. 2011;132(1):8-17.
19. McGorry PD, Hartmann JA, Spooner R, Nelson B. Beyond the "at risk mental state" concept: transitioning to transdiagnostic psychiatry. World Psychiatry. 2018;17(2):133-42.
20. Ajnakina O, Morgan C, Gayer-Anderson C, Oduola S, Bourque F, Bramley S, et al. Only a small proportion of patients with first episode psychosis come via prodromal services: a retrospective survey of a large UK mental health programme. BMC Psychiatry. 2017;17(1):308.
21. Penttilä M, Jääskeläinen E, Hirvonen N, Isohanni M, Miettunen J. Duration of untreated psychosis as predictor of long-term outcome in schizophrenia: systematic review and meta-analysis. Br J Psychiatry. 2014;205(2):88-94.
22. Lewis DA, Lieberman JA. Catching up on schizophrenia: natural history and neurobiology. Neuron. 2000 Nov;28(2):325-34.

3

# Modelos de estadiamento em transtornos psicóticos: presente, passado e futuro

Ana Paula Aguiar
Letícia Müller Haas
Pedro Mario Pan

## INTRODUÇÃO

Evidências apontam que três quartos dos transtornos mentais têm início antes dos 25 anos,[1] período de grandes transformações físicas, psíquicas e emocionais. Consequentemente, um abalo psíquico nessa fase tem potencial para acarretar importantes prejuízos acadêmicos, laborais e sociais. Uma revisão sistemática de dados epidemiológicos[2] indica que, se considerada isoladamente a categoria diagnóstica da esquizofrenia, a prevalência e a incidência ao longo da vida são de 0,3-0,6% e 10,2-22% por 100 mil pessoas/ano, respectivamente. Apesar da baixa prevalência, a esquizofrenia está entre as principais causas de incapacidade no mundo. Segundo o relatório de 2020 da Organização Mundial da Saúde (OMS), a esquizofrenia está entre as 25 principais causas de anos de vida perdidos ajustados por incapacidade entre adultos de 25-49 anos.[3]

Paradigmática entre as psicoses, a esquizofrenia, assim nomeada por Eugen Bleuler em 1911, é uma síndrome heterogênea e inclui pacientes com apresentação clínica, resposta ao tratamento e curso evolutivo muito variados. Além disso, sabe-se que a plena estruturação diagnóstica da maioria dos transtornos mentais é geralmente precedida por sintomas brandos e inespecíficos, muitas vezes com associação concomitante de agrupamentos psicopatológicos distintos, apresentando trajetórias muito variáveis, cuja predição evolutiva ainda é um desafio.[4] Algumas apresentações clínicas não progridem além da psicopatologia inespecífica, enquanto umas remitem e outras se tornam duradouras.

## PRÓDROMOS E A CLÍNICA DOS ESTADOS MENTAIS DE RISCO

Embora a sintomatologia classicamente associada à esquizofrenia seja composta por delírios, alucinações e desorganização do pensamento, observou-se que, em alguns pacientes, uma investigação retrospectiva revelava sintomas brandos e sutis, percebidos apenas de forma subjetiva pelo próprio indivíduo, mas que já causavam certo incômodo anos antes do surgimento pleno do transtorno.

O termo pródromo é derivado da medicina clínica e refere-se aos sinais e sintomas iniciais de uma doença que ocorrem antes que sua apresentação característica se manifeste. Porém, só se consegue identificar que uma certa conjunção de sinais e sintomas precede a constituição de uma entidade nosológica após a confirmação diagnóstica da patologia já estabelecida. Sendo assim, o conceito de pródromo não pode ser adequadamente definido de forma prospectiva. Na tentativa de resolver esse impasse, sugeriu-se o termo "sinais e sintomas precursores" e definiu-se estes como sinais e sintomas de um domínio diagnóstico que precedem um transtorno, mas não predizem iminentemente seu início. Em estudo de 1995, Yung et al. propuseram o termo alternativo "estado mental de risco" (EMR), destacando que a síndrome representa um estado de risco para psicose, mas não necessariamente prediz sua ocorrência.[5,6]

Dentro do grupo de indivíduos classificados como EMR, criou-se nova estratificação, nomeada de ultra-alto risco (UHR, do inglês *ultra-high risk*), a fim de identificar e proporcionar um tratamento mais específico para aqueles com maior risco de transição para primeiro episódio psicótico (PEP). Os estudos de seguimento dos casos de EMR para psicose apontavam que a proporção de transição para psicose franca, após 2 anos, era próxima de um terço.[7] Os outros dois terços apresentavam percursos psicopatológicos variados, apontando para a multiplicidade de evoluções e desfechos que os casos poderiam assumir.[7] As síndromes sublimiares podiam mostrar continuidade homotípica (seguir uma evolução dentro do mesmo espectro diagnóstico) ou heterotípica (seguir uma evolução entre distintos espectros diagnósticos ou sintomatológicos). Ainda, mesmo as síndromes que atendiam a todos os critérios e, assim, cruzavam o limiar para o diagnóstico mostravam frequentemente instabilidade diagnóstica ao longo do tempo.[8] Esses achados indicavam a necessidade de adotar uma abordagem mais ampla e aprimorada para identificação de risco não apenas para psicose, mas para uma gama de outros transtornos.

## ESTADIAMENTO CLÍNICO: EM BUSCA DE UMA ABORDAGEM MAIS REFINADA

Tradicionalmente, a psiquiatria, em busca de consenso e validade, tem preferido uma abordagem de classificação categórica e mais estática a uma dimensional e mais dinâmica para definir os transtornos mentais, fornecendo aos clínicos uma estrutura com base em consenso para diagnóstico e tratamento.[8] No entanto, a heterogeneidade clínica das psicoses e o dinamismo observado na trajetória desses transtornos representam desafios notáveis para esses modelos categóricos e "estáticos". No intuito de desenvolver uma ferramenta que descrevesse a evolução da doença ao longo do tempo de forma mais precisa, auxiliasse na adequação do tratamento para cada estágio do transtorno e evitasse assim a progressão da doença surgiu a proposta de estadiamento.

Em uma revisão sistemática de estudos que utilizaram ou desenvolveram modelos de estadiamento entre 2012 e 2023 foram encontradas 21 publicações teóricas, de intervenção ou de caracterização clínica relacionadas aos estágios do espectro da esquizofrenia e outros transtornos psicóticos, ressaltando a atenção e a produção acadêmica dedicada a este modelo na última década.[9] Além disso, outro estudo sistemático de 2022 revisou as principais propostas de estadiamento dos transtornos psicóticos.[10] Os modelos propostos apresentam diferentes abordagens para classificar e entender a progressão da esquizofrenia e outros transtornos psicóticos com base em fatores como sintomas, tempo de evolução da doença e resposta ao tratamento. São descritos, a seguir, alguns dos principais modelos propostos.

O modelo de McGorry et al.[11] foca na identificação de estágios clínicos da esquizofrenia, com o objetivo de compreender melhor a progressão da doença ao longo do tempo e a resposta ao tratamento. Esse modelo é particularmente conhecido por se concentrar nas fases iniciais da doença, buscando identificar intervenções precoces para prevenir a progressão mais grave dos sintomas psicóticos. As características de cada estágio e as propostas de intervenções associadas estão descritas na Tabela 1.

TABELA 1 Estadiamento da psicose

| Estágio | Características | Intervenções |
|---|---|---|
| Estágio 0 | Sem sintomas psicóticos, porém com risco aumentado em razão do histórico familiar ou da presença de fatores de risco bem-estabelecidos para psicose | Educação em saúde mental tanto para o paciente quanto para a família; educação sobre drogas; treinamento breve em habilidades cognitivas |
| Estágio 1a | Sintomas leves ou inespecíficos de psicose, incluindo déficits neurocognitivos leves; pode incluir alteração ou declínio funcional leve | Educação em saúde mental para paciente e família; aconselhamento de suporte e para apoio na resolução de problemas; aconselhamento para a prática de exercícios físicos; redução do uso abusivo de substâncias psicoativas |
| Estágio 1b | UHR: sintomas psicóticos moderados, mas abaixo do limiar de psicose franca; pode incluir déficits neurocognitivos moderados e declínio funcional leve | Psicoeducação familiar; TCC individual e/ou em grupo; intervenções de reabilitação cognitiva e cognição social; redução do uso abusivo de substâncias psicoativas |
| Estágio 2 | PEP: episódio psicótico franco com sintomas moderados a graves; pode incluir déficits neurocognitivos e declínio funcional significativo | Psicoeducação familiar; TCC individual; redução do uso abusivo de substâncias psicoativas; psicofarmacologia com antipsicóticos atípicos; reabilitação vocacional e funcional |
| Estágio 3a | Remissão incompleta após tratamento do PEP; pode transicionar diretamente para o estágio 4 | Como o anterior, com ênfase adicional em estratégias biopsicossociais para atingir a remissão completa; otimização do tratamento medicamentoso |

*(continua)*

TABELA 1 Estadiamento da psicose (*continuação*)

| Estágio | Características | Intervenções |
|---|---|---|
| Estágio 3b | Recorrência de episódios psicóticos após estabilização com o tratamento; pode incluir sintomas residuais ou déficits neurocognitivos abaixo do melhor nível alcançado após a remissão do PEP | Como o anterior, com ênfase adicional na prevenção de recorrências e estratégias de identificação e manejo de sinais de alerta precoces |
| Estágio 3c | Recorrências múltiplas de episódios psicóticos; o agravamento clínico e o impacto do transtorno estão objetivamente presentes | Como o anterior, com ênfase adicional na estabilização a longo prazo |
| Estágio 4 | Transtorno grave, persistente ou sem remissões, avaliado com base em sintomas, déficits neurocognitivos e declínio funcional significativo e persistente | Como o anterior, com adição de clozapina; tratamentos comunitários de reabilitação e integração social |

PEP: primeiro episódio psicótico; TCC: terapia cognitivo-comportamental; UHR: ultra-alto risco (do inglês *ultra-high risk*).
Fonte: adaptada de McGorry et al.[11]

A proposta de Cosci e Fava é outro modelo de estadiamento focado nas diferenças clínicas e psicopatológicas da esquizofrenia, com base no tempo de duração da doença e nas mudanças nos sintomas ao longo do tempo.[12] O foco dessa proposta é principalmente entender a evolução dos sintomas para adaptar o tratamento a cada fase. Ela divide a esquizofrenia em quatro estágios principais, considerando as características da doença em diferentes fases da vida do paciente:

1. Estágio inicial: a doença é aguda e pode se caracterizar por sintomas positivos intensos (como alucinações e delírios).
2. Estágio intermediário: a psicose pode se tornar crônica, porém com sintomas mais estáveis. Aqui, os sintomas negativos, como apatia e anedonia, começam a aparecer de forma mais marcante.
3. Estágio avançado: a esquizofrenia evolui com maior prevalência de déficits cognitivos e funcionais, além de sintomas negativos mais evidentes e persistentes.

4. Estágio crônico: nesta fase, o paciente pode apresentar déficits cognitivos e funcionais graves, com poucos ou nenhum sintoma agudo de psicose, mas com impacto significativo na qualidade de vida.

Já o modelo de Fountoulakis usa um enfoque centrado na duração da doença e na intensidade dos sintomas ao longo do tempo.[13] Assim, ele propõe dividir os estágios de forma mais granular, por anos de evolução de doença:

- Primeiros 3 anos: predominância de sintomas positivos, como delírios e alucinações. Durante este período os pacientes são mais sensíveis aos tratamentos.
- De 3-12 anos: sintomas mais relacionados à excitação e à hostilidade, com um aumento da frequência de episódios de agitação e agressividade.
- Após 12 anos: o foco se volta para sintomas depressivos e ansiosos, já que a doença se cronifica e as complicações cognitivas começam a se intensificar.
- Após 25 anos: déficits neurocognitivos severos, com perda significativa de funções executivas e da memória.

Além disso, Fountoulakis também observou que a doença pode ter diferentes progressões dependendo de fatores como sexo (as mulheres geralmente teriam uma evolução mais benigna) e idade de início (a esquizofrenia iniciada mais cedo tende a apresentar um curso mais grave).

Com base nos exemplos desses três grupos de pesquisa, evidencia-se que a abordagem de estadiamento oferece ferramentas importantes para a conceituação dos transtornos psicóticos. Permite uma compreensão mais ampla da trajetória da doença, desde estados de risco iniciais até condições crônicas. Ademais, dados apontam que o modelo de McGorry et al. demonstrou validade empírica, com estágios posteriores demonstrando prejuízos muito evidentes em vários domínios, incluindo gravidade dos sintomas e comprometimento funcional.[14]

## ABRINDO O LEQUE: A ABORDAGEM TRANSDIAGNÓSTICA

Os primeiros modelos de estadiamento clínico em saúde mental propuseram uma abordagem mais específica para a psicose. Contudo, o reconhecimento de que os transtornos mentais compartilham fatores de risco, apresen-

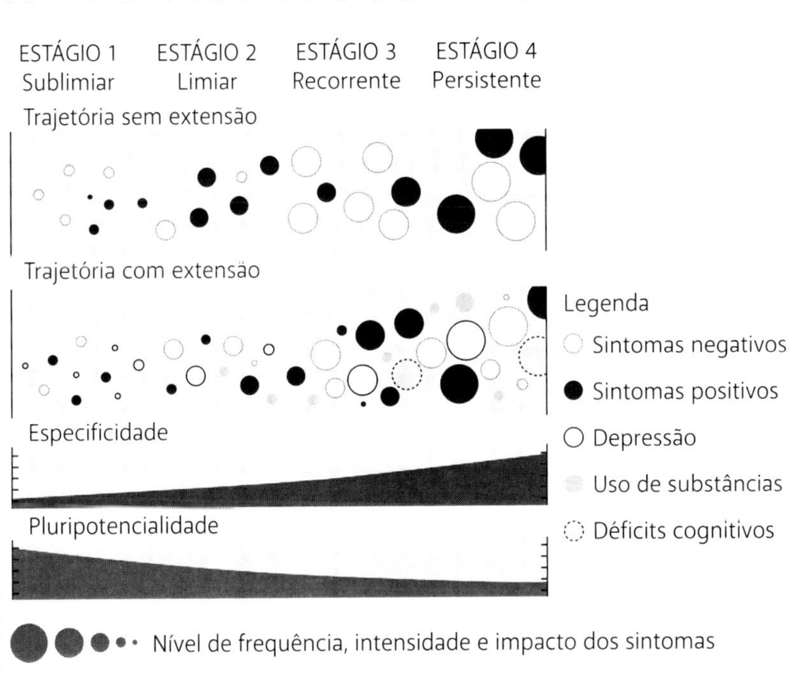


FIGURA 1 Modelo esquemático do estadiamento clínico.
Fonte: adaptada de Haas et al.[15]

tam alta comorbidade e podem ter trajetórias pluripotentes deu abertura para o surgimento de modelos que propõem uma abordagem transdiagnóstica.

A Figura 1 ilustra alguns dos conceitos desse modelo, incluindo a progressão entre estágios, a pluripotencialidade e a extensão da doença. Ela representa duas trajetórias diferentes de psicose, com e sem extensão. As comorbidades mentais (p. ex., sintomas depressivos) e físicas representam fatores associados que adicionam complexidade ao estágio atual e são as características de extensao, incluindo o uso abusivo de álcool e outras substâncias e o desenvolvimento de déficits neurocognitivos. O exercício de distinção entre progressão e extensão é relevante, pois indica que as intervenções devem se tornar mais intensivas no caso da primeira, ou podem precisar ser ampliadas e expandidas no caso da última. Conforme ilustrado, espera-se que a especificidade aumente à medida que a pluripotencialidade diminua

TABELA 2 Proposta de estadiamento clínico transdiagnóstico

| Estágio clínico | Definição e características clínicas | Informações adicionais |
|---|---|---|
| Estágio 1a: sintomas não específicos | Funcionamento – episódio de doença está gerando um impacto leve a moderado na funcionalidade social, educacional ou ocupacional<br>+<br>• Depressão: níveis leves a moderados de ideação depressiva sem características específicas indicativas de síndromes mais incapacitantes<br>e/ou<br>• Ansiedade: níveis leves a moderados de excitação sem comportamento evitativo significativo ou persistente | • Pode incluir aqueles com sintomas de início precoce na infância que reapareceram ou tiveram piora dos sintomas durante o período da adolescência<br>• Pode incluir aqueles com transtornos de desenvolvimento neurológico ou de atenção de início precoce que agora apresentam ansiedade ou sintomas depressivos na adolescência<br>• Adolescentes ou adultos jovens, avaliados em triagem em ambientes educacionais, laborais ou de atenção primária, podem ser encaminhados para serviços especializados para avaliação adicional |
| Estágio 1b: síndrome atenuada | Funcionamento – episódio de doença está gerando um impacto moderado à grave na funcionalidade social, educacional ou ocupacional<br>+<br>• Depressão: síndromes depressivas de gravidade moderada sem características específicas indicativas de uma síndrome de estágio 2<br>e/ou<br>• Ansiedade: sintomas específicos e mais graves de ansiedade, como o desenvolvimento de comportamento de evitação | • Pode incluir aqueles que atendem aos critérios diagnósticos para transtornos de ansiedade, transtorno depressivo maior ou transtorno bipolar tipo II<br>• A presença de comportamento repetitivo de automutilação sem intenção suicida evidente pode ocorrer neste estágio (pode incluir abuso de substâncias ilícitas de forma impulsiva com baixa intenção de letalidade, ocorrendo no contexto de estressor psicossocial e na ausência de depressão grave) |

*(continua)*

TABELA 2 Proposta de estadiamento clínico transdiagnóstico (*continuação*)

| Estágio clínico | Definição e características clínicas | Informações adicionais |
|---|---|---|
| Estágio 1b: síndrome atenuada | e/ou<br>• Estados mentais de risco: sintomas hipomaníacos e/ou sintomas psicóticos atenuados ou breves<br>Comorbidade – síndromes podem estar sobrepostas em termos de seus sintomas ou complicadas pelo uso de álcool ou outras substâncias | • O tratamento pode já ter começado e/ou o indivíduo pode ter sido encaminhado para avaliação especializada<br>• Tratamento com antidepressivo, antipsicótico ou estabilizador de humor é comum, particularmente quando houve acesso limitado a terapias psicológicas especializadas |
| Estágio 2: síndrome plena (cruzou o limiar para transtorno mental grave) | Funcionamento – o episódio de doença está claramente tendo impacto contínuo e importante na funcionalidade social, educacional ou ocupacional<br>+<br>• Mania: episódio maníaco (sintomas hipomaníacos, por si só, não são suficientes para fechar este critério)<br>e/ou<br>• Psicose: síndrome psicótica por mais de 1 semana<br>e/ou<br>• Depressão: características indicativas de depressão grave incluindo retardo psicomotor, agitação acentuada, função cognitiva prejudicada, disfunção circadiana grave, características psicóticas, períodos hipomaníacos breves, alterações neurovegetativas graves, culpa patológica ou suicídio | • Transtornos de humor ou ansiedade graves que são complicados por abuso significativo e persistente de álcool ou outras substâncias podem ser classificados nesse estágio<br>• Normalmente, abrange pacientes com transtornos diagnosticados que foram encaminhados para serviços especializados para avaliação ou que foram acompanhados por serviços de atenção primária ou por outros serviços interdisciplinares por tempo significativo<br>• Se o paciente foi hospitalizado para tratamento por problemas de saúde mental, então espera-se que atenda aos critérios para esse estágio |

(*continua*)

TABELA 2 Proposta de estadiamento clínico transdiagnóstico (*continuação*)

| Estágio clínico | Definição e características clínicas | Informações adicionais |
|---|---|---|
| | e/ou<br>• Ansiedade: ansiedade complicada por comorbidade com depressão moderada à grave; tipicamente associada a comportamento evitativo significativo ou persistente, agitação acentuada, crenças irracionais fixas, ideias supervalorizadas, sintomas psicóticos atenuados ou abuso de substâncias expressivo e persistente<br>Comorbidade – as síndromes podem se apresentar sobrepostas, não necessariamente correspondendo a um transtorno único ou categórico segundo o DSM ou a um ponto de corte específico em uma escala de classificação para ansiedade, depressão, sintomas maníacos ou psicóticos; as síndromes primárias podem coocorrer, incluindo abuso de álcool ou outras substâncias, problemas no comportamento alimentar ou outras síndromes psicológicas relevantes | • Se o paciente necessitou de cuidados ambulatoriais muito intensivos decorrentes de ideação suicida ou homicida, planejamento ou histórico de tentativa de suicídio, sintomas psicóticos exacerbados ou persistentes ou depressivos muito graves, ele provavelmente atende aos critérios para esse estágio |

(*continua*)

TABELA 2 Proposta de estadiamento clínico transdiagnóstico (*continuação*)

| Estágio clínico | Definição e características clínicas | Informações adicionais |
|---|---|---|
| Estágio 3: doença recorrente ou persistente | Funcionamento – durante um período de pelo menos 12 meses após a entrada em serviços de atenção primária ou especializados, houve evidências claras de que o curso da doença resultou em piora acentuada na funcionalidade social, educacional ou ocupacional pela persistência ou recorrência<br>+<br>• Sintomas: remissão incompleta do transtorno em 12 meses após a entrada no serviço de saúde, após um curso razoável de tratamento (de pelo menos 3 meses de duração) ou recorrência do transtorno após um período de recuperação completa (tendo se recuperado totalmente por pelo menos 3 meses) | • Inclui aqueles indivíduos com transtornos que são avaliados e tratados especificamente por pelo menos 3 meses, mas com má resposta ou resposta incompleta ao tratamento<br>• Pode incluir aqueles indivíduos com transtornos que se recuperaram completamente, mas depois recaíram, atendendo a todos os critérios conforme descritos no estágio 2 |
| Estágio 4: doença grave, persistente e sem remissão | Funcionamento – o curso da doença está associado a evidências claras de deterioração acentuada na função social, educacional ou ocupacional pela persistência ou recorrência<br>+<br>• Sintomas: doença grave, persistente e incessante avaliada após pelo menos 24 meses de envolvimento com serviços clínicos especializados relevantes e fornecimento de uma gama razoável de intervenções médicas, psicológicas e sociais | • Inclui aqueles com doença depressiva, bipolar e/ou psicótica crônica e grave, podendo ser complicada pelo uso indevido de álcool ou outras substâncias, que persiste sem remissão por pelo menos 2 anos |

Fonte: adaptada de Hick e et al.[17]

ao longo do curso progressivo da doença, embora essa pressuposição ainda precise ser testada empiricamente.

A perspectiva transdiagnóstica amplia a identificação de risco para além da psicose, abrangendo múltiplas evoluções possíveis, como a mania (isto é, transtorno de humor ou bipolar), a depressão grave e o transtorno de personalidade *borderline*. Ela não diferencia as apresentações psicopatológicas iniciais em diagnósticos categóricos, mas adota uma abordagem pluripotente, permitindo trajetórias sobrepostas e heterotípicas, possibilitando a identificação de fatores de risco transdiagnósticos[16] e uma abordagem preventiva mais abrangente e personalizada. A Tabela 2 descreve uma proposta de estadiamento transdiagnóstico.

Em 2020, um grupo de especialistas revisou a literatura e produziu o primeiro consenso sobre o estadiamento transdiagnóstico em saúde mental.[18] O consenso reconhece a natureza fluida e heterotípica da evolução dos transtornos mentais emergentes e a pluripotencialidade de desfechos. Além disso, defende que os modelos de estadiamento devem ir além da progressão da doença, capturando dimensões adicionais de sua extensão, com o objetivo de propor intervenções clínicas adequadas a cada estágio e prevenir a progressão para estágios posteriores.

Nessa publicação, são revisadas questões teóricas e empíricas centrais dos principais conceitos envolvidos. Por exemplo, embora a ideia de progressão envolva inerentemente uma mudança da perspectiva de diagnósticos categóricos para a perspectiva de dimensionalidade, ela não representa somente aumentos na gravidade, intensidade ou duração dos sintomas. A progressão, principalmente no caso das psicoses, também está vinculada a mudanças significativas nas características das apresentações clínicas (p. ex., de prejuízo parcial do julgamento de realidade [estágio 1b] para uma convicção delirante total [estágio 2]).[18] Ainda, o consenso propõe um critério empírico: a probabilidade de progressão deve estar associada à proximidade entre estágios. Assim, por exemplo, aquelas pessoas classificadas no estágio 1b devem ter maior risco de progressão para estágio 2 em comparação com aquelas classificadas no estágio 1a. Sobre o conceito de extensão, o consenso ressalta que há necessidade de que as manifestações identificadas como extensão impliquem que o processo de doença assumiu características novas e mais complexas.[18] Isso pode ser operacionalizado com o surgimento de comorbidades de saúde mental ou física, ou a evidência de alteração neuropsicológica marcante.[4,18] A importância de identificar adequadamente progressão e extensão no modelo de estadiamento transdiagnóstico é justificada pela associação com piores desfechos psicossociais e funcionais.

Avançando no refinamento do modelo transdiagnóstico, uma nova revisão do consenso ocorreu em 2024 (*staging 2.0*). O artigo propõe um olhar mais atento à heterogeneidade dentro de um mesmo estágio,[4] ou seja, variações clínicas que podem existir entre pessoas que estão classificadas no mesmo estágio transdiagnóstico, mas que apresentam diferentes perfis de sintomas, funcionamento e déficits neurocognitivos. Para abordar essa questão, sugere-se a adoção dos "modificadores de estágio", descritos como fatores que poderiam influenciar as apresentações clínicas dentro do mesmo estágio, podendo incluir características pessoais, fatores associados à progressão da doença (progressão) e fatores que complicam a apresentação atual (extensão). Atualmente, ainda não foram estabelecidos definitivamente quais modificadores de estágio devem ser incluídos no modelo e, portanto, monitorados na prática clínica.

Por fim, essa atualização propõe diretrizes para pesquisas empíricas sobre o modelo transdiagnóstico, para que se torne mais útil e confiável para sua adoção na prática clínica. O objetivo é permitir que profissionais de saúde mental melhorem a precisão na determinação do estágio clínico, com uma melhor compreensão das potenciais diferenças dentro de um mesmo estágio. Ser capaz de identificar fatores de risco, fazer predições sobre a evolução do quadro e da transição entre estágios auxiliaria na indicação mais adequada de intervenções (p. ex., psicoeducação, indicação de clozapina, reabilitação neurocognitiva), com o potencial de melhorar os desfechos clínicos e não perder potenciais "janelas de oportunidade" dentro da evolução de um paciente com um transtorno mental grave.

## CONCLUSÃO

Um dos objetivos centrais dos modelos de estadiamento é promover intervenções precoces. Reconhecer e tratar sintomas em estágios iniciais pode evitar ou amenizar a progressão para estágios mais graves da doença, aumentando as chances de recuperação do paciente. A ideia subjacente é ampliar o conceito de prevenção na prática clínica. Apesar do enfoque inicial muito evidente na prevenção primária, ou seja, evitar a transição de um *status* de EMR para psicose franca, o estadiamento clínico permite pensar precocemente em intervenções que podem promover prevenção secundária, com a possibilidade de melhorar a trajetória da doença.

Cabe ressaltar que, embora muitos modelos teóricos tenham sido propostos, a evidência empírica que valida esses modelos ainda está sendo construída. Assim, mais trabalhos são necessários para confirmar a eficácia das intervenções com base em estadiamento clínico. A natureza dos transtornos mentais, e principalmente dos quadros psicóticos, é complexa. Contudo, modelos de estadiamento podem lidar melhor com essa complexidade do que as classificações categóricas vigentes, considerando formalmente variáveis como a duração da doença, características sociodemográficas e comorbidades.

## REFERÊNCIAS BIBLIOGRÁFICAS


1. McGrath JJ, Al-Hamzawi A, Alonso J, Altwaijri Y, Andrade LH, Bromet EJ, et al. Age of onset and cumulative risk of mental disorders: a cross-national analysis of population surveys from 29 countries. Lancet Psychiatry. 2023;10(9):668-81.
2. McGrath J, Saha S, Chant D, Welham J. Schizophrenia: a concise overview of incidence, prevalence, and mortality. Epidemiol Rev. 2008;30:67-76.
3. GBD 2019 Diseases and Injuries Collaborators. Global burden of 369 diseases and injuries in 204 countries and territories, 1990-2019: a systematic analysis for the Global Burden of Disease Study 2019. Lancet. 2020;396(10258):1204-22.
4. Scott J, Iorfino F, Capon W, Crouse J, Nelson B, Chanen AM, et al. Staging 2.0: refining transdiagnostic clinical staging frameworks to enhance reliability and utility for youth mental health. Lancet Psychiatry. 2024;11(6):461-71.
5. Yung AR, McGorry PD, McFarlane CA, Jackson HJ, Patton GC, Rakkar A. Monitoring and care of young people at incipient risk of psychosis. Schizophrenia Bulletin. 1996;22(2):283303.
6. McGorry PD, Singh BS. Schizophrenia: risk and possibility. In: Raphael B, Burrows G (eds). Handbook of Studies on Preventive Psychiatry. New York, NY: Elsevier; 1995. p. 492-514.
7. Fusar-Poli P, Bonoldi I, Yung AR, Borgwardt S, Kempton MJ, Valmaggia L, et al. Predicting psychosis: meta-analysis of transition outcomes in individuals at high clinical risk. Arch Gen Psychiatry. 2012;69(3):220-9.
8. Filippis R, Carbone EA, Rania M, Aloi M, Segura-Garcia C, De Fazio P. Applying a clinical staging model in patients affected by schizophrenia spectrum disorder. Front Psychiatry. 2024;15:1387913.
9. Clarke SL, Soons N, Videler AC, van Alphen SPJ, Van H, Dil L, et al. The progress in the field of clinical staging for mental disorders within the last decade: an updated systematic review. Front Psychiatry. 2025;15:1473051.
10. Martínez-Cao C, de la Fuente-Tomás L, García-Fernández A, González-Blanco L, Sáiz PA, Garcia-Portilla MP, et al. Is it possible to stage schizophrenia? A systematic review. Transl Psychiatry. 2022;12(1):197.
11. McGorry PD, Nelson B, Goldstone S, Yung AR. Clinical staging: a heuristic and practical strategy for new research and better health and social outcomes for psychotic and related mood disorders. Can J Psychiatry. 2010;55(8):486-97.

12. Cosci F, Fava GA. Staging of mental disorders: systematic review. Psychother Psychosom. 2013;82(1):20-34.
13. Fountoulakis KN, Dragioti E, Theofilidis AT, Wikilund T, Atmatzidis X, Nimatoudis I, et al. Staging of schizophrenia with the use of PANSS: an international multi-center study. Int J Neuropsychopharmacol. 2019;22:681-97.
14. Peralta V, de Jalón EG, Moreno-Izco L, Peralta D, Janda L, Sánchez-Torres AM, et al. A clinical staging model of psychotic disorders based on a long-term follow-up of first-admission psychosis: a validation study. Psychiatry Res. 2023;322:115109.
15. Haas LM, Pan PM, Hickie IB, Czepielewski LS. Transdiagnostic clinical staging in youth mental health: a primer for clinical practice. Braz J Psychiatry. 2022.
16. Hartmann JA, McGorry PD, Destree L, Amminger GP, Chanen AM, Davey CG, et al. Pluripotential risk and clinical staging: theoretical considerations and preliminary data from a transdiagnostic risk identification approach. Front Psychiatry. 2021;11:553578.
17. Hickie IB, Scott EM, Cross SP, Iorfino F, Davenport TA, Guastella AJ, et al. Right care, first time: a highly personalised and measurement-based care model to manage youth mental health. Med J Aust. 2019;211(Suppl 9):S3-S46.
18. Shah JL, Scott J, McGorry PD, Cross SPM, Keshavan MS, Nelson B, et al. Transdiagnostic clinical staging in youth mental health: a first international consensus statement. World Psychiatry. 2020;19(2):233-42.

# 4

# Bases genéticas e neurobiológicas do primeiro episódio psicótico

João Roberto Fernandes Lisboa
Felipe V. Gomes
Sintia Belangero

## INTRODUÇÃO

O primeiro episódio psicótico (PEP) representa um momento crítico na trajetória de transtornos mentais graves que cursam com psicose, como a esquizofrenia. A compreensão dos fatores biológicos e etiológicos envolvidos no PEP é essencial para o desenvolvimento de estratégias de intervenção precoce e medicina de precisão. Ademais, o constructo apresenta vantagens do ponto de vista do estudo da neurobiologia da psicose, pois examina alterações cerebrais de forma relativamente "pura", antes que fatores como a exposição prolongada a psicotrópicos ou a cronicidade da doença introduzam maior complexidade.

Além da esquizofrenia, o conceito de PEP abrange múltiplos diagnósticos, como os transtornos esquizoafetivo e afetivo bipolar tipo 1, o que permite uma abordagem transdiagnóstica ao estudo da psicose. Apesar disso, há uma ressalva importante: a despeito dessa variedade de apresentações, a maior parte da pesquisa sobre PEP concentra-se em indivíduos com diagnóstico de esquizofrenia. Assim, tanto este capítulo quanto a literatura predominante nessa área descrevem, sobretudo, a esquizofrenia tanto em relação a fatores genéticos quanto a possíveis alterações neurobiológicas associadas.

Antecedendo ao PEP, muitos indivíduos passam por um período denominado de alto risco clínico (ARC) para psicose. Em termos gerais, indivíduos em ARC apresentam sintomas psicóticos breves e atenuados, associados a um declínio funcional; além de comumente apresentar histórico familiar de psicose. Cerca de 20-30% desses indivíduos desenvolvem psicose dentro de 5 anos do início de sintomas.[1] O estudo do estado de risco tem contribuído para uma melhor compreensão das alterações neurobiológicas que precedem a transição para a psicose e, então, são de interesse direto à compreensão do PEP. Nesse sentido, aspectos genéticos e neurobiológicos, interagindo de forma complexa com fatores socioambientais, desempenham um papel significativo na suscetibilidade ao PEP, no seu curso, gravidade e resposta ao tratamento.

A seguir, esses aspectos são explorados detalhadamente, primeiro aprofundando na complexidade da genética do PEP e, em seguida, delineando as suas interconectadas alterações neurobiológicas.

## BASES GENÉTICAS DO PRIMEIRO EPISÓDIO PSICÓTICO

### Importância para estudos genéticos

Estudar o PEP como um fenótipo distinto pode ajudar a identificar genes específicos que influenciam o início da psicose, independentemente do diagnóstico final de esquizofrenia ou outro transtorno psicótico. Estudos de associação genética em PEP (estudos de associação genômica em larga escala [GWAS, do inglês *genome wide association studies*], estudos de variações do número de cópias [CNV, do inglês *copy number variations*] etc.) podem fornecer *insights* únicos, como estimativa de risco para desenvolver PEP e para a progressão para diferentes transtornos psicóticos além de esquizofrenia. Estudos têm investigado se escores poligênicos (PGS, do inglês *polygenic score*) e outras variantes genéticas podem prever o risco de desenvolver PEP em indivíduos de alto risco, como aqueles com histórico familiar de psicose ou sintomas prodrômicos, e prever desfechos cognitivos, sintomas clínicos, como funcionamento global, ressaltando o potencial de intervenções com base na predisposição genética. Além disso, estudos com indivíduos em PEP antes e após o tratamento reportam associações entre a suscetibilidade genética (PGS-SCZ) e variáveis clínicas antes do tratamento, como gravidade e funcionamento global, mas, em contrapartida, essas associações tendem a desaparecer após o tratamento, mostrando que essa relação pode ser mascarada em indivíduos tratados, evidenciando a importância de se estudar indivíduos em PEP virgens de tratamento com antipsicóticos.[2-5]

## ARQUITETURA GENÉTICA: HERDABILIDADE, POLIGENICIDADE E SOBREPOSIÇÃO GENÉTICA

Grande parte das informações fornecidas a seguir baseiam-se em estudos genéticos de esquizofrenia, os quais incluem pacientes, mas não restrito a, em PEP. Estudos de gêmeos sugerem que fatores genéticos são responsáveis por cerca de 60-80% da etiologia da esquizofrenia; em outras palavras, a herdabilidade da esquizofrenia está estimada entre 60-80% (herdabilidade pode ser entendida como a proporção do fenótipo que pode ser explicada por causas genéticas). Entretanto, como essa herdabilidade está distribuída entre os vários tipos de variantes genéticas (alelos de diferentes frequências, tamanhos de efeito e tipos) ainda não está precisamente delineada. O entendimento atual sugere que os alelos comuns do tipo polimorfismo de nucleotídeo único (SNP, do inglês *single nucleotide polymorphisms*) fazem a maior contribuição individual para a herdabilidade, ou seja, a herdabilidade com base em SNP é estimada em cerca de 25% (Figura 1). Estima-se também que o efeito agregado das variantes codantes raras seja responsável por cerca de 2% da etiologia, enquanto as CNV raras podem contribuir com uma quantidade semelhante à das variantes codantes raras. Assim, quando assumimos um modelo de herança aditiva (efeito agregado das variantes), os tipos de variantes que foram mais intensamente estudados explicam coletivamente quase 30% da variação total da etiologia (cerca de 40% da herdabilidade) (Figura 1). Portanto, apesar do progresso substancial na identificação de fatores genéticos de risco para a esquizofrenia, ainda há muito mais a ser descoberto. Com base nisso, pode-se notar que a arquitetura genética da esquizofrenia/PEP é bastante complexa, envolvendo centenas de genes (alta poligenicidade) com pequenos efeitos individuais de cada gene – a esquizofrenia e outras condições psiquiátricas, cognitivas e comportamentais estão entre as mais poligênicas de todas as características humanas. A grande pleiotropia (fenômeno pelo qual um único *locus* influencia dois ou mais traços fenotípicos não relacionados) e a ampla sobreposição genética são características importantes dos transtornos mentais. A esquizofrenia, por exemplo, compartilha grande parte de sua etiologia genética com outros transtornos mentais, como o transtorno bipolar (estima-se 70% de sobreposição genética entre esquizofrenia e transtorno bipolar) e com a depressão (compartilhamento estimado em 40%). Isso significa que algumas das mesmas variantes genéticas que aumentam o risco de esquizofrenia também podem aumentar o risco para outros transtornos.[6,7]

## HERDABILIDADE AINDA NÃO EXPLICADA

Não está claro o que há por trás da lacuna entre a potencial herdabilidade explicada pelos estudos genômicos atuais e a herdabilidade de 60-80% esperada pela epidemiologia genética clássica. Talvez, parte dela ainda será

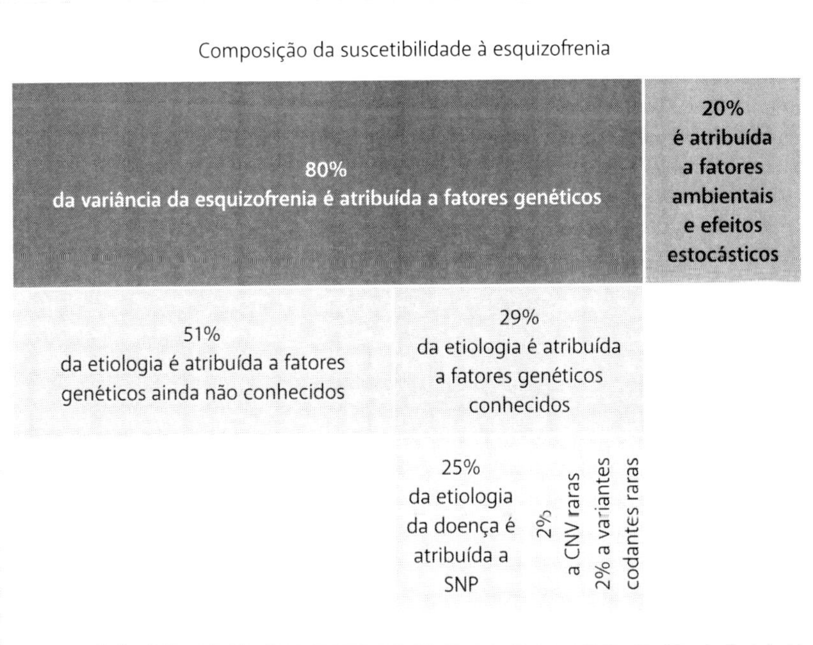


FIGURA 1 Entendimento atual da composição da suscetibilidade à esquizofrenia. As porcentagens referem-se à proporção da variância da esquizofrenia (o que pode ser interpretado como proporções de fatores [componentes] que compõem a etiologia da esquizofrenia). Os valores são aproximados e baseiam-se em estudos de pessoas com ascendência biogeográfica europeia. Os tamanhos das barras não estão em escala perfeita.

CNV: variações do número de cópias (*copy number variations*); SNP = polimorfismo de nucleotídeo único (*single nucleotide polymorphisms*).

atribuída a classes de variantes que não são adequadamente interrogadas pelas tecnologias atuais, por exemplo, alelos raros não codantes, variantes estruturais que não CNV, sequências repetitivas do genoma e variantes comuns e raras que não estão em desequilíbrio de ligação com as variantes associadas em GWAS (desequilíbrio de ligação é a ocorrência de combinações específicas de alelos em *loci* ligados e herdados como uma única unidade [haplótipos] com frequência maior do que a esperada ao acaso e é um fenômeno genético considerado nos GWAS). Espera-se que a contribuição potencial dessas classes de variantes seja resolvida em breve com o uso cada vez maior do genoma completo e das tecnologias de sequenciamento de leitura longa. Também é possível que a herdabilidade capturada pelos SNP e outros tipos de alelos de risco conhecidos seja subestimada em relação aos estudos familiares em razão da maior heterogeneidade fenotípica e da ancestralidade em grandes estudos de caso-controle. Em contrapartida, a herdabilidade estimada pela epidemiologia genética pode ser inflada, por exemplo, por interações estatísticas gene-gene e controle inadequado de ambientes compartilhados.[7,8]

## ESTUDOS DE ASSOCIAÇÃO GENÔMICA EM LARGA ESCALA

Os GWAS têm sido fundamentais para identificar variantes genéticas associadas à esquizofrenia e ao PEP, desenhando a base genética dessas condições e identificando um papel importante para as variantes comuns (variantes comuns são aquelas cuja frequência do alelo menos frequente apresenta frequência > 1%). Apesar da pequena contribuição individual de cada variante genética, os GWAS ajudam a identificar genes relevantes que podem estar envolvidos na patogênese dessas condições. O maior GWAS de esquizofrenia (que incluía pacientes em PEP), publicado até o momento, incluiu 76.755 indivíduos com esquizofrenia/PEP e 243.649 controles e identificou 287 regiões genômicas associadas (cinco das quais estão mapeadas no cromossomo X, mostrando que a contribuição genética está espalhada em todo o genoma incluindo o X).

Esse GWAS identificou diversas variantes de nucleotídeo único (SNV, do inglês *single nucleotide variants*) associadas, cuja localização está em genes que sabidamente influenciam a função sináptica, o desenvolvimento e migração neuronal e até a resposta imune. Essas associações se concentraram em genes que são expressos em neurônios excitatórios e inibitórios do sistema nervoso central (SNC) (e não expressos em outros tecidos) e, curiosamente, esses genes associados têm expressão em quase todas as regiões cerebrais, podendo explicar a psicopatologia diversificada e sua grande heterogeneidade clínica. Cerca de 120 genes provavelmente sustentam essas associações e os quais participam de processos relacionados à função neuronal, incluindo organização sináptica, diferenciação e transmissão, evidenciando que a esquizofrenia é primariamente uma doença sináptica (Figura 2). Esse estudo também constatou que a arquitetura genética da esquizofrenia não difere entre homens e mulheres, o que permite inferir que é improvável que SNV expliquem as diferenças sexuais relatadas na epidemiologia e no curso do transtorno.

GWAS combinados com estudos de expressão gênica têm identificado padrões de alteração na expressão gênica relacionados a diferentes estágios da

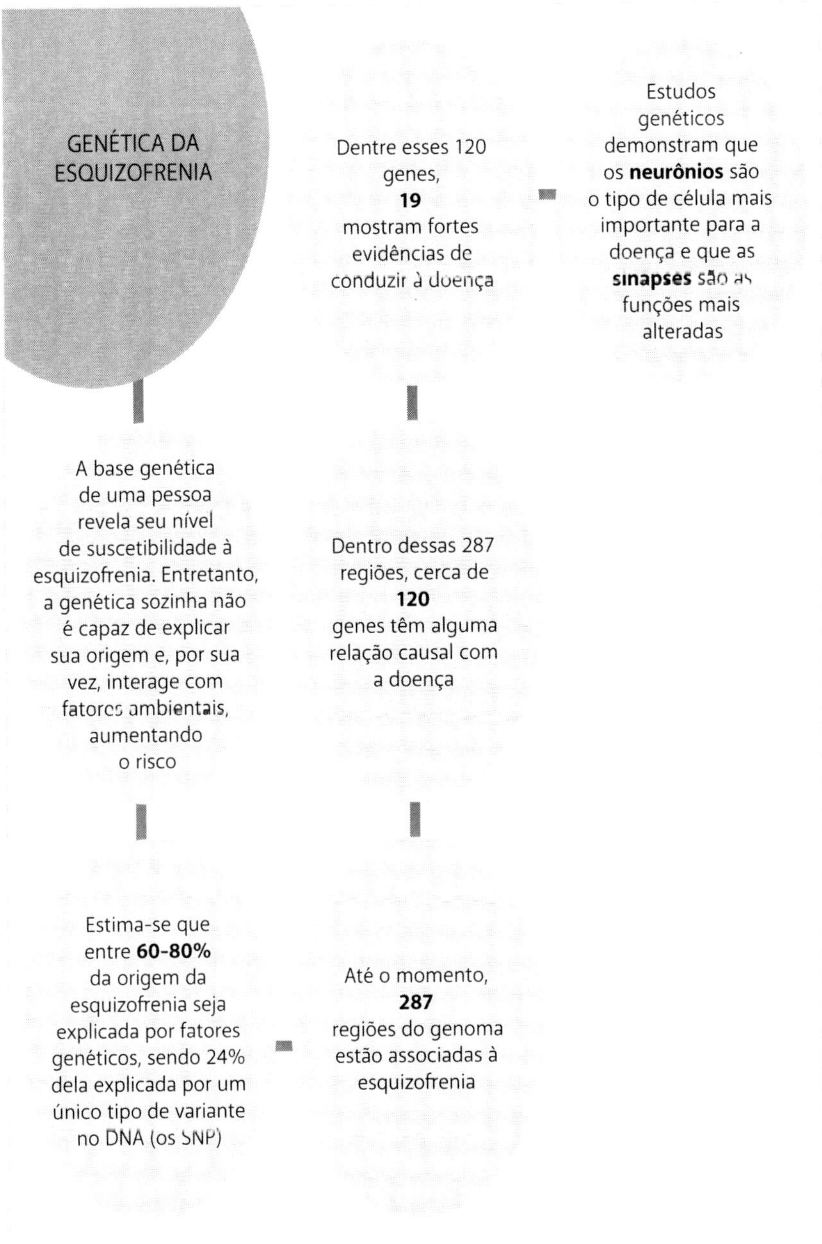


FIGURA 2 Esquema resumindo as bases genéticas da esquizofrenia e que pode ser aplicado ao primeiro episódio psicótico.

SNP: polimorfismo de nucleotídeo único (*single nucleotide polymorphisms*).

esquizofrenia, incluindo estágios iniciais da doença e o PEP. A expressão de genes como *MBP, NDEL1, DGCR8, DGCR2, UFD1 e DISC1* pode variar ao longo da progressão da doença, refletindo a heterogeneidade do transtorno.[4,9-11]

## ESCORE POLIGÊNICO

Os PGS são ferramentas capazes de agregar o efeito ponderado de milhares de variantes genéticas comuns simultaneamente, quantificando, assim, a predisposição genética de um indivíduo para determinada condição, como ao PEP, à esquizofrenia ou até à depressão maior. Estudos recentes têm demonstrado que PGS para esquizofrenia (PGS-SCZ) estão fortemente associados ao risco de PEP. Adicionalmente, o PGS-SCZ tem demonstrado ser um potencial preditor de esquizofrenia em pessoas em PEP, podendo discriminá-las de controles saudáveis, mesmo antes do estabelecimento de um diagnóstico definitivo de esquizofrenia. O PGS-SCZ também pode distinguir indivíduos em PEP que progridem para esquizofrenia e aqueles que desenvolvem outros transtornos psicóticos. Além disso, pacientes com PGS-SCZ mais elevados tendem a apresentar uma resposta menos favorável ao tratamento com antipsicóticos. Modelos híbridos de predição usando *machine learning* (que combinam dados genéticos e clínicos) aumentam a acurácia na predição da resposta ao tratamento com antipsicóticos, como a risperidona.[12,13]

## IMPACTO DAS VARIAÇÕES DO NÚMERO DE CÓPIAS

CNV do genoma (deleções ou duplicações de segmentos de DNA com mais de 1 kb de tamanho) têm sido associadas ao PEP, influenciando tanto a suscetibilidade à esquizofrenia quanto ao próprio PEP. As CNV podem afetar o nível de expressão dos genes e, como consequência, o nível de funcionalidade neuronal que, por sua vez, pode aumentar a suscetibilidade a eventos psicóticos. Diversos estudos demonstraram consistentemente que as CNV raras são fatores de risco para a esquizofrenia. Pessoas com esquizofrenia apresentam uma frequência maior de CNV raras em comparação com controles, sendo que as deleções em regiões de genes têm efeitos ainda maiores sobre o risco. Além disso, a taxa de CNV *de novo* (*de novo* = não herdadas) em todo o genoma é significativamente mais alta nos casos de esquizofrenia em comparação com os controles. O maior fator de risco genético ao nível individual à esquizofrenia é uma deleção de 1,5-3 Mb da região genômica 22q11.2 – portadores dessa deleção têm um risco de 20-30 × maior de ter esquizofrenia do que uma pessoa da população geral.[7]

## VARIANTES RARAS × VARIANTES COMUNS

As variantes genéticas raras também desempenham um papel na esquizofrenia e no PEP e, embora sejam menos prevalentes, podem ter maior tamanho de efeito sobre as manifestações psiquiátricas observadas. Enquanto as variantes comuns contribuem com um risco cumulativo, as variantes raras podem estar ligadas a manifestações fenotípicas mais penetrantes e, por outro ponto de vista, embora os GWAS se concentrem em variantes genéticas comuns, as variantes raras de alto efeito podem contribuir para o risco de esquizofrenia em alguns (raros) indivíduos portadores dessas variantes. A comparação entre as diferentes classes de variantes ajuda a elucidar a etiologia multifatorial das psicoses. Estudos têm investigado o papel das mutações *de novo* e outras variações raras em genes relacionados ao desenvolvimento cerebral e à função sináptica. Os genes apontados como relevantes em GWAS também se mostraram envolvidos nos estudos de variantes raras em pessoas com esquizofrenia, incluindo a subunidade do receptor de glutamato GRIN2A e o fator de transcrição SP4, mostrando convergência de associações de variantes comuns e raras na esquizofrenia e fornecendo recursos para avançar em estudos mecanicistas.[7,14]

Estudos recentes de sequenciamento do exoma demonstraram que SNV muito raras e pequenas inserções e deleções raras (indels) que alteram as sequências de aminoácidos dos genes (coletivamente denominadas variantes codantes raras ou RCV) também contribuem para a esquizofrenia. O maior estudo de sequenciamento de exoma de esquizofrenia até o momento foi realizado pelo consórcio *Schizophrenia Exome Sequencing Meta-Analysis* (SCHEMA), o qual identificou 10 genes com uma alta e significativa taxa de variantes por meio de uma metanálise de dados de 24.248 casos de esquizofrenia, 97.322 controles e 3.402 trios de probandos e pais. Em pessoas com esquizofrenia, esses genes estavam enriquecidos por variantes que truncam proteínas (PTV, do inglês *protein truncating variants*) e por variantes do tipo sentido trocado ou *missense* patogênicas, com *odds ratio* variando de 3-50 (embora com grandes intervalos de confiança).[14]

## INTERAÇÃO GENE-AMBIENTE

Embora a genética tenha um alto efeito sobre a etiologia do PEP, ela não se resume apenas a fatores genéticos. A interação entre genes e ambiente desempenha um papel crucial, entendendo que fatores ambientais, como adversidades da vida, trauma infantil, uso de *cannabis* e migração, podem modular a expressão de genes relacionados à psicose. A metilação do DNA, um conhecido mecanismo epigenético, pode ser fortemente influenciada por fatores ambientais de risco (p. ex., trauma infantil) e modular a expressão de genes relacionados à psicose. Alguns estudos têm demonstrado que o trauma infantil está associado à hipometilação global do DNA em indivíduos em PEP. Já em relação à *cannabis*, seu uso intenso, especialmente *cannabis* de alta potência, tem sido identificado como um forte preditor de transtornos psicóticos, até mesmo independente do nível de suscetibilidade genética para esquizofrenia. Outro aspecto importante que os estudos de interação gene-ambiente têm demonstrado é que a contribuição dos PGS pode variar de acordo com a exposição a fatores ambientais. Por exemplo, o PGS-SCZ parece ter um efeito maior em indivíduos não expostos a fatores ambientais de alto efeito, como o uso frequente de *cannabis* e adversidades na infância.[15,16]

## BASES NEUROBIOLÓGICAS DO PRIMEIRO EPISÓDIO PSICÓTICO

Nas últimas décadas, a compreensão da neurobiologia das psicoses evoluiu de uma visão centrada exclusivamente na dopamina (DA) para um modelo mais integrado, considerando circuitos cerebrais e regiões como o hipocampo e o córtex pré-frontal.

## HIPERDOPAMINERGIA ESTRIATAL E AS PSICOSES

O correlato neurobiológico mais robusto para a psicose, sobretudo considerando os sintomas positivos (alucinações e delírios), é o aumento da neurotransmissão dopaminérgica estriatal, especificamente no estriado associativo.[17] O estriado é uma estrutura subcortical que engloba o núcleo caudado e o putâmen (estriado dorsal), e o núcleo *accumbens* (estriado ventral). Funcionalmente, integra circuitos corticoestriatais. Enquanto partes do estriado dorsal estão mais envolvidas em planejamento motor e funções executivas (estriado sensoriomotor), o estriado ventral (estriado límbico) regula aspectos da motivação e recompensa. Já o estriado associativo, estruturalmente intermediário às porções mencionadas, funciona como um nodo integrador, em que a DA exerce papel significativo, modulando uma transmissão eficiente de sinais. Uma desregulação da sinalização dopaminérgica pode levar a uma atribuição anômala de saliência a estímulos neutros, um mecanismo potencialmente envolvido na gênese de delírios e alucinações[18] (Figura 3).

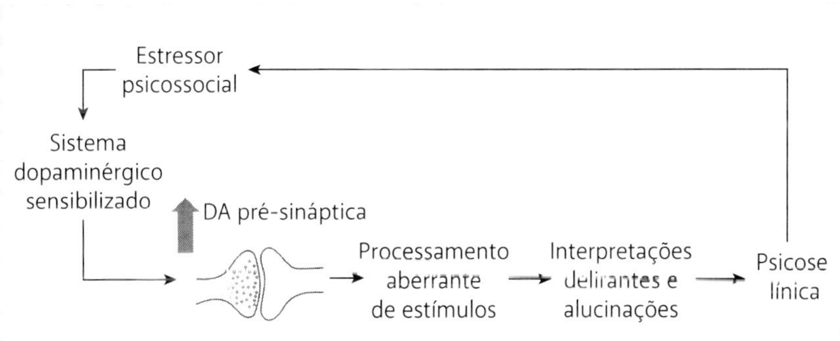


FIGURA 3 Esquema representando o processo pelo qual o excesso de dopamina (DA) no estriado (hiperdopaminergia estriatal) promove o processamento aberrante de estímulos do ambiente. Isso resulta em interpretações delirantes de estímulos ambientais e alucinações, levando a um quadro de psicose clínica. A experiência da psicose em si culmina em um aumento do estresse, o que por sua vez pode levar a uma maior reatividade do sistema dopaminérgico, já sensibilizado, perpetuando e até levando a uma progressão dos sintomas psicóticos.
Fonte: adaptada de Howes e Murray.[19]

A hipótese dopaminérgica das psicoses se apoia no fato de que antipsicóticos antagonizam receptores dopaminérgicos D2 no estriado e drogas que potencializam a neurotransmissão dopaminérgica, como a anfetamina, podem induzir sintomas tipo psicóticos. Ainda, estudos de neuroimagem oferecem evidências para a hiperatividade dopaminérgica no PEP em indivíduos em ARC, apontando para uma maior capacidade de síntese e liberação de DA.[4] Essas alterações têm sido relacionadas à gravidade dos sintomas positivos, e em indivíduos em ARC podem indicar uma maior propensão a evoluir para transtornos psicóticos.[20,21] Esses achados sugerem que o estado hiperdopaminérgico estriatal seja possivelmente o "último passo" fisiopatológico na geração dos sintomas psicóticos agudos. Ao mesmo tempo, levantam a questão sobre quais processos *upstream* desencadeiam esse estado, o que nos leva a examinar outras regiões e sistemas envolvidos.

## HIPERATIVIDADE HIPOCAMPAL NO PRIMEIRO EPISÓDIO PSICÓTICO

Além das anormalidades dopaminérgicas, evidências apontam para o hipocampo – uma estrutura do lobo temporal medial com importante papel na memória e contextualização de estímulos – como um componente central da fisiopatologia da psicose. Alterações na anatomia, perfusão e atividade do hipocampo são constantemente relatadas. Estudos de neuroimagem funcional revelam que pacientes em PEP apresentam uma hiperatividade basal no hipocampo, particularmente a sua porção anterior (hipocampo límbico).[22] Essa hiperatividade se correlaciona com a psicose e pode prever a conversão para esquizofrenia.

A hiperatividade hipocampal pode ser entendida como parte de um circuito aberrante que influencia a liberação de DA estriatal. Em condições normais, o hipocampo participa da modulação indireta da atividade dos neurônios dopaminérgicos mesolímbicos: projeções do hipocampo excitam neurônios no núcleo *accumbens* (estriado ventral), os quais, por sua vez, regulam a atividade de neurônios na área tegmentar ventral e substância *nigra* – regiões do mesencéfalo de onde partem projeções dopaminérgicas para o estriado.[23] Simplificadamente, um hipocampo hiperexcitável estimula em excesso o núcleo *accumbens*, reduzindo a inibição tônica normalmente exercida sobre os neurônios dopaminérgicos do mesencéfalo. Isso resulta em um aumento da atividade das vias dopaminérgicas mesolímbicas, elevando os níveis de DA liberados no estriado[23] (Figura 4). Essa sequência pode explicar, ao menos em parte, por que a disfunção hipocampal pode estar associada aos sintomas psicóticos: o hipocampo, processando informações de contexto e memória de forma anômala, desencadeia uma cascata que culmina na atribuição de saliências indevidas via DA estriatal.[22] Assim, a hiperatividade hipocampal emerge como um importante elemento na compreensão da neurobiologia do PEP. Adicionalmente, o hipocampo é altamente interconectado com outras regiões do cérebro e, portanto, um hipocampo hiperativo e disrítmico poderia levar a alterações funcionais generalizadas em estruturas corticais e subcorticais, o que também poderia contribuir para sintomas cognitivos e negativos.

## DESEQUILÍBRIO EXCITATÓRIO-INIBITÓRIO NO PRIMEIRO EPISÓDIO PSICÓTICO

Outro fenômeno que tem ganhado atenção na neurobiologia da psicose é o desequilíbrio entre neurotransmissão excitatória e inibitória (E/I), sobretudo no hipocampo, giro do cíngulo e córtex pré-frontal. Em condições fisiológicas normais, neurônios excitatórios (glutamatérgicos) e interneurônios inibitórios (GABAérgicos) atuam em concerto para gerar padrões sincronizados de atividade neural. Interneurônios GABAérgicos especializados, como aqueles que expressam a proteína parvalbumina (interneurô-

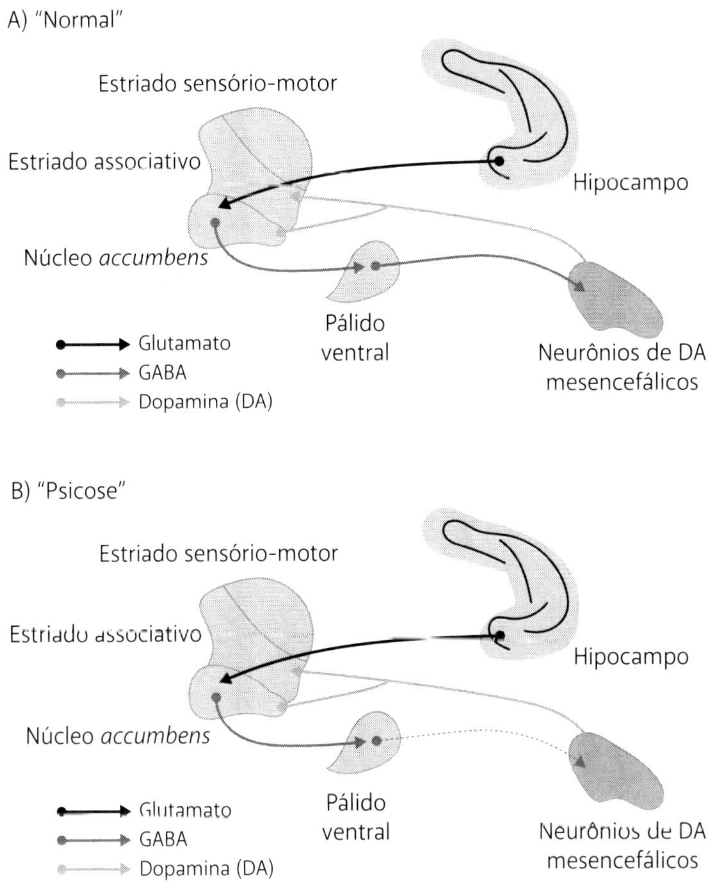


FIGURA 4 Esquema representando a regulação do sistema dopaminérgico pelo hipocampo. A) Em um funcionamento fisiológico adequado, o hipocampo modula indiretamente o tônus dopaminérgico contextual, aumentando a neurotransmissão da DA em circunstâncias ambientais que a exijam. B) Já na hiperatividade hipocampal ocorre aumento indiscriminado da atividade dos neurônios dopaminérgicos no mesencéfalo por meio de uma via multissináptica envolvendo o núcleo *accumbens* no estriado ventral e o pálido ventral. Essas alterações resultam em um estado hiperdopaminérgico estriatal.

nios PV), controlam a sincronia das redes corticais, permitindo oscilações cerebrais em ritmos adequados (como as oscilações gama, relacionadas a processos cognitivos).[24] Na esquizofrenia, estudos *post-mortem* e funcionais apontam para uma disfunção dos interneurônios PV.[25] A consequência é uma diminuição da inibição dos microcircuitos corticais e hipocampais, culminando em atividade excitatória excessiva e/ou desordenada. Déficits de sincronização nas redes corticais pré-frontais e temporais podem explicar prejuízos de memória de trabalho, atenção e outras funções executivas observadas já no PEP.[24] Além disso, um aumento da excitabilidade do giro do cíngulo, observado em estudos de neuroimagem funcional, está associado a sintomas psicóticos resistentes ao tratamento com antipsicóticos. Além da disfunção cortical e do giro do cíngulo, o desequilíbrio E/I se manifesta como um aumento da atividade excitatória hipocampal, levando ao estado hiperdopaminérgico estriatal descrito anteriormente.[22]

Os mecanismos subjacentes ao desequilíbrio E/I ainda não estão completamente elucidados. Sabe-se que exposição a injúrias tanto de natureza biológica (infecções e complicações perinatais e exposição a substâncias psicoativas) quanto psicossociais (traumas psicológicos e físicos), especialmente durante períodos de maior vulnerabilidade neurodesenvolvimental, pode suscitar alterações no desenvolvimento e impactar o equilíbrio E/I.[26] Por exemplo, estudos sugerem que tais eventos possam deflagrar uma cascata de processos neuroinflamatórios e oxidativos que comprometam o funcionamento dos interneurônios PV,[27] possivelmente por meio da injúria oxidativa direta a esses neurônios. Outra possibilidade é que o estresse oxidativo comprometa elementos que mantêm o ótimo funcionamento dos interneurônios PV, como componentes do tecido extracelular (redes perineuronais) e células da glia (astrócitos).[22] Alterações no neurodesenvolvimento também têm levado a psicose a ser descrita como uma "sinaptopatia", em que alterações sinápticas durante o desenvolvimento levem a alterações funcionais no cérebro. Nesse contexto, a disfunção de receptores N-metil-D-aspartato (NMDA) em interneurônios PV tem sido implicada em alterações funcionais difusas nesses neurônios, levando a um desequilíbrio E/I em múltiplas estruturas associadas à psicose.[28] A sinalização glutamatérgica que impinge em neurônios GABAérgicos é essencial para o funcionamento correto dessas células, de tal forma que uma hipofunção de receptores NMDA nessas células pode também levar a um desequilíbrio E/I em múltiplas regiões do cérebro (Figura 5).

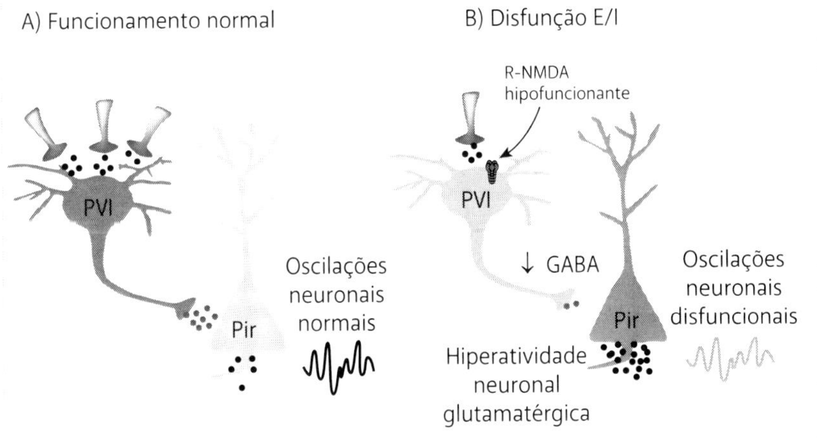


FIGURA 5 Funcionamento normal *versus* disfunção de interneurônios parvalbumina (PVI) positivos. A) Em um funcionamento adequado, o interneurônio GABAérgico recebe sinapses glutamatérgicas, de tal forma que exerce modulação sobre neurônios glutamatérgicos piramidais (Pir). B) A disfunção do receptor NMDA (R-NMDA) nesses interneurônios leva a uma redução da neurotransmissão de GABAérgica, acarretando, por sua vez, em uma hiperatividade de neurônios glutamatérgicos piramidais (Pir). Essas alterações caracterizam o desequilíbrio excitatório-inibitório (E/I) presente em transtornos psicóticos.

## CONCLUSÃO

Os aspectos genéticos desempenham um papel fundamental no entendimento da patogênese do PEP. A identificação de indivíduos com alto risco genético para PEP, combinada com a avaliação de fatores ambientais de risco, pode permitir intervenções precoces e personalizadas, visando reduzir o impacto da doença e melhorar os resultados funcionais dos pacientes. Assim, a utilização de estudos genéticos combinada com a análise de fatores ambientais de risco, bem como a melhor compreensão das bases neurobiológicas das psicoses, tem o potencial de não apenas aprimorar a compreensão da fisiopatologia do PEP como também orientar o desenvolvimento de estratégias de intervenção mais eficazes, identificação de novos alvos terapêuticos e o desenvolvimento de abordagens de tratamento mais personalizadas.

## REFERÊNCIAS BIBLIOGRÁFICAS


1. Allen P, Hird EJ, Orlov N, Modinos G, Bossong M, Antoniades M, et al. Adverse clinical outcomes in people at clinical high-risk for psychosis related to altered interactions between hippocampal activity and glutamatergic function. Transl Psychiatry. 2021;11(1):579.
2. Zhang JP, Robinson D, Yu J, Gallego J, Fleischhacker WW, Kahn RS, et al. Schizophrenia polygenic risk score as a predictor of antipsychotic efficacy in first-episode psychosis. Am J Psychiatry. 2019;176(1):21-8.
3. Santoro ML, Ota V, Jong S, Noto C, Spindola LM, Talarico F, et al. Polygenic risk score analyses of symptoms and treatment response in an antipsychotic – naive first episode of psychosis cohort. Transl Psychiatry. 2018;8(1):174.
4. Costa GO, Ota VK, Luiz MR, Rosa JS, Xavier G, Honorato-Mauer J, et al. A hybrid model for predicting response to risperidone after first episode of psychosis. Braz J Psychiatry. 2025;47: e20243608.
5. Clougher D, Segura ÀG, Forte MF, Mezquida G, Cuesta MJ, Vieta E, et al. The role of cognitive reserve and clinical symptoms in the association between genetic liability for educational attainment and functioning in first-episode psychosis: a mediation analysis. Eur Psychiatry. 2024;68(1):e7.
6. Rodriguez V, Alameda L, Aas M, Gayer-Anderson C, Trotta G, Spinazzola E, et al. Polygenic and polyenvironment interplay in schizophrenia-spectrum disorder and affective psychosis; the EUGEI first episode study. Schizophr Bull. 2024;sbae207.
7. Owen MJ, Legge SE, Rees E, Walters JTR, O'Donovan MC. Genomic findings in schizophrenia and their implications. Mol Psychiatry. 2023;28(9):3638-47.
8. Cross-Disorder Group of the Psychiatric Genomics Consortium. Genomic relationships, novel loci, and pleiotropic mechanisms across eight psychiatric disorders. Cell. 2019;179(7):1469-82.e11.
9. Lockwood L, Miller B, Youssef NA. Epigenetics and first-episode psychosis: a systematic review. Psychiatry Res. 2022;307:114325.
10. Sengupta SM, MacDonald K, Fathalli F, Yim A, Lepage M, Iyer S, et al. Polygenic risk score associated with specific symptom dimensions in first-episode psychosis. Schizophr Res. 2017;184:116-21.
11. Trubetskoy V, Pardiñas AF, Qi T, Panagiotaropoulou G, Awasthi S, Bigdeli TB, et al. Mapping genomic loci implicates genes and synaptic biology in schizophrenia. Nature. 2022;604(7906):502-8.
12. Pistis G, Vázquez-Bourgon J, Fournier M, Jenni R, Cleusix M, Papiol S, et al. Gene set enrichment analysis of pathophysiological pathways highlights oxidative stress in psychosis. Mol Psychiatry. 2022;27(12):5135-43.
13. Vassos E, Di Forti M, Coleman J, Iyegbe C, Prata D, Euesden J, et al. An examination of polygenic score risk prediction in individuals with first-episode psychosis. Biol Psychiatry. 2017;81(6):470-7.
14. Singh T, Poterba T, Curtis D, Akil H, Al Eissa M, Barchas JD, et al. Rare coding variants in ten genes confer substantial risk for schizophrenia. Nature. 2022;604(7906):509-16.

15. Austin-Zimmerman I, Spinazzola E, Quattrone D, Wu-Choi B, Trotta G, Li Z, et al. The impact of schizophrenia genetic load and heavy cannabis use on the risk of psychotic disorder in the EU-GEI case-control and UK Biobank studies. Psychol Med. 2024;54(15):1-13.
16. Tomassi S, Tosato S. Epigenetics and gene expression profile in first-episode psychosis: the role of childhood trauma. Neurosci Biobehav Rev. 2017;83:226-37.
17. McCutcheon RA, Abi-Dargham A, Howes OD. Schizophrenia, dopamine and the striatum: from biology to symptoms. Trends Neurosci. 2019;42(3):205-20.
18. Howes OD, Kapur S. The dopamine hypothesis of schizophrenia: version III -- the final common pathway. Schizophr Bull. 2009;35(3):549-62.
19. Howes OD, Murray RM. Schizophrenia: an integrated sociodevelopmental-cognitive model. Lancet. 2014;383(9929):1677-87.
20. Roiser JP, Howes OD, Chaddock CA, Joyce EM, McGuire P. Neural and behavioral correlates of aberrant salience in individuals at risk for psychosis. Schizophrenia Bull. 2013;39(6):1328-36.
21. Modinos G, Richter A, Egerton A, Bonoldi I, Azis M, Antoniades M, et al. Interactions between hippocampal activity and striatal dopamine in people at clinical high risk for psychosis: relationship to adverse outcomes. Neuropsychopharmacol. 2021;46(8):1468-74.
22. Knight S, McCutcheon R, Dwir D, Grace AA, O'Daly O, McGuire P, et al. Hippocampal circuit dysfunction in psychosis. Transl Psychiatry. 2022;12(1):344.
23. Grace AA, Gomes FV. The circuitry of dopamine system regulation and its disruption in schizophrenia: insights into treatment and prevention. Schizophr Bull. 2019;45(1):148-57.
24. Lewis DA. Inhibitory neurons in human cortical circuits: substrate for cognitive dysfunction in schizophrenia. Curr Opin Neurobiol. 2014;26:22-6.
25. Kaar SJ, Angelescu I, Marques TR, Howes OD. Pre-frontal parvalbumin interneurons in schizophrenia: a meta-analysis of post-mortem studies. J Neural Transm (Vienna). 2019;126(12):1637-51.
26. Gomes FV, Zhu X, Grace AA. Stress during critical periods of development and risk for schizophrenia. Schizophr Res. 2019;213:107-13.
27. Alameda L, Fournier M, Khadimallah I, Griffa A, Cleusix M, Jenni R, et al. Redox dysregulation as a link between childhood trauma and psychopathological and neurocognitive profile in patients with early psychosis. Proc Nat Acad Sci US A. 2018;115(49):12495-500.
28. Howes OD, Onwordi EC. The synaptic hypothesis of schizophrenia version III: a master mechanism. Mol Psychiatry. 2023;28(5):1843-56.

# 5

# Duração da psicose não tratada e seu impacto no prognóstico: por que a identificação e intervenção precoce são essenciais?

Daniel A. Cavalcante

## INTRODUÇÃO

No caso de um paciente que começa a apresentar delírios e alucinações, mas demora meses até iniciar o tratamento, qual o impacto dessa demora na sua recuperação?

Esse intervalo entre o início dos sintomas psicóticos e o início do tratamento é conhecido como duração da psicose não tratada (DUP, do inglês *duration of untreated psychosis*). Estudos demonstram que quanto maior a DUP, piores os desfechos clínicos, incluindo sintomas mais graves, pior resposta ao tratamento e prejuízo funcional persistente.[1] Além disso, a DUP é um dos poucos fatores prognósticos modificáveis na psicose, o que gerou aumento considerável nas pesquisas sobre o tema nos últimos 30 anos (Figura 1).[1]

Este capítulo explora o conceito de DUP, seus determinantes, impacto clínico, variações globais e implicações neurobiológicas, destacando sua importância no contexto da psicose.

## IMPORTÂNCIA

A relevância clínica da DUP está associada à hipótese do período crítico, a qual sugere que a intervenção precoce dentro de uma janela temporal limitada maximiza a recuperação funcional e melhora os prognósticos. Após esse período, mudanças neurobiológicas e psicossociais podem tornar a recuperação mais difícil, mesmo com o tratamento adequado.[2]

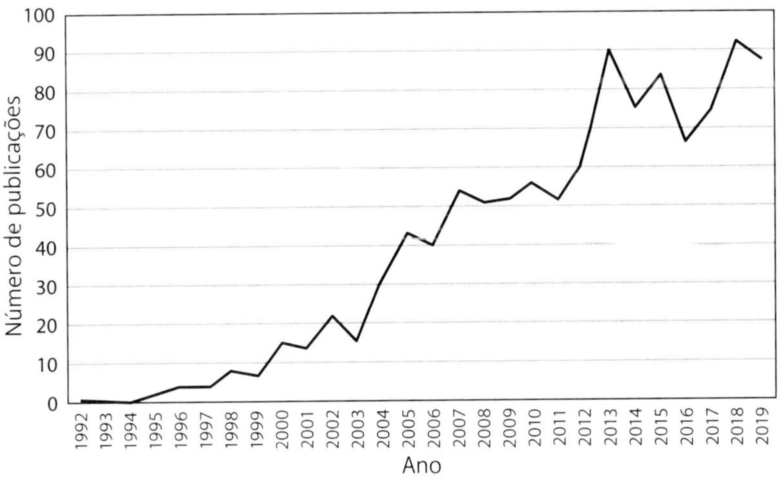


FIGURA 1 Número de publicações por ano no PubMed® para duração da psicose não tratada.

Fonte: adaptada de Howes et al.[1]

A redução da DUP tornou-se um dos principais objetivos dos serviços de intervenção precoce (SIP), impulsionando a criação de programas especializados, como o *Early Psychosis Prevention and Intervention Centre* (EPPIC) na Austrália e o OPUS na Dinamarca, ambos pioneiros nessa abordagem. Esses programas adotam estratégias multidisciplinares voltadas para melhorar a adesão ao tratamento, envolver as famílias no cuidado e minimizar o risco de recaídas, promovendo um manejo mais eficaz da psicose em estágios iniciais. Os resultados obtidos nesses serviços demonstraram de forma consistente que a redução da DUP está associada a melhores desfechos clínicos e funcionais, tanto a curto quanto a longo prazo, e o sucesso dessas iniciativas inspirou a implementação de novos SIP ao redor do mundo, consolidando a intervenção precoce como um modelo essencial no tratamento dos transtornos psicóticos.

Contudo, apesar do consenso sobre sua importância prognóstica, a definição da DUP apresenta desafios metodológicos significativos, uma vez que os sintomas psicóticos não emergem de maneira uniforme. Sua evolução pode ser insidiosa, com sintomas prodrômicos sutis, ou abrupta, com delírios e alucinações claras desde o início.

## DEFINIÇÃO

A DUP é geralmente definida como o intervalo entre o início dos sintomas psicóticos e o início do tratamento com antipsicóticos. Embora essa definição pareça objetiva, a literatura científica apresenta variações metodológicas significativas, o que dificulta a comparação entre estudos e a formulação de diretrizes universais para sua mensuração.[3]

Um dos principais desafios dessa definição é que a DUP é tradicionalmente medida como um intervalo temporal, sem levar em consideração a frequência e a intensidade dos sintomas psicóticos durante esse período. Isso pode levar a discrepâncias, uma vez que indivíduos com a mesma DUP podem apresentar experiências sintomáticas muito diferentes. Enquanto alguns apresentam episódios intermitentes de menor impacto funcional, outros manifestam sintomas contínuos e graves. No entanto, ainda não há estudos que investiguem como essas variações influenciam os desfechos clínicos.[3]

Outro ponto crítico é a determinação do início da DUP, que varia amplamente. Alguns estudos adotam como marco inicial qualquer sintoma psicótico perceptível, sem diferenciar sua gravidade ou persistência. Outros definem a DUP apenas quando surgem sintomas positivos evidentes, como delírios e alucinações, ou incluem sintomas negativos graves como critério para a transição da fase prodrômica para a psicose plena. Essa falta de uniformidade compromete a precisão das estimativas, podendo influenciar a interpretação dos achados.[4,5]

Uma tentativa de padronizar essa definição envolve a adoção de critérios de gravidade e duração dos sintomas, utilizando escalas psicopatológicas validadas, como a *positive and negative syndrome scale* (PANSS).[6] Neste modelo, pode-se definir o início da psicose como o momento em que o indivíduo apresenta sintomas positivos – delírios, alucinações ou desorganização do pensamento – por pelo menos 1 semana e com gravidade igual ou superior a 4 na PANSS, o que indica intensidade pelo menos moderada, podendo impactar significativamente o funcionamento do paciente. Essa abordagem busca diferenciar sintomas transitórios de manifestações psicóticas persistentes, tornando a avaliação da DUP mais objetiva. No entanto, essa abordagem ainda não é amplamente adotada.[3]

Além das dificuldades em estabelecer o início da psicose, a avaliação da DUP geralmente ocorre de forma retrospectiva, podendo ser prejudicada por viés de memória. Muitos pacientes apresentam dificuldades cognitivas ou emocionais que podem comprometer a precisão dos relatos sobre o início dos sintomas, especialmente em casos de DUP prolongada. Além disso, fatores como negação da doença, resistência ao diagnóstico e estigma podem levar a relatos imprecisos ou minimizados, dificultando ainda mais a obtenção de informações confiáveis.

A forma como a psicose se desenvolve também influencia essa imprecisão. Pacientes que apresentam início abrupto dos sintomas geralmente conseguem identificar um marco claro para o início da psicose. Em contrapartida, aqueles com progressão insidiosa têm maior dificuldade em determinar o momento exato em que os sintomas começaram a comprometer sua percepção da realidade e sua funcionalidade.[3]

A definição do ponto final da DUP também varia entre os estudos. A abordagem mais comum considera que a DUP termina quando o paciente recebe a primeira prescrição de antipsicóticos. No entanto, alguns estudos adotam critérios mais rigorosos, sugerindo que a DUP deve ser medida até a primeira hospitalização psiquiátrica, a resposta clínica significativa ao tratamento ou a remissão sintomática sustentada.[3]

Além disso, a efetividade do tratamento inicial pode afetar essa definição. O tempo até a estabilização dos sintomas varia conforme a dose do medicamento, a adesão ao regime terapêutico e a qualidade do acompanhamento clínico. Em alguns casos, o início da medicação não resulta em melhora imediata e a resposta clínica pode demorar semanas ou até meses. Dessa forma, alguns pesquisadores argumentam que em vez de definir o término da DUP pelo início do tratamento medicamentoso, ele deveria basear-se na estabilização dos sintomas psicóticos.

Com base nessa perspectiva, há estudos que defendem que a DUP deveria ser calculada até a resolução do episódio psicótico, e não apenas até a introdução da medicação antipsicótica. Essa abordagem tem como justificativa o fato de que o fator estressor principal da psicose é a sua atividade contínua e, portanto, o tempo até sua remissão seria um indicador mais preciso de sua influência no curso da doença. No entanto, essa definição apresenta desafios metodológicos adicionais, uma vez que a remissão pode ocorrer de forma gradual e variar amplamente entre os pacientes.[7-9]

Diante dessas questões, a definição da DUP continua sendo um tema de debate na literatura psiquiátrica, e a busca por critérios mais homogêneos permanece essencial para melhorar a comparabilidade entre estudos e refinar a aplicação clínica desse conceito.

## INSTRUMENTOS DE AVALIAÇÃO

Diante dos desafios na definição da DUP, alguns instrumentos foram desenvolvidos visando a maior precisão e padronização nas medidas de tal variável. Entre eles, destacam-se o *The Interview for the Retrospective Assessment of the Onset of Schizophrenia* (IRAOS), o *The Symptom Onset in Schizophrenia Inventory* (SOS) e o *The Nottingham Onset Schedule* (NOS).

Apesar de adotarem critérios e procedimentos diferentes, todos os instrumentos convergem quanto à necessidade de avaliadores treinados e quanto à orientação de se integrar diferentes fontes de informação sobre o quadro psicótico do paciente, aumentando assim a confiabilidade das estimativas de DUP. No entanto, tais instrumentos ainda não são amplamente utilizados na prática clínica.[3]

## PANORAMA GLOBAL

A DUP varia amplamente entre diferentes países e regiões, refletindo diferenças no acesso ao tratamento psiquiátrico, infraestrutura de saúde mental e fatores socioculturais.

Uma metanálise de 2024,[10] que analisou 369 estudos globais, revelou que a média da DUP no mundo é de 42,6 semanas, com uma mediana de 14 semanas, mas com variações expressivas entre diferentes regiões. A África apresentou a maior DUP, com uma média de 70 semanas e mediana de 22,5 semanas, enquanto a Austrália registrou os menores valores, com média de 28 semanas e mediana de apenas 8 semanas. Essa disparidade pode ser atribuída a diferenças estruturais nos sistemas de saúde mental: enquanto a África enfrenta limitações no acesso a serviços especializados e recursos para intervenção precoce, a Austrália possui um histórico consolidado de investimento nos SIP, contribuindo para a detecção e o tratamento mais rápidos dos transtornos psicóticos. Esse mesmo estudo constatou também que a DUP foi mais longa em países de renda média-baixa em comparação com países de renda alta.

Os valores globais da DUP evidenciam que, muito embora eles tenham reduzido ao longo das últimas 3 décadas, isso ainda não foi suficiente para atender aos objetivos determinados nas primeiras diretrizes dos SIP, que almejavam reduzir a DUP para menos de 3 meses.[11] Isso enfatiza a necessidade de se aprimorar as atuais estratégias empregadas por tais serviços.

## CENÁRIO NO BRASIL E NA AMÉRICA DO SUL

No Brasil, os estudos que analisam a DUP ainda são bem escassos. Até a data da presente edição deste livro, temos dados de cinco amostras investigadas, totalizando 1.300 pacientes, concentrados principalmente no estado de São Paulo (mais de 97% dos indivíduos).[12-16] Essa concentração geográfica limita a generalização dos achados para o restante do país, uma vez que fatores regionais, como acesso aos serviços de saúde mental e diferenças socioculturais, podem influenciar significativamente a DUP. De qualquer forma, todos os estudos convergem ao apresentar valores de DUP relativamente curtos quando comparados ao cenário global, com medianas variando entre 28-98 dias.

A escassez de estudos sobre a DUP não é uma particularidade do Brasil, mas se reflete em toda a América do Sul. Uma metanálise publicada em 2024[10] analisou dados globais sobre a DUP e identificou que, entre as seis grandes regiões avaliadas (África, Ásia, América do Norte, América do Sul, Europa e Austrália), a América do Sul foi a menos representada na análise, tanto em número de estudos quanto no total de participantes incluídos. Apenas seis estudos da região atenderam aos critérios metodológicos da metanálise, e todos eram provenientes do Brasil, totalizando 1.055 indivíduos. Esse dado ressalta a necessidade de pesquisas mais amplas e representativas no continente, especialmente em países onde os serviços de saúde mental ainda enfrentam desafios estruturais significativos.

## FATORES PREDITORES

A DUP é influenciada por múltiplos fatores clínicos, ambientais e socioculturais, que interagem de maneira complexa. Esses determinantes estão relacionados tanto às características intrínsecas da doença quanto ao contexto socioeconômico e ambiental do indivíduo, modulando o tempo até a busca e o início do tratamento.[17,18]

Evidências acumuladas até o momento indicam que, do ponto de vista clínico, pacientes com início insidioso da psicose e aqueles em que os sintomas negativos são predominantes tendem a apresentar DUP mais prolongada.[19] Esse fenômeno pode ser explicado pelo fato de que quadros com sintomas negativos marcantes, como apatia, retraimento social e embotamento afetivo, são menos reconhecidos como sinais de um transtorno psiquiátrico grave, retardando a busca por assistência médica. Em contrapartida, sintomas positivos mais evidentes, como delírios intensos e alucinações acentuadas, geralmente levam a um reconhecimento mais rápido da necessidade de tratamento.

Quanto ao tipo de psicose, estudos demonstram que pacientes com psicoses afetivas, como depressão psicótica e mania psicótica, apresentam DUP significativamente mais curta do que aqueles com transtornos do espectro da esquizofrenia. Essa diferença pode estar relacionada ao modo de início dos sintomas, uma vez que os quadros afetivos frequentemente se manifestam de forma aguda e intensa, despertando maior preocupação por parte dos pacientes e familiares e levando a um encaminhamento mais rápido aos serviços de saúde.[20] Já as psicoses não afetivas, em especial os transtornos esquizofreniformes e a esquizofrenia, tendem a ter início mais gradual, muitas vezes precedido por um período prodrômico prolongado, o que pode dificultar a detecção precoce e atrasar a intervenção.

No que se refere a preditores socioambientais da DUP, estudos indicam que idade mais avançada no início do quadro, estado civil solteiro, baixa renda, desemprego, histórico de encarceramento e experiências de maus-tratos na infância ou adolescência estão consistentemente associados a uma DUP mais longa.[17,20] Esses achados reforçam a influência de barreiras estruturais e psicossociais na busca por tratamento psiquiátrico, sugerindo que fatores como menor suporte social, dificuldades financeiras e exposição a ambientes de vulnerabilidade podem contribuir para o atraso na identificação e no manejo da psicose.

Em contrapartida, a relação entre o uso de *cannabis* e a DUP tem sido alvo de resultados conflitantes na literatura. Enquanto uma metanálise não encontrou nenhuma associação significativa entre o uso problemático de *cannabis* (ou outras substâncias) e a duração da DUP,[21] outros estudos apontam achados opostos; algumas pesquisas sugerem que o consumo de *cannabis* pode estar associado à DUP mais curta,[21] possivelmente porque pacientes que fazem uso da substância tendem a exibir sintomas mais intensos e, consequentemente, a serem identificados e encaminhados mais rapidamente para atendimento psiquiátrico. No entanto, outras investigações indicam que o uso crônico de *cannabis* pode estar relacionado a uma DUP mais longa,[20,22] sugerindo que fatores como padrões de consumo, vulnerabilidade individual e nível de comprometimento cognitivo podem modular essa relação de forma complexa.

## IMPACTO NO QUADRO CLÍNICO

A DUP não é apenas um marcador prognóstico, mas um fator ativo na modulação da evolução da psicose. Há uma grande robustez de dados na literatura, com evidências bastante convincentes de que uma DUP prolongada está consistentemente associada a piores desfechos clínicos, incluindo maior gravidade dos sintomas psicóticos, menor resposta ao tratamento antipsicótico, prejuízo funcional persistente e maior risco de recaídas e hospitalizações.[4,5,23-27]

A relação entre a DUP e a gravidade sintomática tem sido investigada em diversas metanálises, as quais indicam que quanto maior a DUP, maiores os escores de sintomas positivos e negativos após o início do tratamento. Pacientes com DUP prolongada tendem a apresentar delírios mais estruturados e resistentes ao tratamento, além de alucinações mais persistentes e intensas. O efeito sobre os sintomas negativos também é significativo: a falta de tratamento precoce está associada a maior apatia, embotamento afetivo e isolamento social, o que impacta diretamente o funcionamento global dos indivíduos.[4,5,23-27]

Ainda sobre o impacto na gravidade dos sintomas, dados apontam que uma DUP duas vezes mais longa prediz 8-12% mais sintomas graves, de modo que uma variação de 1 para 4 semanas de psicose não tratada poderia acarretar um aumento de mais de 20% nos sintomas graves.[1]

Além dos sintomas psicóticos centrais, a DUP também influencia outros domínios clínicos importantes, como comorbidades depressivas e risco de suicídio. Pacientes que permanecem por longos períodos sem tratamento apresentam maior probabilidade de desenvolver sintomas depressivos secundários, decorrentes da percepção da perda de funcionalidade e da progressão da doença. Essa sobreposição entre psicose e depressão pode aumentar o risco de ideação e comportamento suicida, tornando a intervenção precoce um fator crucial para a redução da mortalidade associada aos transtornos psicóticos.[28]

Do ponto de vista funcional, uma DUP prolongada está associada a piores desfechos ocupacionais e sociais. Quanto mais tempo um paciente passa sem tratamento, maior o risco de desconexão educacional e profissional, o que pode levar à cronificação do quadro e à exclusão social.[1] Esses achados reforçam a necessidade de estratégias voltadas para a identificação precoce da psicose, de modo a reduzir a DUP e minimizar seus impactos negativos.

## PSICOSE E NEUROTOXICIDADE

Um dos motivadores para o empenho em se reduzir a DUP é a hipótese de que a psicose não tratada poderia gerar danos neuronais acumulativos, levando a uma deterioração contínua do cérebro,[29] o que explicaria a menor resposta ao tratamento e o pior prognóstico dos pacientes com DUP prolongada. Essa hipótese da neurotoxicidade foi inicialmente proposta por Wyatt em 1991,[29] sugerindo que a atividade excessiva da dopamina e o estresse oxidativo prolongado na psicose poderiam contribuir para morte neuronal. Nos anos seguintes, tal hipótese foi suportada por estudos que observaram alterações estruturais no cérebro em pacientes com transtornos psicóticos prolongados, incluindo perda de volume cerebral e mudanças na integridade da substância branca.[30-32]

Em 2021, uma metanálise guarda-chuva analisou 13 metanálises sobre o impacto da DUP na evolução dos pacientes ao longo do tratamento.[1] O achado de maior relevância foi a forte associação entre uma DUP mais longa e a maior gravidade dos sintomas positivos ao longo do tempo, sugerindo que a psicose não tratada pode contribuir para uma progressão contínua da disfunção dopaminérgica. Esse mecanismo poderia reduzir a responsividade do sistema dopaminérgico ao antagonismo dos receptores D2, tornando o tratamento antipsicótico menos eficaz. No entanto, essa mesma análise não encontrou evidências significativas de que uma DUP prolongada estivesse associada a sintomas positivos mais intensos no momento da apresentação clínica inicial, um achado que não corrobora completamente a hipótese de que a DUP teria um efeito neurotóxico direto desde os estágios iniciais da doença.

Com o avanço das pesquisas, estudos mais robustos começaram a questionar e enfraquecer a hipótese de que a psicose não tratada teria um efeito neurotóxico direto. Uma revisão abrangente sobre o tema analisou 35 estudos e concluiu que a evidência para essa associação entre DUP e neurotoxicidade ainda é limitada e altamente inconsistente.[33] Os autores dessa revisão propõem que, em vez de uma relação linear direta, a neurotoxicidade poderia se manifestar apenas após um limiar crítico de DUP, um ponto que a maioria dos estudos analisados não atingiu. Essa hipótese alternativa sugere que pode haver um efeito dose-dependente, no qual apenas DUP extremamente prolongadas resultariam em danos estruturais significativos no cérebro.

Uma revisão subsequente ainda mais abrangente reforçou essas dúvidas ao não encontrar evidências consistentes de que a psicose não tratada leve a alterações estruturais ou funcionais globais no cérebro.[34] No entanto, os pesquisadores observaram que certas regiões cerebrais específicas, como as áreas temporais, podem ser mais vulneráveis a mudanças morfológicas ao longo do tempo. Isso sugere que a neurobiologia da DUP pode ser mais complexa e heterogênea do que uma simples relação causal entre tempo sem tratamento e dano cerebral progressivo.

Dessa forma, enquanto Wyatt argumentou que a psicose não tratada teria efeitos neurotóxicos cumulativos, as evidências empíricas desde então têm sido mistas e inconclusivas. Muitos estudos não encontraram correlações significativas entre a DUP e alterações neurocognitivas ou morfológicas, o que levanta questionamentos sobre se esse efeito realmente ocorre em todos os pacientes ou apenas em subgrupos específicos. A discussão atual permanece ativa, com um reconhecimento crescente de que a relação entre DUP e neurotoxicidade pode não ser linear e pode não ser facilmente detectável pelas metodologias utilizadas até agora.

## OUTRAS HIPÓTESES SOBRE SEUS EFEITOS E A PATOGÊNESE DA PSICOSE

Além da hipótese neurotóxica, outras teorias buscam explicar os efeitos da DUP e os mecanismos subjacentes à progressão da psicose. Uma dessas hipóteses sugere que, em vez de neurotoxicidade direta, a principal consequência da DUP prolongada poderia ser a disfunção da plasticidade sináptica. Nesse modelo, a psicose não tratada induziria alterações na conectividade entre diferentes regiões cerebrais, o que poderia explicar as dificuldades cognitivas e emocionais persistentes observadas em pacientes com esquizofrenia. Em outras palavras, não haveria necessariamente morte neuronal, mas sim uma reorganização disfuncional das redes neurais, levando a déficits clínicos duradouros.[35]

Outra linha de pesquisa propõe que a esquizofrenia seria um processo neuroprogressivo, no qual múltiplos "golpes" ou estressores biológicos ao longo do tempo – incluindo fatores genéticos, ambientais e imunológicos – resultariam em alteraçoes neurobiológicas cumulativas. Estudos indicam que esse processo pode envolver disfunções no metabolismo do triptofano, aumento do estresse oxidativo e comprometimento dos circuitos mediados pelo receptor N-metil-D-aspartato (NMDA), levando à deterioração funcional progressiva. Essa perspectiva enfatiza que a psicose não é um evento isolado, mas sim o resultado de uma cascata de eventos patológicos que ocorrem ao longo dos anos.[36]

Nos últimos anos, a hipótese do glutamato tem recebido atenção crescente. Esse modelo sugere que a esquizofrenia pode estar fundamentalmente relacionada a uma disfunção dos receptores NMDA, os quais desempenham um papel crítico na neurotransmissão glutamatérgica e na plasticidade sináptica. Estudos genéticos e clínicos têm identificado alterações na sinalização do glutamato em pacientes com esquizofrenia, reforçando a ideia de que a DUP poderia exacerbar um processo neurobiológico já predisposto, dificultando a reversão completa dos déficits mesmo após o início do tratamento.[37]

Uma teoria mais recente propõe um mecanismo adicional para a progressão da psicose não tratada, sugerindo que a ativação aberrante do receptor de hidrocarboneto arila (AhR) – um mediador da resposta celular a toxinas ambientais e microbianas – pode levar a senescência celular e neuronal prematura. Esse processo poderia contribuir para um envelhecimento acelerado do cérebro, afetando áreas críticas para a cognição e a regulação emocional. Além disso, haveria uma depleção progressiva da matéria cinzenta, possivelmente agravada por fatores inflamatórios associados à esquizofrenia.[38]

Essas diversas hipóteses ilustram a complexidade da patogênese da esquizofrenia e os múltiplos fatores que podem modular os efeitos da DUP. Nenhuma dessas teorias isoladamente parece explicar todos os achados clínicos e neurobiológicos, mas juntas apontam para a necessidade de abordagens terapêuticas mais diversificadas e personalizadas. Além disso, esses modelos reforçam que a redução da DUP não é apenas uma questão de melhorar a resposta sintomática ao tratamento, mas pode ser crucial para preservar a integridade funcional do cérebro e otimizar o prognóstico dos pacientes com transtornos psicóticos.

## CONCLUSÃO

A DUP é um fator crítico na evolução dos transtornos psicóticos, impactando diretamente a gravidade dos sintomas, a resposta ao tratamento e a funcionalidade global dos pacientes. Estudos demonstram que quanto maior a DUP, maiores os déficits clínicos, sociais e neurobiológicos, o que reforça a necessidade de estratégias voltadas para a identificação e o manejo precoce da psicose.

Embora a relação entre a DUP e a neurotoxicidade ainda seja debatida, há fortes evidências sugerindo que a psicose não tratada pode induzir mudanças estruturais e funcionais no cérebro, comprometendo a reversibilidade do quadro e tornando a recuperação mais difícil. Esses achados sustentam a importância dos SIP e das políticas de saúde mental voltadas para reduzir o tempo entre o início dos sintomas e o início do tratamento adequado.

Reduzir a DUP não é apenas um objetivo clínico, mas uma estratégia essencial para modificar a trajetória da doença e proporcionar aos pacientes melhores chances de recuperação e reintegração social.

## REFERÊNCIAS BIBLIOGRÁFICAS

1. Howes OD, Whitehurst T, Shatalina E, Townsend L, Onwordi EC, Mak TLA, et al. The clinical significance of duration of untreated psychosis: an umbrella review and random-effects meta-analysis. World Psychiatry. 2021;20(1):75-95.
2. Birchwood M, Todd P, Jackson C. Early intervention in psychosis. The critical period hypothesis. Br J Psychiatry Suppl. 1998;172(33):53-9.
3. Compton MT, Carter T, Bergner E, Franz L, Stewart T, Trotman H, et al. Defining, operationalizing and measuring the duration of untreated psychosis: advances, limitations and future directions. Early Interv Psychiatry. 2007;1(3):236-50.
4. Marshall M, Lewis S, Lockwood A, Drake R, Jones P, Croudace T. Association between duration of untreated psychosis and outcome in cohorts of first-episode patients: a systematic review. Arch Gen Psychiatry. 2005;62(9):975-83.
5. Perkins DO, Gu H, Boteva K, Lieberman JA. Relationship between duration of untreated psychosis and outcome in first-episode schizophrenia: a critical review and meta-analysis. Am J Psychiatry. 2005;162(10):1785-804.
6. Addington J, Van Mastrigt S, Addington D. Duration of untreated psychosis: impact on 2-year outcome. Psychol Med. 2004;34(2):277-84.
7. Norman RM, Malla AK. Duration of untreated psychosis: a critical examination of the concept and its importance. Psychol Med. 2001;31(3):381-400
8. Black K, Peters L, Rui Q, Milliken H, Whitehorn D, Kopala LC. Duration of untreated psychosis predicts treatment outcome in an early psychosis program. Schizophr Res. 2001;47(2-3):215-22.
9. Haan L, Linszen DH, Lenior ME, Win ED, Gorsira R. Duration of untreated psychosis and outcome of schizophrenia: delay in intensive psychosocial treatment versus delay in treatment with antipsychotic medication. Schizophr Bull. 2003;29(2):341-8.
10. Pablo GS, Aymerich C, Guinart D, Catalan A, Alameda L, Trotta G, et al. What is the duration of untreated psychosis worldwide? A meta-analysis of pooled mean and median time and regional trends and other correlates across 369 studies. Psychol Med. 2024;54(4):652-62.
11. Bertolote J, McGorry P. Early intervention and recovery for young people with early psychosis: consensus statement. Br J Psychiatry Suppl. 2005;48:s116-9.

12. Ayres AM, Busatto GF, Menezes PR, Schaufelberger MS, Coutinho L, Murray RM, et al. Cognitive deficits in first-episode psychosis: a population-based study in São Paulo, Brazil. Schizophr Res. 2007;90(1-3):338-43.
13. Oliveira AM, Menezes PR, Busatto GF, McGuire PK, Murray RM, Scazufca M. Family context and duration of untreated psychosis (DUP): results from the Sao Paulo study. Schizophr Res. 2010;119(1-3):124-30.
14. Del-Ben CM, Shuhama R, Loureiro CM, Ragazzi TCC, Zanatta DP, Tenan SHG, et al. Urbanicity and risk of first-episode psychosis: incidence study in Brazil. Br J Psychiatry. 2019;215(6):726-9.
15. Cavalcante DA, Noto M, Cerqueira RO, Costa GO, Coutinho L, Malinovski F, et al. GAPi: a description of the initiative for early psychosis intervention in Latin America and the short- to medium-term outcomes in early psychosis patients. Asian J Psychiatr. 2024;98:104104.
16. Almeida IFP, Vilar AFCB, Pires Jr BFB, Marques RC, Machado L. Factors associated with improved outcomes in the first psychotic episode at a specialized outpatient clinic in northeastern Brazil. Early Interv Psychiatry. 2025;19(1):e13563.
17. Souaiby L, Gauthier C, Kazes M, Mam-Lam-Fook C, Daban C, Plaze M, et al. Individual factors influencing the duration of untreated psychosis. Early Interv Psychiatry. 2019;13(4):798-804.
18. Díaz-Caneja CM, Pina-Camacho L, Rodríguez-Quiroga A, Fraguas D, Parellada M, Arango C. Predictors of outcome in early-onset psychosis: a systematic review. NPJ Schizophr. 2015;1:14005.
19. Morgan C, Abdul-Al R, Lappin JM, Jones P, Fearon P, Leese M, et al. Clinical and social determinants of duration of untreated psychosis in the AESOP first-episode psychosis study. Br J Psychiatry. 2006;189:446-52.
20. Broussard B, Kelley ME, Wan CR, Cristofaro SL, Crisafio A, Haggard PJ, et al. Demographic, socio-environmental, and substance-related predictors of duration of untreated psychosis (DUP). Schizophr Res. 2013;148(1-3):93-8.
21. Burns JK. Cannabis use and duration of untreated psychosis: a systematic review and meta-analysis. Curr Pharm Des. 2012;18(32):5093-104.
22. Compton MT, Gordon TL, Goulding SM, Esterberg ML, Carter T, Leiner AS, et al. Patient-level predictors and clinical correlates of duration of untreated psychosis among hospitalized first-episode patients. J Clin Psychiatry. 2011;72(2):225-32.
23. Boonstra N, Klaassen R, Sytema S, Marshall M, De Haan L, Wunderink L, et al. Duration of untreated psychosis and negative symptoms – a systematic review and meta-analysis of individual patient data. Schizophr Res. 2012;142(1-3):12-9.
24. Santesteban-Echarri O, Paino M, Rice S, González-Blanch C, McGorry P, Gleeson J, et al. Predictors of functional recovery in first-episode psychosis: a systematic review and meta-analysis of longitudinal studies. Clin Psychol Rev. 2017;58:59-75.
25. Allott K, Fraguas D, Bartholomeusz CF, Díaz-Caneja CM, Wannan C, Parrish EM, et al. Duration of untreated psychosis and neurocognitive functioning in first-episode

psychosis: a systematic review and meta-analysis. Psychol Med. 2018;48(10):1592-607.

26. Bora E, Yalincetin B, Akdede BB, Alptekin K. Duration of untreated psychosis and neurocognition in first-episode psychosis: a meta-analysis. Schizophr Res. 2018;193:3-10.
27. Watson P, Zhang JP, Rizvi A, Tamaiev J, Birnbaum ML, Kane J. A meta-analysis of factors associated with quality of life in first episode psychosis. Schizophr Res. 2018;202:26-36.
28. Coentre R, Talina MC, Góis C, Figueira ML. Depressive symptoms and suicidal behavior after first-episode psychosis: a comprehensive systematic review. Psychiatry Res. 2017;253:240-8.
29. Wyatt RJ. Neuroleptics and the natural course of schizophrenia. Schizophr Bull. 1991;17(2):325-51.
30. Sheitman BB, Lieberman JA. The natural history and pathophysiology of treatment resistant schizophrenia. J Psychiatr Res. 1998;32(3-4):143-50.
31. Goldberg TE, Burdick KE, McCormack J, Napolitano B, Patel RC, Sevy SM, et al. Lack of an inverse relationship between duration of untreated psychosis and cog nitive function in first episode schizophrenia. Schizophr Res. 2009;107(2-3):262-6.
32. Wood SJ, Pantelis C, Yung AR, Velakoulis D, McGorry PD. Brain changes during the onset of schizophrenia: implications for neurodevelopmental theories. Med J Aust. 2009;190(S4):S10-3.
33. Rund BR. Does active psychosis cause neurobiological pathology? A critical review of the neurotoxicity hypothesis. Psychol Med. 2014;44(8):1577-90.
34. Zoghbi AW, Lieberman JA, Girgis RR. The neurobiology of duration of untreated psychosis: a comprehensive review. Mol Psychiatry. 2023;28(1):168-90.
35. McGlashan TH. Is active psychosis neurotoxic? Schizophr Bull. 2006;32(4):609-13.
36. Davis J, Moylan S, Harvey BH, Maes M, Berk M. Neuroprogression in schizophrenia: pathways underpinning clinical staging and therapeutic corollaries. Aust N Z J Psychiatry. 2014;48(6):512-29.
37. Okubo R, Okada M, Motomura E. Dysfunction of the NMDA receptor in the pathophysiology of schizophrenia and/or the pathomechanisms of treatment-resistant schizophrenia. Biomolecules. 2024;14(9):1128.
38. Sfera A, Imran H, Sfera DO, Anton JJ, Kozlakidis Z, Hazan S. Novel insights into psychosis and antipsychotic interventions: from managing symptoms to improving outcomes. Int J Mol Sci. 2024;25(11):5904.

# 6

# Primeiro episódio psicótico: heterogeneidade clínica, desafios diagnósticos e estratégias de intervenção precoce

Gabriel Elias Corrêa-Oliveira
Cristina Marta Del-Bem

## INTRODUÇÃO

Em um de seus primeiros estudos de longo prazo sobre o curso da esquizofrenia, Eugene Bleuler destacou o prognóstico heterogêneo dessa síndrome. No seu trabalho seminal "*The schizophrenic disorder: long-term patients and families studies*", Bleuler[1] já descreveu sete cursos diferentes para a então denominada "reação esquizofrênica": enquanto alguns pacientes apresentavam evolução catastrófica, experimentando deterioração rápida e impacto significativo em seu funcionamento global, outros apresentavam curso mais insidioso de sintomas, apresentando diferentes níveis de adaptação progressiva e superação ao longo do adoecimento. Alguns apresentavam unicamente um episódio psicótico, enquanto outros apresentavam episódios recorrentes que impactavam sobremaneira sua vida ulterior. Os estudos modernos, com o uso de testagem cognitiva, escalas de avaliação de sintomas e exames de neuroimagem, permitiram-nos avançar no entendimento dessa diversidade clínica, que traduz a complexidade clínica e neurobiológica dos transtornos psicóticos e nos propulsiona, como pesquisadores e clínicos, a explorar abordagens terapêuticas individualizadas e sob medida para entregar aos pacientes.

A apresentação clínica do primeiro episódio psicótico (PEP) é caracterizada por uma heterogeneidade significativa, influenciada por uma variedade de fatores biológicos, psicológicos, socioambientais e comorbidades apresentadas. Observa-se a manifestação de diferentes tipos e intensidades de sintomas apresentados, podendo incluir uma miríade de sintomas positivos, como delírios e alucinações, e sintomas negativos como embotamento emocional e retraimento social. Comprometimento neuropsicológico e déficits cognitivos, em especial relacionados à capacidade executiva habitual, muito frequentemente são observados desde o PEP. A compreensão destas nuances clínicas delicadas pode ser crucial para o desenvolvimento de intervenções eficazes para as necessidades particulares de cada paciente, considerando-se inclusive seu contexto biopsicossocial único.[2]

A interseção desses vários elementos – sintomatologia, comorbidades, função neurocognitiva, alterações estruturais de sistema nervoso central (SNC) e impacto funcional global – traduz-se em uma apresentação clínica heterogênea durante o PEP. Portanto, é importante reconhecer que as psicoses primárias e secundárias não são entidades clínicas estanques ou caricatas, mas sim condições clínicas multifacetadas e complexas. Tanto o curso clínico quanto a responsividade a tratamentos podem variar grandemente em diferentes indivíduos portadores do mesmo diagnóstico, seja este de uma psicose afetiva (episódio depressivo maior com sintomas psicóticos ou episódio maníaco com sintomas psicóticos) ou de transtornos do espectro da esquizofrenia (TEE) (esquizofrenia, transtorno esquizofreniforme, transtorno psicótico breve, transtorno delirante persistente e transtorno esquizoafetivo). Os sintomas de TEE incluirão a presença de delírios e alucinações, mas também outros sintomas como pensamento ou comportamento desorganizado, alterações motoras e sintomas negativos. Psicoses afetivas apresentarão maiores índices de sintomas de humor, como mania ou depressão, englobando temporalmente a eclosão da psicose. Porém, nenhum destes será patognomônico e sua gravidade poderá flutuar ao longo da trajetória clínica e fases da doença, desafiando muitas vezes a precisão e delimitação estanque dos quadros psicopatológicos.

Reconhecendo a natureza multifacetada destas condições, psiquiatras clínicos poderão endereçar melhor as necessidades únicas de cada paciente, levando em última análise aos melhores desfechos clínicos possíveis. Esta abordagem compreensiva e ampla não apenas aumenta a qualidade do cuidado, mas também permite e incentiva a compreensão mais empática sobre a experiência do paciente.

## SINTOMAS PSICÓTICOS MAIORES

Sintomas psicóticos são expressões complexas de anormalidades perceptuais, cognitivas, de pensamento e comportamento que indicam uma importante ruptura com a realidade externa e abrangem uma gama de experiências que prejudicam a habilidade do indivíduo de perceber a realidade objetiva acuradamente. Compreender fenomenologicamente e identificar estes sintomas é essencial para o pronto diagnóstico.

## Sintomas positivos

Entre todos os sintomas típicos da psicose, alucinações e delírios são particularmente proeminentes. Alucinações são anormalidades sensoperceptivas em que o indivíduo experimenta sensações que não estão presentes na realidade, sendo essas muito frequentemente visuais e auditivas, mas podendo também ter caráter olfativo, gustativo ou tátil. Delírios, por sua vez, são alterações do pensamento e envolvem a interpretação inequívoca de uma falsa crença, mesmo quando confrontados por evidências contrárias. As alterações do pensamento também podem envolver ilogicidade, quando o indivíduo é levado a conclusões desconectadas do que se é possível aferir da realidade.

Além disso, padrões disfuncionais de pensamento estão presentes na esquizofrenia - a mais estudada das doenças psicóticas - e contribuem para o comprometimento geral da capacidade do indivíduo acometido de testar a realidade.

## Sintomas negativos

Sintomas negativos são um aspecto crítico e central no TEE, mas também podem estar presentes nas psicoses afetivas. Isso pode incluir redução da expressividade emocional, redução de motivação, retraimento social e dificuldades de experimentar prazer - todos os sintomas que impactarão gravemente a qualidade de vida do indivíduo e sua habilidade de se engajar em atividades produtivas, prazerosas ou sociais. Compreender e endereçar estes sintomas negativos é essencial para o desenvolvimento de estratégias personalizadas e úteis de tratamento, já que são esses sintomas que - sendo mais refratários e pervasivos - atrapalharão a superação do indivíduo e poderão levar a maiores comprometimentos futuros em suas vidas.[3]

A proeminência clínica dos sintomas negativos tem estimulado pesquisas que focam na melhor explicação de sua etiologia e no desenvolvimento de tratamentos eficazes, uma vez que esses sintomas não demonstram resposta a fármacos antipsicóticos ou outros. Por muito tempo, acreditou-se que a eclosão dos sintomas negativos se dava ao longo do curso da doença, porém é essencial que o psiquiatra clínico tenha em mente que as pesquisas atuais demonstram a presença desses sintomas desde o PEP e muitas vezes antes dele. Observa-se, porém, uma heterogeneidade nessas apresentações neste primeiro momento de adoecimento, sendo imprescindível a correta identificação e o endereçamento desses sintomas desde então.[4,5]

## Desorganização do pensamento e do comportamento

Discurso desorganizado é um sintoma no qual o discurso do indivíduo se torna incoerente e com falta completa de fluxo lógico, obviamente impactando na capacidade do indivíduo de se comunicar efetivamente. Este tipo de sintoma pode se apresentar inicialmente como um afrouxamento de associações ou discurso tangencial, progredindo com comprometimentos maiores na capacidade de se envolver em conversas com sentido e, por fim, em uma completa quebra na lógica da comunicação, quando os pensamentos e falas do indivíduo são completamente incoerentes.

Comportamento francamente desorganizado se caracteriza por uma ausência de finalidade de atividades dirigidas do indivíduo, incluindo reações emocionais inapropriadas, que acabam por se manifestar muitas vezes com ações erráticas ou bizarras. Esse tipo de sintoma impacta gravemente a capacidade funcional e executiva do indivíduo.

Também com uma apresentaçao completa e nem sempre associada à presença de psicose, a catatonia está incluída neste espectro de comportamentos, podendo se apresentar como alterações psicomotoras proeminentes que majoritariamente levam à redução da psicomotricidade – mas também podendo se alternar com movimentação excessiva não motivada – e que pode levar ao impedimento de interações mínimas com o meio externo.

## Sintomas afetivos

Sintomas manifestados por pacientes com PEP podem contemplar grandemente uma variedade de sintomas afetivos, incluindo francos sintomas depressivos e maníacos. Alterações do humor podem exacerbar e confundir o quadro psicopatológico global apresentado, gerando um grande desafio clínico. A interseção entre esses sintomas afetivos e psicóticos sempre traz complexidade ao processo de anamnese – seja na coleta da história clínica, na definição da temporalidade de cada sintoma ou na caracterização de sua apresentação, além de vieses cognitivos e de memória que costumam ser proeminentes tanto nos quadros depressivos quanto maníacos, cada qual com sua apresentação distinta. A análise da temporalidade entre a eclosão dos sintomas de humor e a eclosão dos sintomas psicóticos é um dado fundamental a ser coletado, e esforços de entrevista devem ser feitos para sua melhor documentação. O exame do estado mental pode ser, ao mesmo tempo, difícil e, por vezes, enviesar o olhar do clínico sobre os dados pretéritos da apresentação, sendo comum a presença de sintomas psicóticos maiores ofuscar o registro de sintomas de humor, afeto, discurso e psicomotricidade.

Sintomas depressivos incluem humor depressivo, anedonia, alterações de apetite, alterações de sono, lentificação psicomotora ou inquietação, fadiga, perda de energia, ansiedade, sendo comuns redução da capacidade de concentração; sentimentos de ruína, culpa excessiva, pensamentos de morte e suicídio. Claramente, estes sintomas em questão, no contexto do PEP, estão mais frequentemente associados ao diagnóstico de episódio depressivo maior grave, com sintomas psicóticos; porém, é importante notar que qualquer um destes sintomas pode se manifestar ao longo da progressão de um episódio de psicose primária, aparecendo tanto como um componente integral da apresentação clínica primária quanto como uma resposta à experiência estressante e frequentemente desafiante que estes indivíduos estão enfrentando.

É imperativo entender que estas delimitações não só contribuem para uma estruturação diagnóstica operacional confiável, mas também funcionam como uma resposta substancial de acolhimento do sofrimento individual destes pacientes na medida em que o clínico genuinamente escuta e acolhe ao mesmo tempo em que é diligente e direcionado na anamnese. Compreender esta interseção de sintomas é crucial para a definição diagnóstica entre psicose primária, afetiva ou comorbidade.

Em contrapartida, a presença de sintomas maníacos – elevação do humor, euforia, aumento de energia, aumento de atividades dirigidas, aumento da velocidade de pensamento e fala, irritabilidade e impulsividade que frequentemente resultam em comportamento de risco – pode também desafiar ainda mais o clínico. Reconhecer tais sintomas a despeito da presença dos sintomas psicóticos é vital, sendo o disparador dos diagnósticos de mania com sintomas psicóticos e, assim, de transtorno afetivo bipolar (TAB). A adequada avaliação diagnóstica é extremamente pertinente, uma vez que pode ter impactos decisivos na terapêutica proposta. Também é importante notar que a literatura recente sobre o curso clínico de PEP indica, dessa forma, uma alta frequência desses sintomas em pacientes portadores de TEE, em geral com intensidade e duração não suficientes para caracterizar um episódio maníaco. Entender esta nuance pode ser vital em alguns casos clínicos e pode impactar na condução de casos complexos.[5,6]

Em um estudo recente com 913 pacientes com PEP, 237 (26%) apresentaram sintomas maniatiformes, tendo inclusive desfechos e trajetórias da doença piores em relação aos demais.[7] A literatura que examina mania como uma dimensão sintomatológica no PEP a coloca como uma das seis dimensões de primeira ordem na psicose,[8] destacando sua significância clínica geral. Com frequência, esta abordagem dimensional permite um olhar mais cheio de nuances aos pacientes e seu contexto clínico, permitindo considerar os diversos graus de apresentação e impacto dos sintomas.

Um estudo com 2.774 casos incidentes e tratados de PEP investigou as dimensões transdiagnósticas como parte do estudo EU-GEI. Os pesquisadores buscavam entender justamente a estrutura dimensional dos sintomas ao longo das diversas categoriais diagnósticas, desafiando a classificação nosológica entre psicoses afetivas e não afetivas. Um modelo bifatorial permitiu uma melhor acomodação dos resultados em relação aos modelos uni ou multidimensionais, sugerindo que as psicoses tendem a se agrupar em um espectro humor-psicose comum. Tais achados contribuem para este olhar complexo sobre a apresentação do PEP, considerando sintomas específicos e gerais do quadro.[9] Nossa experiência como serviço especializado tem se mostrado na mesma direção, com os padrões sintomáticos de nossa população também demonstrando apresentações clínicas desafiantes durante o início da doença psicótica.[10]

## OUTROS SINTOMAS OBSERVADOS EM PSICOSES RECENTES

### Anormalidades comportamentais

Não é incomum observar um aumento de comportamentos atípicos ao longo do pródromo do PEP, por vezes com maior frequência e intensidade durante a eclosão dos primeiros sintomas psicóticos. Estes sintomas podem compreender experiências psicóticas frustas, alterações psicomotoras transitórias, pseudoneuroticismo, labilidade cognitiva e afetiva, entre outros.

### Comprometimento cognitivo

Sintomas de comprometimento cognitivo podem estar presentes de forma precoce e devem ser alvo de atenção, frequentemente acometendo funções executivas como atenção, memória e capacidade de resolução de problemas. Este tipo de comprometimento pode, inclusive, dificultar a habilidade do indivíduo em processar informações efetivamente, gerando dificuldades na funcionalidade cotidiana e interações sociais.[11]

Uma metanálise buscou comparar o curso da *performance* cognitiva entre pacientes com PEP e controles saudáveis, englobando 54 estudos com 3.925 pacientes e 1.285 controles. Os resultados demonstraram que os pacientes apresentavam maiores déficits cognitivos em relação aos indivíduos saudáveis, porém havia uma maior variabilidade de *performance* entre os pacientes em relação à observada entre os controles saudáveis, o que se manteve consistente durante o acompanhamento. Tal achado sugere que enquanto subgrupos de pacientes apresentam alto comprometimento cognitivo pela doença, outros são muito menos diretamente afetados.[12] A estratificação desta *performance,* desde o primeiro momento do diagnóstico, é, portanto, imperativa para a melhor condução individual dos casos. Contudo, mais pesquisas nesta área são necessárias para demonstrar a melhor avaliação e distinção dos componentes com maior impacto em cada subgrupo.

Testes neurocognitivos podem ser utilizados para avaliar o déficit cognitivo no PEP. Estas avaliações podem contribuir para o entendimento das funções mentais mais acometidas e sua intensidade.[13] O manejo efetivo destas condições envolverá reabilitação neurocognitiva, terapia ocupacional e comportamental para otimizar a qualidade de vida e a funcionalidade do indivíduo, necessitando de apoio multidisciplinar e familiar para que as intervenções sejam efetivas.

## Retraimento social

É um fenômeno comportamental caracterizado pela evitação de interações sociais, englobada dentre os sintomas negativos e frequentemente observada em portadores de PEP. Muito da disfunção social -referindo-se à sua dificuldade de engajar em atividades estruturadas – que será apresentada por estes pacientes se deve ao retraimento social e pode se complicar em um ciclo vicioso, no qual, por isolamento e falta de estímulos, o comprometimento cognitivo passa a ser ainda maior. O resultado pode criar um cenário extremamente desafiante para a superação do PEP e reintegração do indivíduo ao convívio comunitário.

Para avaliar a funcionalidade global e isolamento social, pesquisadores e clínicos têm utilizado ferramentas como a escala de funcionalidade da Organização Mundial da Saúde (WHODAS 2.0, do inglês *world health organization disability assessment schedule 2.0*), que permite *insights* importantes sobre a extensão do impacto funcional da doença e do contexto sobre o indivíduo. Em nosso serviço aplicamos a WHODAS em toda consulta do paciente, buscando identificar precocemente quedas de funcionalidade, e estimulamos que todos os psiquiatras clínicos se atenham a avaliação desta dimensão sintomática em sua prática cotidiana.[14]

## Impacto do uso de drogas e substâncias psicoativas

O uso de substâncias psicoativas (SPA), em especial maconha, tetra-hidrocanabinol (THC) e seus derivados sintéticos, pode complicar a apresentação clínica do PEP de diversas maneiras.[15,16] O transtorno psicótico induzido por substâncias psicoativas pode se apresentar sintomaticamente similar aos episódios de psicose primária, mostrando não só um desafio diagnóstico inicial, mas principalmente uma incerteza sobre o curso e prognóstico do episódio índice. Apesar de portadores de transtorno psicótico induzido por substâncias psicoativasterem maiores níveis de *insight*, a literatura tem reportado pouca diferença de funcionalidade global em relação a outros diagnósticos em PEP[17] e com alta taxa futura de conversão diagnóstica para TAB ou TEE.[18] Estes achados nos fazem ter um olhar cauteloso sobre estes casos e sua evolução aguda e, principalmente, a longo prazo.

## Variáveis sociodemográficas

Variáveis clínicas e sociodemográficas, incluindo, porém não se limitando à idade de manifestação dos primeiros sintomas, ao sexo atribuído ao nascimento e à presença ou ausência de histórico familiar de transtorno mental grave, podem moldar significativamente a apresentação clínica e influenciar nossa avaliação do PEP. Pesquisas têm indicado que a menor idade de início dos sintomas positivos se associa à maior intensidade na apresentação de outros sintomas – em especial os negativos, de desorganização ou maniatiformes.[9] Urbanicidade e migração também se mostram associadas à incidência de PEP, sugerindo que fatores ambientais desempenham um fator crucial nestes quadros.[19,20]

## Comorbidades

Indivíduos atravessando o PEP com frequência exibem taxas elevadas de comorbidade psiquiátrica durante os estágios iniciais da doença, englobando diversas manifestações de humor, ansiedade e diversos tipos de uso de SPA.[21] Essa interposição complexa entre PEP e outras comorbidades comportamentais demonstra a necessidade de uma avaliação complexa e de uma particularização nos tratamentos a serem instituídos, a fim de abarcar tanto o quadro psicótico quanto o comórbido. É preferível que a condução destas entidades seja englobada pelo time especializando, evitando encaminhamentos desnecessários e fragmentação da jornada de cuidado do paciente.

Uma coorte sueca com mais de dois mil pacientes em PEP revelou que as comorbidades psiquiátricas eram comuns. Antes da primeira hospitalização por PEP, 17% dos pacientes tinham diagnóstico de transtorno de ansiedade generaliza, 12% episódio depressivo, 5,4% TAB e 8,6% fechavam critérios para transtornos de personalidade; 26% eram dependentes de SPA, 15% tinham distúrbios do neurodesenvolvimento e 8,2% histórico de automutilações. Impressionantemente, apenas 30% dos casos não exibiam uma comorbidade psiquiátrica antes do diagnóstico de PEP, indicando alta prevalência de comorbidades.[22] No Canadá, foi visto que aqueles indivíduos diagnosticados com psicose tinham maiores taxas de uso de serviços de saúde mental – em especial de cuidados agudos – em relação a indivíduos portadores de transtorno de humor nos 3 anos anteriores à eclosão do PEP, incluindo taxas de admissão hospitalar e visitas a pronto-atendimento por queixas de saúde mental.[23]

Indivíduos com PEP também apresentam taxas aumentadas de comorbidades com outras condições médicas, incluindo altas taxas de condições cardiometabólicas (hipertensão arterial e hipercolesterolemia) e diabetes. Também é essencial endereçar estes cuidados clínicos, não só por contribuir para o impacto prognóstico geral do indivíduo, mas também por que estes elementos podem complicar o manejo da condição de saúde mental vigente.[24]

Mortalidade por causas cardiovasculares é uma preocupação significativa aos indivíduos portadores de esquizofrenia, uma vez que estes indivíduos apresentam fatores de risco elevado para tais condições em relação à população saudável – em parte pelas comorbidades clínicas apresentadas e em parte por apresentarem hábitos de vida pouco saudáveis. Uma metanálise recente descobriu que indivíduos com esquizofrenia apesentam uma taxa muito aumentada de mortalidade em relação a não portadores, com um risco relativo (RR) de 2,52. O uso de SPA, por si, apresenta um RR de 1,62 para o mesmo desfecho.[25]

No mesmo estudo, o uso de antipsicóticos, a despeito de seus francos efeitos colaterais cardiometabólicos documentados na literatura e na clínica psiquiátrica cotidiana, foi associado à redução global do risco de morte por causa cardiovascular, com uma razão de chance (OR, do inglês *odds ratio*) de 0,62. O uso de clozapina demonstrou risco reduzido em 45% no risco de morte cardiovascular quando comparado ao não uso de antipsicóticos.[25] Tal observação não deve ser vista como um paradoxo e dá destaque à intrincada relação que se dá entre intervenções em saúde mental e suas consequências sobre a saúde física geral – uma preocupação que deve ser do psiquiatra clínico, uma vez que geralmente é ele quem centraliza o cuidado destes pacientes.

Por fim, ainda no mesmo estudo, indivíduos em PEP apresentaram alto risco de suicídio e/ou automutilações. A maior taxa de mortalidade nos portadores de esquizofrenia foi, efetivamente, por suicídio, com um RR entre 8,92-9,76. Este risco é francamente maior ao de qualquer outra causa de morte natural, como pneumonia ou doenças cardiovasculares.

É importante destacar que o cenário brasileiro apresenta seus próprios desafios, como apontado em uma grande coorte brasileira, a qual mostrou que indivíduos com internação hospitalar por doença mental grave apresentavam risco particularmente elevado para epilepsia, tuberculose, vírus da imunodeficiência humana (HIV, do inglês *human immunodeficiency virus*) e hepatites agudas, quando comparados a pacientes que também passaram por internação psiquiátrica, mas não por transtornos mentais graves.[26] Um estudo realizado na região de Ribeirão Preto/SP mostrou que a taxa de mortalidade em 11 anos era aproximadamente três vezes maior para pacientes que passaram por uma internação psiquiátrica em relação à população geral, sendo as maiores incidências de morte entre homens com uso de álcool. Fatores como sexo masculino, idade e estar desempregado aumentaram significativamente o risco de morte precoce.[27]

## AVALIAÇÃO DIAGNÓSTICA

Como descrito, o PEP pode se manifestar em uma clínica por vezes polimórfica e com nuances. A despeito de um olhar complexo sobre a clínica e do desafio, o psiquiatra em seu melhor interesse deve estabelecer o melhor diagnóstico operacional, com base em evidências e conforme critérios bem-estabelecidos – sendo sugerido fortemente a classificação pelo *Manual Diagnóstico e Estatístico de Transtornos Mentais* (DSM-5, do inglês *Diagnostic and Statistical Manual of Mental Disorders*) da Associação Americana de Psiquiatria, atualmente em sua quinta versão. Em última análise, apenas um diagnóstico operacional adequadamente elaborado permitirá a escolha adequada das intervenções a serem estabelecidas segundo as evidências.[14]

Entrevistas clínicas estruturadas ou semiestruturadas podem ser uma ferramenta essencial neste processo de hierarquização diagnóstica e categorização, uma vez que fornecem uma abordagem sistemática na busca de informação e gradação da gravidade dos sintomas, aumentando a acurácia diagnóstica. Apesar das dificuldades de implementação e alguma resistência dos clínicos no seu uso, dado o tempo consumido, utilizar um instrumento padronizado de entrevista pode ajudar no treinamento, autoavaliação de acurácia e identificação de comorbidades que poderiam passar despercebidas. A entrevista clínica estruturada do DSM-5, versão do clínico, é uma destas ferramentas, permitindo a avaliação criteriosa dos quadros e definição diagnóstica.

A implementação de várias escalas e instrumentos desenvolvidos especificamente para avaliar tanto a presença quanto a gravidade de vários grupamentos de sintomas, além do nível de funcionalidade e qualidade de vida dos pacientes, busca facilitar e melhorar o processo de decisão clínica ao prover dados confiáveis e padronizados, que podem ser interpretados de forma uniforme ao longo de diversos casos. Nas pesquisas, certamente a escala de sintomas positivos e negativos (PANSS, do inglês *positive and negative syndrome scale*) é a ferramenta mais utilizada para a avaliação minuciosa dos quadros psiquiátricos, sendo seu uso na clínica desafiante dado o tempo de aplicação.

Uma escala frequentemente utilizada na avaliação psiquiátrica clínica é a escala breve de mensuração psiquiátrica (BPRS, do inglês *brief psychiatric rating scale*), a qual compreende um total de 18 itens distintos, classificados de 0 (ausência do sintoma) a 6 (quando o sintoma é considerado grave e requer atenção imediata). A BPRS foi especificamente desenhada para avaliar quatro dimensões psicopatológicas, as quais incluem isolamento e redução psicomotora, alterações nos processos neurocognitivos e do pensamento, ansiedade e depressão, permitindo uma avaliação global do estado mental do indivíduo, e seu nível de ativação.

Para a avaliação da funcionalidade, a escala global de funcionamento (GAF, *global assessment of functioning*) e a WHODAS 2.0, segunda versão, são as mais frequentemente utilizadas. A GAF foi proposta ainda pelo DSM-IV e facilmente provê um escore de 0-100 que traduz a capacidade geral de funcionamento global do indivíduo e o impacto da doença psiquiátrica neste contexto. A WHODAS 2.0 propõe uma versão ancorada em 12 itens pontuados em uma escala Likert entre 1 (sem dificuldade) e 5 (dificuldade extrema), avaliando os seguintes domínios de vida: cognição, mobilidade, autocuidado e coexistência.

Uma miríade de outras escalas validadas está disponível para aumentar a especificidade na identificação de sintomas ou do comprometimento funcional experimentado por esses pacientes, podendo ser facilmente inseridas na rotina de avaliação clínica. Ambos os sintomas depressivos e maníacos podem ser avaliados por escalas específicas e, na nossa prática, optamos pelo uso da escala de depressão de Hamilton de 17 itens (HAM-D 17), uma ferramenta validada bem-estabelecida que efetivamente quantifica a severidade dos sintomas depressivos ao avaliar uma gama de sintomas emocionais e físicos. Adicionalmente, também utilizamos, quando pertinente, a escala de avaliação de mania de young (YMRS, do inglês *young mania rating scale*), desenvolvida para a avaliação meticulosa da gravidade dos sintomas maníacos, permitindo uma impressão clínica robusta sobre as flutuações de humor. Tais ferramentas facilitam a acurácia do diagnóstico e sua estratificação, mas também – e talvez principalmente – terão sua utilidade no acompanhamento do quadro ao longo do tempo, uma vez que sendo aplicadas de forma continuada evidenciarão a evolução específica de cada dimensão psicopatológica e a resposta dos sintomas às intervenções propostas.

## FORMULAÇÃO DIAGNÓSTICA

Na psiquiatria, o diagnóstico padrão-ouro segue sendo primariamente sindrômico e ateórico, carente de maiores embasamentos etiológicos. Consequentemente, aderir a um protocolo estruturado de investigação de pacientes em PEP fornece parâmetros confiáveis para formulação das estratégias terapêuticas a serem propostas e a avaliação de prognóstico.

Transtornos psiquiátricos que podem cursar com sintomas psicóticos maiores englobam o TEE (esquizofrenia, transtorno delirante, transtorno esquizoafetivo, transtorno psicótico breve e transtorno esquizofreniforme) e as psicose afetivas (depressão ou mania com sintomas psicóticos). Porém, além dessas condições primariamente psiquiátricas, são frequentes as síndromes psicóticas secundárias ao uso de SPA, medicações ou a outras condições médicas gerais. A Figura 1 ilustra um fluxograma desenhado para amparar o processo de decisão clínica para o diagnóstico diferencial do PEP, incluindo, de maneira sistemática, a avaliação de outros sintomas médicos gerais, o uso de SPA ou medicações, podendo contribuir grandemente para a avaliação robusta do melhor diagnóstico a ser estabelecido a cada avaliação.

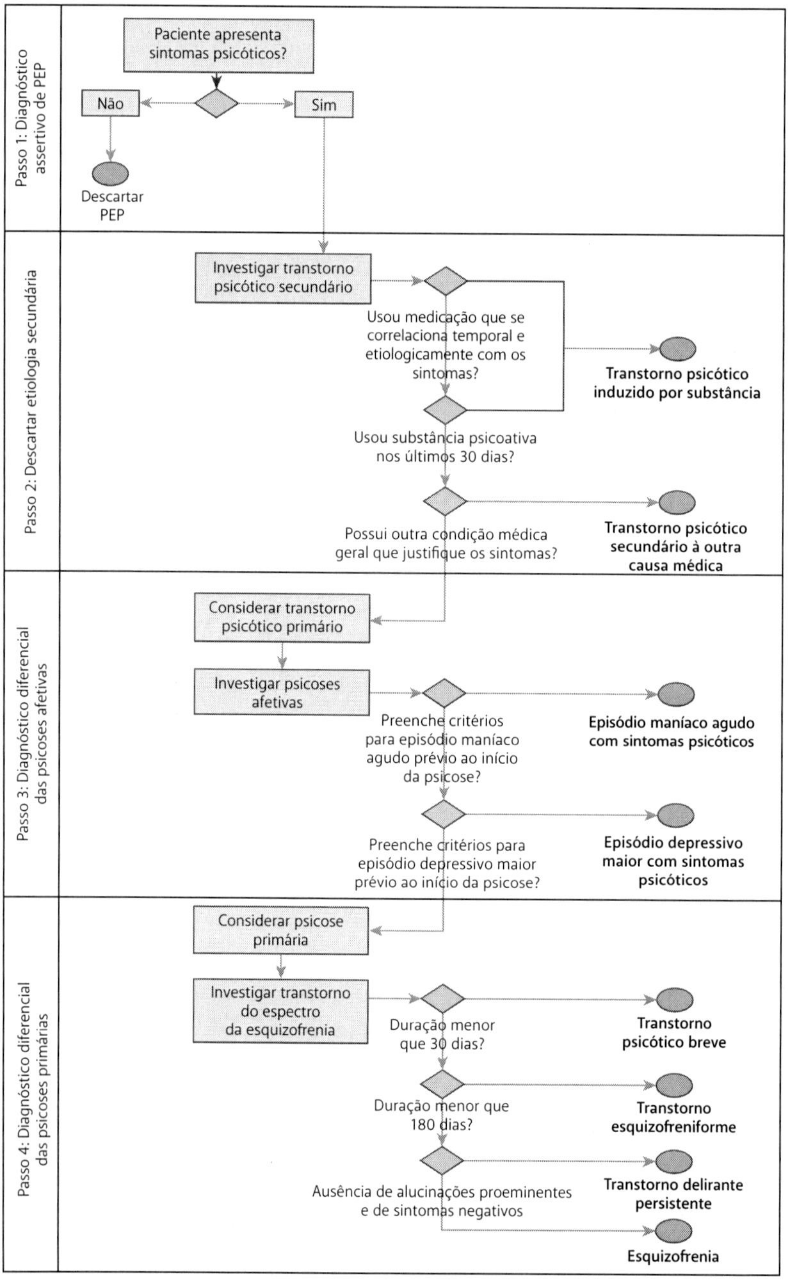


FIGURA 1 Decisão clínica para o diagnóstico diferencial do PEP.

## ESTABILIDADE DIAGNÓSTICA

Todos os esforços para a definição de um diagnóstico categorial no PEP são importantes para o estabelecimento e gerenciamento de um plano de cuidado individualizado. A estabilidade diagnóstica, porém, e como frequentemente é observada em toda a psiquiatria, continua sendo um grande desafio e não pode ser menosprezada ao longo da evolução do quadro clínico e avaliações continuadas. Dado este cenário, é imperativo que o diagnóstico estabelecido em um primeiro momento seja revisitado ao longo das consultas de acompanhamento após um PEP.

Estudou-se a distribuição diagnóstica no PEP entre os pacientes participantes do Programa de Intervenção Precoce nas Psicoses de Ribeirão Preto (RP-EIP) e examinou-se sua estabilidade diagnóstica após um acompanhamento médio de 14 meses. Na entrada, critérios de exclusão não foram aplicados, levando a amplo espectro de diagnósticos: 43,4% eram do TEE, 25,7% secundários à SPA, 9,7% eram TAB, outros 9,7% secundários à outra condição médica e 8,9% apresentavam depressão com sintomas psicóticos sem evidência de episódios prévios de mania. A sensibilidade diagnóstica inicial variou entre 66-85%, com um valor preditivo positivo (VPP) entre 61-83% para os vários diagnósticos. Como esperado, diagnósticos iniciais de psicose sem outra especificação apresentaram uma sensibilidade notadamente menor e VPP de apenas 17%, traduzindo os esforços progressivos e pertinência da melhora do diagnóstico na medida da evolução clínica destes casos.[10]

Em uma metanálise de 2016, 42 estudos com 14.484 pacientes, avaliando as mudanças diagnósticas ao longo de uma média de 4,5 anos de acompanhamento, revelaram alta estabilidade diagnóstica para esquizofrenia (90%) e psicoses afetivas (84%), enquanto o diagnóstico de transtorno esquizoafetivo e induzido por substâncias demonstrou baixa estabilidade.[28]

Tais achados levantam questões importantes sobre a consistência e confiabilidade da estrutura diagnóstica em psiquiatria, destacando ainda mais a necessidade de que o diagnóstico seja cuidadosamente trabalhado, com o objetivo de otimizar sua acurácia. Os esforços do clínico, embora potencialmente instáveis, tendem a favorecer maior coerência nas propostas terapêuticas e na formulação de um plano de cuidado baseado em evidências.

## CONCLUSÃO

A identificação e intervenção precoce logo nos estágios iniciais das psicoses são um avanço crucial na psiquiatria moderna, possibilitando melhores prognósticos e a redução do impacto funcional dos transtornos psicóticos. A percepção da heterogeneidade clínica do PEP, a qual abrange variações sintomatológicas, déficits neurocognitivos, fatores ambientais e comorbidades psiquiátricas, reforça a necessidade de abordagens diagnósticas e terapêuticas individualizadas e criteriosas. A interseção entre sintomas psicóticos e afetivos, a influência do uso de substâncias e os impactos das variáveis sociodemográficas destacam a complexidade desses quadros clínicos e a importância de um cuidado multidisciplinar contínuo. O uso de avaliações estruturadas, escalas psicométricas e modelos dimensionais permite um refinamento diagnóstico mais preciso, contribuindo para estratégias terapêuticas mais eficazes e personalizadas.

Diante desse cenário, torna-se essencial que os serviços de saúde mental implementem modelos de cuidado integrados e baseados em evidências, contemplando tanto a detecção precoce quanto o acompanhamento longitudinal dos pacientes. Estratégias que favorecem a adesão ao tratamento, como programas de telemonitoramento, suporte psicossocial e reabilitação neurocognitiva, demonstram potencial para reduzir taxas de recaída e reinternação, promovendo uma melhor qualidade de vida. A intervenção precoce individualizada é um caminho promissor para otimizar intervenções e garantir tratamentos adequados à trajetória clínica.

Assim, o avanço nas pesquisas e na implementação de serviços continuará sendo fundamental para melhorar os desfechos e transformar a abordagem das psicoses em seus estágios iniciais em uma prática cada vez mais integrada à rotina da psiquiatria.

## REFERÊNCIAS BIBLIOGRÁFICAS

1. Bleuler M. The schizophrenic disorders: long-term patient and family studies. New Haven: Yale University Press; 1978.
2. Chen EYH. Early intervention for psychosis: current issues and emerging perspectives. Int Rev Psychiatry. 2019;31(5-6):411-2.
3. Strauss GP, Nuñez A, Ahmed AO, Barchard KA, Granholm E, Kirkpatrick B, et al. The latent structure of negative symptoms in schizophrenia. JAMA Psychiatry. 2018;75(12):1271-9.

4. Lepage M, Bodnar M, Raucher-Chéné D, Lavigne KM, Makowski C, Joober R, et al. Neurocognitive functions in persistent negative symptoms following a first episode of psychosis. Eur Neuropsychopharmacol. 2021;47:86-97.
5. Tonna M, Ossola P, Marchesi C, Bettini E, Lasalvia A, Bonetto C, et al. Dimensional structure of first episode psychosis. Early Interv Psychiatry. 2019;13(6):1431-8.
6. Ramain J, Empson LA, Alameda L, Solida A, Elowe J, Mebdouhi N, et al. The co-occurrence of manic and depressive dimensions in early psychosis: a latent transition analysis. Psychol Med. 2023;53(16):7601-8.
7. Marwaha S, Hett D, Johnson S, Fowler D, Hodgckins J, Freemantle N, et al. The impact of manic symptoms in first-episode psychosis: findings from the UK National EDEN study. Acta Psychiatr Scand. 2021;144(4):358-67.
8. Russo M, Levine SZ, Demjaha A, Di Forti M, Bonaccorso S, Fearon P, et al. Association between symptom dimensions and categorical diagnoses of psychosis: a cross-sectional and longitudinal investigation. Schizophr Bull. 2014;40(1):111-9.
9. Quattrone D, Di Forti M, Gayer-Anderson C, Ferraro L, Jongsma HE, Tripoli G, et al. Transdiagnostic dimensions of psychopathology at first episode psychosis: findings from the multinational EU-GEI study. Psychol Med. 2018;49(8):1378-91.
10. Corrêa-Oliveira GE, Scarabelot LF, Araújo JM, Boin AC, Pessoa RMP, Leal LR, et al. Early intervention in psychosis in emerging countries: findings from a first-episode psychosis programme in the Ribeirão Preto catchment area, southeastern Brazil. Early Interv Psychiatry. 2022;16(7):800-7.
11. Bora E, Özerdem A. Meta-analysis of longitudinal studies of cognition in bipolar disorder: comparison with healthy controls and schizophrenia. Psychol Med. 2017;47(16):2753-66.
12. Catalan A, McCutcheon R, Aymerich C, Pedruzo B, Radua J, Rodríguez V, et al. The magnitude and variability of neurocognitive performance in first-episode psychosis: a systematic review and meta-analysis of longitudinal studies. Transl Psychiatry. 2024;14(1):15.
13. Kristensen TD, Mager FM, Ambrosen KS, Barber AD, Lemvigh CK, Bojesen KB, et al. Cognitive profiles across the psychosis continuum. Psychiatry Res. 2024;342:116168.
14. Araújo JM, Corrêa-Oliveira GE, Del-Ben CM. Identificação e intervenção precoce de primeiro episódio psicótico em cenários não especializados. Rev Med (Ribeirão Preto). 2024;57(1):e-221670.
15. Quattrone D, Ferraro L, Tripoli G, La Cascia C, Quigley H, Quattrone A, et al. Daily use of high-potency cannabis is associated with more positive symptoms in first-episode psychosis patients: the EU-GEI case-control study. Psychol Med. 2021;51(8):1329-37.
16. Coutinho LS, Honorato H, Higuchi CH, Cavalcante DA, Belangeiro S, Noto M, et al. Cannabis acute use impacts symptoms and functionality in a cohort of antipsychotic naïve first episode of psychosis individuals. Schizophr Res Cogn. 2018;16:12-6.

17. O'Connell J, Sunwoo M, McGorry P, O'Donoghue B. Characteristics and outcomes of young people with substance induced psychotic disorder. Schizophr Res. 2019;206:257-62.
18. Starzer MSK, Nordentoft M, Hjorthøj C. Rates and predictors of conversion to schizophrenia or bipolar disorder following substance-induced psychosis. Am J Psychiatry. 2018;175(4):343-50.
19. Del-Ben CM, Shuhama R, Loureiro CM, Ragazzi TCC, Zanatta DP, Tenan SHG, et al. Urbanicity and risk of first-episode psychosis: incidence study in Brazil. Br J Psychiatry. 2019;215(6):726-9.
20. Shuhama R, Carmo LSR, Busatto Filho G, Santos JLF, Del-Ben CM, Scazufca M, et al. From where we came: absence of internal migration effect on psychosis in two case-control Brazilian samples. Schizophr Res. 2019;212:241-2.
21. McGorry PD, Mei C, Dalal N, Alvarez-Jimenez M, Blakemore S-J, Browne V, et al. The Lancet Psychiatry Commission on youth mental health. Lancet Psychiatry. 2024;11(9):731-74.
22. Strålin P, Hetta J. First episode psychosis: register-based study of comorbid psychiatric disorders and medications before and after. Eur Arch Psychiatry Clin Neurosci. 2021;271(2):303-13.
23. Tempelaar W, Kozloff N, Mallia E, Voineskos A, Kurdyak P. Mental health service use before first diagnosis of a psychotic disorder. JAMA Psychiatry. 2024;81(9):928-35.
24. Firth J, Siddiqi N, Koyanagi A, Siskind D, Rosenbaum S, Galletly C, et al. The Lancet Psychiatry Commission: a blueprint for protecting physical health in people with mental illness. Lancet Psychiatry. 2019;6(8):675-712.
25. Correll CU, Solmi M, Croatto G, Schneider LK, Rohani-Montez SC, Fairley L, et al. Mortality in people with schizophrenia: a systematic review and meta-analysis of relative risk and aggravating or attenuating factors. World Psychiatry. 2022;21(2):248-71.
26. Melo APS, Dippenaar IN, Johnson SC, Weaver ND, Acurcio FA, Malta DC, et al. All-cause and cause-specific mortality among people with severe mental illness in Brazil's public health system, 2000-15: a retrospective study. Lancet Psychiatry. 2022;9(10):771-81.
27. Roza DL, Rezende MG, Barros REM, Azevedo-Marques JM, Santos JLF, Morais LCC, et al. Excess mortality in a cohort of Brazilian patients with a median follow-up of 11 years after the first psychiatric hospital admission. Soc Psychiatry Psychiatr Epidemiol. 2023;58(2):319-30.
28. Fusar-Poli P, Cappucciati M, Rutigliano G, Heslin M, Stahl D, Brittenden Z, et al. Diagnostic stability of ICD/DSM first episode psychosis diagnoses: meta-analysis. Schizophr Bull. 2016;42(6):1395-406.

7

# Investigação clínica em quadros iniciais

Laís M. Fonseca
Larissa F. Doretto

## INTRODUÇÃO

Na abordagem inicial de um paciente em primeiro episódio psicótico (PEP), é fundamental uma investigação diagnóstica minuciosa, visto que uma série de condições médicas, além dos transtornos psiquiátricos primários, podem cursar com sintomas psicóticos, incluindo o uso de substâncias psicoativas e doenças neurológicas, metabólicas, infecciosas e autoimunes, por exemplo.

Apenas cerca de 14% dos pacientes em PEP apresentam quadros psicóticos secundários,[1] por esse motivo a solicitação de exames complementares deve ser bastante criteriosa, embasada no raciocínio clínico, de modo que não exponha o paciente a exames e procedimentos invasivos ou desnecessários e também para que não se onere o sistema de saúde indevidamente.

Entretanto, o médico deve sempre ter em mente a possibilidade de diagnósticos diferenciais (Figura 1). A pesquisa de condições médicas ou induzidas tem importante impacto no tratamento e prognóstico do paciente, pois quando não identificadas podem gerar repercussões negativas, como agravamento do quadro de saúde do paciente ou condutas iatrogênicas.[2] Vale destacar que transtornos psiquiátricos primários são diagnósticos de exclusão, e apenas a apresentação psicopatológica não é suficiente para diferenciar uma psicose primária de uma secundária.[3] Portanto, uma anamnese detalhada, a avaliação clínica, os exames laboratoriais e de neuroimagem, bem como testes específicos, tornam-se essenciais para excluir causas médicas subjacentes e orientar o tratamento adequado.

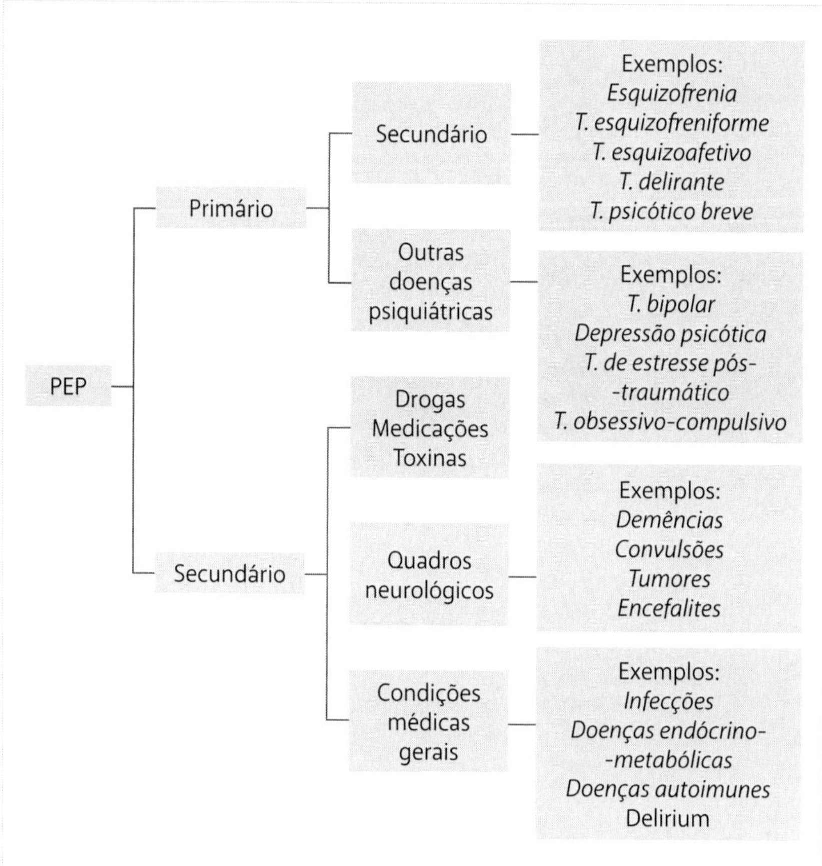


FIGURA 1 Fluxograma para orientar o raciocínio clínico no diagnóstico diferencial do primeiro episódio psicótico (PEP).

É comum encontrar o termo "quadro orgânico" para descrever quadros de psicose secundária. Contudo, atualmente, essa terminologia é considerada inadequada, pois pressupõe uma dicotomia entre transtornos psicóticos "funcionais" e "orgânicos" que não reflete o conhecimento moderno da neurociência. Hoje, sabe-se que a esquizofrenia e outros transtornos psicóticos primários também possuem bases neurobiológicas, podendo ser influenciados por fatores genéticos, inflamatórios e estruturais no cérebro. Portanto, o termo mais preciso para diferenciar quadros psicóticos decorrentes de condições médicas ou substâncias é "psicose secundária", evitando a falsa ideia de que apenas essas condições teriam uma origem biológica.[4,5]

Neste capítulo, abordaremos a investigação inicial que deve ser realizada diante de um paciente com PEP, destacando o diagnóstico diferencial entre psicose primária e secundária, as principais etiologias médicas ou induzidas associadas, e os exames recomendados para uma avaliação adequada.

## AVALIAÇÃO INICIAL E SINAIS DE ALARME

O primeiro passo na avaliação inicial do PEP é uma anamnese detalhada. Alguns fatores tornam esse momento desafiador. O próprio paciente pode ter dificuldade de reconhecer sintomas, não colaborar com a entrevista ou ainda apresentar desorganização que comprometa sua comunicação. Por isso, a entrevista com familiares é fundamental para obter dados objetivos que indiquem o funcionamento pré-mórbido do paciente, o início e evolução dos sintomas psicóticos, o uso de substâncias ilícitas ou medicações, histórico de condições médicas gerais e histórico familiar.[6,7]

Também é necessário realizar exames físico e neurológico em todos os pacientes em PEP. A avaliação neurológica pode ser concisa, mas deve incluir orientação, nível de consciência, atenção e memória, força, reflexos, marcha, fala, sensibilidade, nervos cranianos e função cerebelar. Deve-se investigar histórico neurológico relevante, como traumatismo craniano, convulsões, doença cerebrovascular ou dores de cabeça novas ou agravadas.[6,7]

É importante ressaltar que existem indícios de maior probabilidade para uma psicose secundária. O médico deve estar atento a tais pistas diagnósticas, pois elas direcionarão seu raciocínio clínico e conduta. São considerados sinais de alarme:[8]

- Alucinações visuais.
- Presença de crítica de doença preservada.
- Nível de consciência diminuído/desorientação.
- Idade de início avançada > 40 anos.
- Início agudo dos sintomas (horas ou dias).
- História de consumo de substâncias psicoativas ou medicações, exposições ocupacionais.
- Resistência ou resposta não habitual ao tratamento.
- História de doença clínica preexistente ou lesão orgânica atual.
- Sinais ou sintomas neurológicos.
- Sinais ou sintomas clínicos.

## PSICOSE SECUNDÁRIA

O uso de drogas ilícitas é a causa médica mais comum de psicose aguda.[1] Diversas substâncias psicoativas, como *cannabis*, cocaína/*crack*, alucinógenos e cetamina, podem induzir sintomas psicóticos, assim como quadros de abstinência ao álcool ou a benzodiazepínicos.[9] Além disso, sintomas psicóticos também podem se manifestar de forma secundária ao uso de medicações comumente utilizadas, sobretudo quando em doses mais altas (Tabela 1).[10] Dentre as mais frequentemente relacionadas ao aparecimento de quadros psicóticos podemos citar: corticoides, psicoestimulantes, antiparkinsonianos, interferon e anticolinérgicos.[5]

TABELA 1 Medicamentos e substâncias que podem causar psicose

| Categoria | Exemplos |
|---|---|
| Corticoides | Prednisona, prednisolona, dexametasona |
| Psicoestimulantes | Metilfenidato, lisdexanfetamina, anfetamina |
| Agentes antiparkinsonianos | Levodopa, pramipexol, amantadina |
| Interferon | Interferon-alfa e beta |
| Anticolinérgicos | Atropina, amitriptilina |
| Drogas cardiovasculares | Antiarrítmicos, digitálicos |
| Drogas antimaláricas | Mefloquina |
| Medicamentos antituberculosos | Cicloserina, etambutol, isoniazida |
| Antibióticos | Ciprofloxacina |
| Esteroides anabolizantes | Esteroides anabólicos androgênicos |
| Opioides | Meperidina, pentazocina |
| Antivirais | Efavirenz, aciclovir |
| Anticonvulsivantes | Levetiracetam |
| Antineoplásicos | Ifosfamida, ciclofosfamida |
| Relaxantes musculares | Baclofeno |
| Imunossupressores | Ciclosporina |
| Toxinas | Monóxido de carbono, organofosforados, metais pesados (arsênio, manganês, mercúrio, tálio) |

Fonte: adaptada de Freudenreich.[5]

Como mencionado previamente, diversas condições médicas também podem cursar com psicose, e as hipóteses diagnósticas devem ser levantadas principalmente quando características atípicas forem identificadas. A idade de início do PEP, por exemplo, é um importante sinal de alarme. Especialmente em população idosa, sem histórico psiquiátrico prévio, o PEP nos direciona ainda mais para uma psicose secundária. O *delirium* e demência são a segunda causa de maior prevalência.[1]

Pacientes com quadros demenciais apresentarão queixas cognitivas, prejuízo da memória, declínio na funcionalidade sem outros motivos aparentes. A psicose está presente em cerca de 40% dos pacientes com doença de Alzheimer, a forma mais comum de demência,[11] porém a demência de Parkinson e a demência do corpúsculo de Levy também podem cursar com sintomas psicóticos.

Nos quadros confusionais agudos, denominados *delirium*, chama a atenção a instalação abrupta do quadro, a flutuação do nível de consciência – apresentando períodos de melhora e piora ao longo do mesmo dia – e, de forma mais evidente, o prejuízo na capacidade de atenção, sendo esses critérios básicos para o diagnóstico.

Além desses critérios, diversas outras condições médicas podem estar relacionadas com o desenvolvimento de sintomas psicóticos (Tabela 2).

Para verificar a presença ou ausência das condições mencionadas, além de uma anamnese detalhada e um exame físico rigoroso, é necessário solicitar determinados exames laboratoriais e de imagem, a fim de registrar possíveis alterações associadas ao quadro.

## EXAMES COMPLEMENTARES

Considerando a prevalência das causas secundárias, alguns exames fazem parte da investigação para todos os pacientes em PEP enquanto outros serão solicitados com base nas suspeitas clínicas identificadas pela anamnese e exame físico e neurológico, sempre seguindo um raciocínio diagnóstico.

### Exames laboratoriais

Os exames laboratoriais são um componente essencial da avaliação do PEP, com o objetivo de descartar condições médicas que podem causar sintomas psicóticos. Entre os exames recomendados rotineiramente estão:[12]

- Hemograma completo e bioquímica básica (glicemia, eletrólitos, função hepática e renal).
- Hormônios tireoidianos (TSH e T4 livre).
- Sorologia para sífilis, HIV e hepatites B e C.
- Teste de gravidez (em mulheres em idade fértil).
- Exame toxicológico.
- Urina I.

TABELA 2 Resumo das principais condições médicas que podem desencadear sintomas psicóticos

| Categoria | Descrição |
|---|---|
| Infecções | Infecção por HIV, neurossífilis, encefalite por herpes simples, meningites, toxoplasmose, neurocisticercose, malária cerebral, SARS-CoV-2 |
| Convulsões | Epilepsia do lobo temporal, psicose ictal, psicose pós-ictal e psicose interictal |
| Autoimunes | Lúpus eritematoso sistêmico, encefalite anti-NMDA, encefalopatia de Hashimoto, síndromes paraneoplásicas |
| Lesões expansivas | Tumores cerebrais primários ou secundários, hemorragia subdural |
| Lesões cerebrais | Traumatismo cranioencefálico, AVC |
| Doenças endócrinas | Hiper ou hipotireoidismo (mixedema), tumores produtores de esteroides localizados na glândula adrenal, insulinomas, feocromocitoma |
| Doenças metabólicas | Porfiria aguda intermitente, doença de Tay-Sachs, doença de Niemann-Pick |
| Doenças desmielinizantes | Esclerose múltipla, leucodistrofias hereditárias: leucodistrofia metacromática, adrenoleucodistrofia |
| Distúrbios dos gânglios da base | Doença de Wilson, doença de Huntington, doença de Fahr |
| Deficiências nutricionais | Deficiência de vitamina B12, deficiência de tiamina, deficiência de niacina |

AVC: acidente vascular cerebral; HIV: vírus da imunodeficiência humana (do inglês, *human immunodeficiency vírus*); NMDA: N-metil-D-aspartato; SARS-CoV-2: coronavírus 2 da síndrome respiratória aguda grave.
Fonte: Adaptada de Freudenreich.[5]

A realização de demais exames complementares deve ser feita com base nas hipóteses diagnósticas levantadas na história clínica e exame físico, ou em função de possíveis achados nos exames laboratoriais de rotina. Por exemplo, dosagem de vitamina B12 na suspeita de anemia perniciosa, ou marcadores autoimunes (p. ex., fator antinuclear – FAN) na investigação de doenças autoimunes, como lúpus eritematoso sistêmico. Mais exemplos de casos específicos podem ser encontrados na Tabela 3.

TABELA 3 Exames complementares para casos específicos

| Exames complementares (casos específicos) | Suspeita clínica |
|---|---|
| VHS e FAN | Quadros reumatológicos |
| Anticorpos específicos | Encefalites autoimunes |
| Ceruloplasmina | Doença de Wilson |
| Vitamina B12, vitamina B1, vitamina 3 | Deficiências nutricionais |
| EEG | Crises convulsivas, TCE, narcolepsia |
| RM de crânio | Meningites, encefalites, doenças desmielinizantes, doenças neurodegenerativas, tumores e lesões expansivas, epilepsia do lobo temporal, AVC |
| TC de crânio | TCE, hemorragias cranianas |
| LCR | Meningites, encefalites |
| Teste de hexosaminidase sérica | Porfiria aguda intermitente |
| Teste de porfirinas na urina | Doença de Tay-Sachs |

AVC: acidente vascular cerebral; EEG: eletroencefalografia; FAN: fator antinuclear; LCR: líquido cefalorraquidiano; RM: ressonância magnética; TC: tomografia computadorizada; TCE: traumatismo cranioencefálico; VHS: velocidade de hemossedimentação.
Fonte: adaptada de Griswold et al.[10]

Os achados laboratoriais devem ser interpretados dentro do contexto clínico do paciente. A identificação de alterações nos exames laboratoriais pode orientar tratamentos específicos. Contudo, resultados isolados podem não ser suficientes para estabelecer um diagnóstico definitivo, sendo necessários exames adicionais, como neuroimagem e avaliação do líquido cefalorraquidiano (LCR), em casos específicos.

## Neuroimagem

Ainda não existe um consenso quanto à solicitação de exames de imagem como rotina para investigar o PEP. Entretanto, a neuroimagem desempenha um papel essencial quando há indício de comprometimento neurológico, permitindo identificar alterações estruturais ou funcionais do sistema nervoso central (SNC) que possam justificar o quadro. Exames como a tomografia computadorizada (TC) podem ser indicados para casos urgentes, ou a ressonância magnética (RM) quando houver suspeita de doenças neurodegenerativas, lesões desmielinizantes ou encefalites autoimunes, por exemplo.[2]

As diretrizes internacionais recomendam o uso de exames de imagem em alguns cenários, entre eles: presença de sinais neurológicos focais (p. ex., hemiparesia, ataxia, nistagmo); psicose de início tardio (após os 40 anos, sem histórico psiquiátrico pregresso); mudanças agudas no estado mental (confusão, flutuações cognitivas); história de trauma craniano recente; sinais sugestivos de doença infecciosa ou inflamatória do SNC; ou suspeita de condição metabólica ou degenerativa (p. ex., doença de Wilson, leucodistrofias).

Os achados radiológicos variam conforme a etiologia da psicose secundária. Seguem alguns exemplos:[2]

- Tumores e lesões expansivas: RM com contraste é o exame-padrão para identificar lesões ocupando espaço, como gliomas, meningiomas ou metástases, associadas a sintomas psicóticos especialmente quando localizadas no lobo frontal ou sistema límbico.
- Doenças desmielinizantes (p. ex., esclerose múltipla): a RM pode mostrar lesões hiperintensas na substância branca, especialmente periventriculares e na fossa posterior, com lesões típicas no corpo caloso (sinal "dedos de Dawson") no caso da esclerose múltipla.
- Acidentes vasculares cerebrais (AVC) e demências: a RM por difusão é o exame de escolha para AVC agudos, enquanto a RM volumétrica pode identificar alterações precoces na demência.

Apesar da importância dos exames de imagem, a presença de achados anormais nem sempre implica causalidade. Muitas alterações são achados incidentais sem relação com a psicose. Ademais, a ausência de alterações estruturais não exclui uma etiologia secundária, especialmente em doenças funcionais, como epilepsias e distúrbios metabólicos. Portanto, a interpretação dos exames deve sempre ser contextualizada na história clínica e exame físico do paciente.

A neuroimagem é uma ferramenta valiosa na investigação de psicose secundária, auxiliando na exclusão de doenças estruturais e na identificação de condições tratáveis. A indicação deve basear-se em critérios clínicos, evitando exames desnecessários e garantindo uma abordagem diagnóstica eficiente e custo-efetiva.

## Anticorpos

A investigação de anticorpos deve ser considerada em pacientes apresentando sintomas psicóticos de início mais abrupto e com história de sintomas neurológicos associados (como convulsões, discinesias, distúrbios do movimento ou sinais de disautonomia); diagnóstico atual ou recente de tumores; alterações cognitivas ou do estado de consciência inexplicadas; histórico pessoal ou familiar de doenças autoimunes; ou achados laboratoriais sugestivos de inflamação ou disfunção imunológica (p. ex., FAN positivo ou aumento de proteína no LCR).[2,12,13]

Diferentes anticorpos podem ser pesquisados de acordo com a suspeita clínica. Seguem alguns exemplos:[13]

- Anticorpos antirreceptores de NMDA: a encefalite anti-NMDA é uma das principais causas autoimunes de psicose de início agudo. Acomete predominantemente mulheres jovens e pode estar associada a tumores ovarianos. Os sintomas incluem psicose, convulsões, discinesias e disautonomia.
- Anticorpos antirreceptores de AMPA: estão ligados à encefalite anti-AMPA, que se manifesta por psicose, queixas de memória, convulsões e encefalopatia progressiva. Afeta principalmente adultos mais velhos, e mais de 60% dessas encefalites têm etiologia paraneoplásica, frequentemente associada a câncer de pulmão, mama e timoma.
- Anticorpos antirreceptores de LGI1: causam encefalite límbica autoimune, caracterizada por psicose, confusão mental, crises epilépticas focais (especialmente crises faciobraquiais), hiponatremia e distúrbios autonômicos. Acomete principalmente homens acima de 50 anos, sem forte relação com neoplasias.
- Anticorpos antirreceptores CASPR2: associados à síndrome de Morvan e à encefalite límbica autoimune, manifestando-se com psicose, insônia grave, hiperexcitabilidade neuromuscular e neuropatia autonômica.

Afeta predominantemente homens acima de 50 anos, podendo estar ligada a timomas.

- Anticorpos antirreceptores GABA-B: relacionados à encefalite anti-GABA-B, caracterizada por psicose, comprometimento cognitivo, convulsões refratárias e encefalopatia progressiva. Ocorre mais frequentemente em adultos mais velhos e tem forte associação com câncer de pulmão de pequenas células.
- Anticorpos anti-GAD65: associados a diversas doenças autoimunes do SNC, como encefalite límbica, ataxia cerebelar e síndrome da pessoa rígida, além de terem relação com o *diabetes mellitus* tipo 1. Os sintomas característicos incluem psicose, depressão, crises epilépticas refratárias, queixas de memória e ataxia cerebelar. Mais comum em adultos, em especial mulheres, frequentemente com histórico de doenças autoimunes sistêmicas.

A presença de anticorpos não confirma, por si só, o diagnóstico de uma psicose autoimune ou infecciosa. A interpretação dos resultados deve levar em conta o quadro clínico, os achados de neuroimagem e a análise do LCR. Testes falso-positivos podem ocorrer, especialmente em doenças autoimunes subclínicas.

O tratamento das psicopatologias de origem autoimune frequentemente envolve imunoterapia, como corticoides, imunoglobulina intravenosa e plasmaférese. O reconhecimento precoce dessas condições é crucial para evitar complicações e melhorar o prognóstico dos pacientes. Portanto, a pesquisa de anticorpos, feita de forma criteriosa, representa um recurso fundamental nessa investigação, permitindo o diagnóstico precoce de condições tratáveis.

## Drogas

Como mencionado, substâncias psicoativas e de diversas medicações podem ser fatores desencadeantes ou agravantes de sintomas psicóticos,[9] o que justifica a necessidade de exames toxicológicos para um diagnóstico diferencial preciso, caso existam dúvidas quanto ao uso dessas drogas.

Os exames toxicológicos podem ser realizados em diferentes materiais biológicos, cada um com suas vantagens e limitações. A urina é a principal matriz utilizada para rastreamento de drogas, permitindo detectar o uso recente (horas a dias, dependendo da substância), embora não reflita toxicidade ou dose consumida. O sangue é indicado em situações de intoxicação aguda, pois permite a quantificação de níveis séricos, mas sua janela de detecção é curta. O cabelo é útil para avaliar o uso crônico de substâncias (semanas a meses), sendo uma ferramenta importante na análise retrospectiva do consumo, porém não detecta uso recente. O LCR, embora pouco utilizado para pesquisa de drogas, pode ser indicado em casos de suspeita de neurotoxicidade grave.[12]

## CONCLUSÃO

A investigação clínica do PEP deve ser abrangente e com base na história clínica e nos achados do exame físico. A combinação de exames laboratoriais, neuroimagem e pesquisa de anticorpos ajuda a excluir causas secundárias e a estabelecer um diagnóstico preciso. Protocolos com base em evidências podem melhorar a acurácia diagnóstica e o manejo clínico dos pacientes com PEP.

## REFERÊNCIAS BIBLIOGRÁFICAS


1. Blackman G, Byrne R, Gill N, Fanshawe JB, Bell V, Watson C, et al. How common is secondary psychosis? Estimates from a systematic review and meta-analysis. World Psychiatry. 2025;24(1):145-6.
2. Freudenreich O, Schulz SC, Goff DC. Initial medical work-up of first-episode psychosis: a conceptual review. Early Interv Psychiatry. 2009;3(1):10-8.
3. Joyce EM. Organic psychosis: the pathobiology and treatment of delusions. CNS Neurosci Ther. 2018;24(7):598-603.
4. Benrimoh D, Pomerleau VJ, Demoustier A, Poulin S, Maltais J-R, Brouillette J, et al. Why we still use "organic causes": results from a survey of psychiatrists and residents. J Neuropsychiatry Clin Neurosci. 2019;31(1):57-64.
5. Freudenreich O. Differential diagnosis of psychotic symptoms: medical "mimics. Psychiatr Times. 2010;27(12):56-61.
6. National Institute for Health and Care Excellence (NICE). Psychosis and schizophrenia in adults: treatment and management. NICE Clinical Guidelines. 2014;178.
7. Orygen National Centre of Excellence in Youth Mental Health. Australian clinical guidelines for early psychosis. 2nd ed. Australia: Orygen National Centre of Excellence in Youth Mental Health. 2016.
8. Keshavan MS, Kaneko Y. Secondary psychoses: an update. World Psychiatry. 2013;12(1):4-15.
9. Karimi I, Pooyanmehr N. Substances led to psychosis: a systematic review. Open Psychol J. 2024;17(1).
10. Griswold KS, Del Regno PA, Berger RC. Recognition and differential diagnosis of psychosis in primary care. Am Fam Physician. 2015;91(12):856-63.

11. Ropacki SA, Jeste DV. Epidemiology of and risk factors for psychosis of Alzheimer's disease: a review of 55 studies published from 1990 to 2003. Am J Psychiatry. 2005;162(11):2022-30.
12. Skikic M, Arriola JA. First episode psychosis medical workup: evidence-informed recommendations and introduction to a clinically guided approach. Child Adolesc Psychiatr Clin N Am. 2020;29(1):15-28.
13. Pollak TA, Lennox BR, Müller S, Benros ME, Prüss H, van Elst LT, et al. Autoimmune psychosis: an international consensus on an approach to the diagnosis and management of psychosis of suspected autoimmune origin. Lancet Psychiatry. 2020;7(1):93-108.

# 8

# Tratamento farmacológico: princípios e prática baseados em evidências

Raphael de Oliveira Cerqueira
Cristiano Noto

## INTRODUÇÃO

O primeiro episódio psicótico (PEP) representa um momento crítico no curso dos transtornos psicóticos, configurando uma janela de oportunidade para intervenção precoce, possibilitando melhor funcionalidade e qualidade de vida a curto e longo prazos. O tratamento farmacológico, especialmente o uso de antipsicóticos, é um dos pilares fundamentais neste momento, contribuindo para melhora sintomática, prevenção de recaídas e de hospitalizações.

A escolha do antipsicótico, mais do que nunca, deve ser criteriosa, uma vez que será o primeiro contato com a medicação, e uma experiência desfavorável poderá impactar negativamente a sua aceitação. O uso de baixas doses e o acompanhamento rigoroso de efeitos terapêuticos e adversos devem ser realizados. A avaliação da adesão ao tratamento é fundamental para reduzir o risco de recaídas, melhorar a resposta aos antipsicóticos e promover a recuperação funcional e social, minimizando os impactos da psicose na vida do paciente e aumentando suas chances de autonomia e bem-estar.

Ao final deste capítulo, o leitor terá uma visão clara das melhores práticas para a condução do tratamento de pacientes com PEP e de estratégias clínicas para minimizar os riscos da não adesão.

## PRINCÍPIOS DO TRATAMENTO FARMACOLÓGICO NO PRIMEIRO EPISÓDIO PSICÓTICO

Pacientes no PEP respondem melhor, remitem mais rapidamente e necessitam menores doses de antipsicóticos do que aqueles com múltiplos episódios.[1] Como discutido neste livro, o tratamento farmacológico deve ser instituído tão logo feito o diagnóstico, uma vez que o intervalo entre o surgimento dos sintomas e o início da medicação (tempo de psicose não tratada) é, talvez, o maior fator prognóstico modificável na trajetória dos transtornos psicóticos.

### Escolha do antipsicótico

A primeira linha de tratamento para os transtornos psicóticos é o uso de antipsicóticos. A escolha deve ser feita de maneira individualizada, considerando as evidências científicas para eficácia, bem como considerando o perfil de efeitos adversos e acesso à medicação. De forma geral, a eficácia dos antipsicóticos não é tão distinta, porém as evidências apontam para a melhor tolerabilidade dos antipsicóticos de segunda geração (atípicos) em pacientes no PEP, em especial, pela menor incidência de sintomas extrapiramidais.[2,3] Algumas diretrizes sugerem que clozapina e olanzapina não sejam consideradas na primeira linha de tratamento, considerando seu perfil metabólico desfavorável,[4,5] assim como não se recomenda a combinação de antipsicóticos inicialmente.[4,6]

### Via de administração

A via de administração mais utilizada é a via oral (VO), por ser menos invasiva, de maior facilidade e aceitação entre os pacientes, podendo favorecer a aliança terapêutica, uma vez que também conta com a colaboração do paciente.[7] Entretanto, o uso de antipsicóticos injetáveis de longa ação (AILA) pode conferir vantagens significativas em termo de adesão e prevenção de recaídas. Recentemente, uma metanálise identificou que AILA podem favorecer a redução de recaídas e hospitalizações em pacientes em estágios iniciais de psicose, em especial em um subgrupo de pacientes com transtorno por uso de substâncias psicoativas (SPA) comórbido, muitas vezes com pior prognóstico e adesão.[8-10] As formulações de longa ação também podem ser mais favoráveis quanto a sua tolerabilidade, uma vez que pode haver menores efeitos adversos decorrentes de concentrações séricas mais estáveis ao longo do tratamento.[11]

## Dose

Os indivíduos com PEP apresentam maior sensibilidade aos antipsicóticos no que se refere aos efeitos terapêuticos e aos efeitos adversos. Neste sentido, justifica-se o uso de baixas doses de antipsicóticos e que seu ajuste, conforme necessário, seja gradual, seguindo o lema proposto por clínicas de intervenção precoce: *start low, go slow*, ou seja "comece com dose baixa e aumente devagar". A resposta aos antipsicóticos é elevada nessa população, mesmo com doses menores quando comparada à de pacientes com quadros crônicos.[12,13]

Um estudo populacional na Finlândia apontou que a eficácia dos antipsicóticos para prevenção de recaídas diminuiu substancialmente após a segunda recaída. Portanto, é essencial que os pacientes mantenham doses antipsicóticas suficientes após o primeiro episódio. Neste estudo, considerou-se o conceito de dose diária definida (DDD), que corresponde à dose média diária de manutenção de um medicamento para sua principal indicação, na população adulta.[14] As doses terapêuticas para pacientes individuais podem ser diferentes da DDD, pois dependem de suas características (como idade, peso, etnia, tipo e gravidade da doença) e fatores farmacocinéticos. Considerando-se este conceito, identificou-se que no PEP a dose-padrão de 0,9 a < 1,1 DDD por dia é associada ao menor risco de re-hospitalização antes da segunda recaída, porém doses muito baixas (< 0,6 DDD ao dia) estão associadas a maior risco de re-hospitalização antes da segunda recaída.[15]

## Duração do tratamento

A duração do tratamento costuma ser um dilema frequente nos serviços de PEP e alvo de debate na literatura. O risco de recaída após a descontinuação dos antipsicóticos é algo já bem-estabelecido na literatura,[16,17] embora uma parcela dos pacientes possa se manter estável mesmo sem o uso de medicação.[18] Entretanto, até o momento, não existem preditores demográficos e clínicos em consenso na literatura que auxiliem a identificação deste subgrupo.[19] Em geral, a maioria dos estudos sugere a manutenção de antipsicóticos por pelo menos 1-2 anos, após a remissão do quadro,[20] embora a Organização Mundial da Saúde (OMS) proponha o mínimo de 7-12 meses.[21]

Um outro estudo finlandês de 20 anos revelou que pacientes com esquizofrenia que interromperam o tratamento antipsicótico após o PEP apresentaram um risco significativamente maior de recaída em comparação aos que mantiveram a medicação. Ao contrário da crença geral, o risco de falha do tratamento ou recaída após a interrupção do uso de antipsicóticos não diminui em função do tempo durante os primeiros 8 anos de doença.[22]

A decisão de reduzir ou interromper a medicação deve ser feita sempre com muito cuidado, com a participação do paciente e familiares, além de acompanhamento médico e com base na evolução do paciente. Caso optado pela descontinuação, sugere-se que seja conduzida uma redução progressiva e gradual da dose, conforme tolerância individual, para permitir que as adaptações subjacentes na transmissão dopaminérgica se resolvam e, desta forma, reduzir o risco de recaída.[23,24]

## Medicações adjuvantes

### Antidepressivos e estabilizadores do humor

A diferenciação entre psicoses afetivas e não afetivas, como discutido neste livro, apresenta implicações clínicas.[25] Nas psicoses afetivas, o uso de agentes específicos associados aos antipsicóticos podem trazer melhores desfechos. Para os estágios iniciais, há evidências de que o uso dos estabilizadores do humor tem papel central em fases agudas e no tratamento de manutenção, por sua eficácia e tolerabilidade. O uso de antipsicóticos, efetivamente, possui eficácia inquestionável nos episódios maníacos, porém a longo prazo há estudos que sugerem que sua manutenção além de 6 meses está associada a maiores riscos de efeitos adversos e, em 1-2 anos, pior funcionamento psicossocial, quando comparado ao uso dos estabilizadores do humor. Nesse sentido, as indicações de tratamento devem ser consideradas à luz da individualidade do caso, considerando-se riscos e benefícios, bem como considerando as preferências de pacientes e cuidadores.[26] No mesmo sentido, o uso de antidepressivos pode ser considerado em pacientes apresentando-se com depressão psicótica, em associação ao uso de antipsicóticos. Deve-se ter atenção especial nessa situação, uma vez que há risco de virada maníaca.[27]

### Benzodiazepínicos

O uso de benzodiazepínicos associado ao uso de antipsicóticos pode ser indicado na fase inicial do tratamento em pacientes vivenciando o PEP, para controle sintomático inicial, em situações como agitação, insônia e sintomas ansiosos, ainda que as evidências sejam limitadas, evitando-se o aumento rápido e inadvertido de antipsicóticos.[28,29] O seu uso se mostrou favorável principalmente com sua indicação precoce em combinação com antipsicótico, dentro da primeira semana, evidenciando melhores desfechos clínicos, sendo favorável a um risco menor de internação a curto prazo, bem como duração de internação psiquiátrica, quando comparado ao uso do antipsicótico em monoterapia, embora se associe à maior duração de internações clínicas.[30] Ressalta-se, entretanto, que seu uso em monoterapia pode atrasar o início de um tratamento efetivo, aumentando, portanto, o tempo de psicose não tratada.[31] No entanto, seu uso deve ser restrito a curto prazo, dado o risco de tolerância, dependência e prejuízo cognitivo.

A seguir, são apresentados algoritmos sugeridos para o tratamento de psicoses não afetivas e afetivas (Figuras 1 e 2), considerando suas particularidades, com base nas diretrizes australianas.[4]

## Monitoramento do tratamento

Um tratamento de sucesso no PEP dependerá em muito do monitoramento adequado da resposta terapêutica, da adesão e dos efeitos adversos. O monitoramento da resposta terapêutica deve ser sistemático e frequente, considerando que essa fase inicial representa um período crucial para o ajuste do tratamento e garantia de melhores desfechos clínicos. Geralmente, a eficácia do antipsicótico é avaliada ao longo das primeiras 2-4 semanas, sendo esperado que haja redução significativa (≥ 20% dos sintomas positivos) dos sintomas positivos nesse intervalo, uma vez que estudos mais atuais sugerem que uma não resposta precoce é um forte preditor da não resposta em 4-6 semanas.[6,32] Caso não haja melhora clínica perceptível após esse período, devem ser considerados ajustes na dose ou troca de medicamento. A avaliação inicial da gravidade do quadro clínico e o monitoramento da resposta clínica pode se dar não só a partir do ponto de vista clínico, mas também com o uso de medidas objetivas de escalas já amplamente utilizadas, como a escala de sintomas positivos e negativos (PANSS, do inglês *positive and negative syndrome scale*) ou a escala breve de mensuração psiquiátrica (BPRS, do inglês *brief psychiatric rating scale*).

A avaliação e manejo dos efeitos adversos serão abordados em outro capítulo. Porém, destaca-se que o monitoramento dos efeitos adversos e da resposta terapêutica não apenas melhora os desfechos clínicos, mas também fortalece a aliança terapêutica entre o psiquiatra e o paciente. A comunicação aberta sobre os potenciais efeitos colaterais e a possibilidade de ajustes

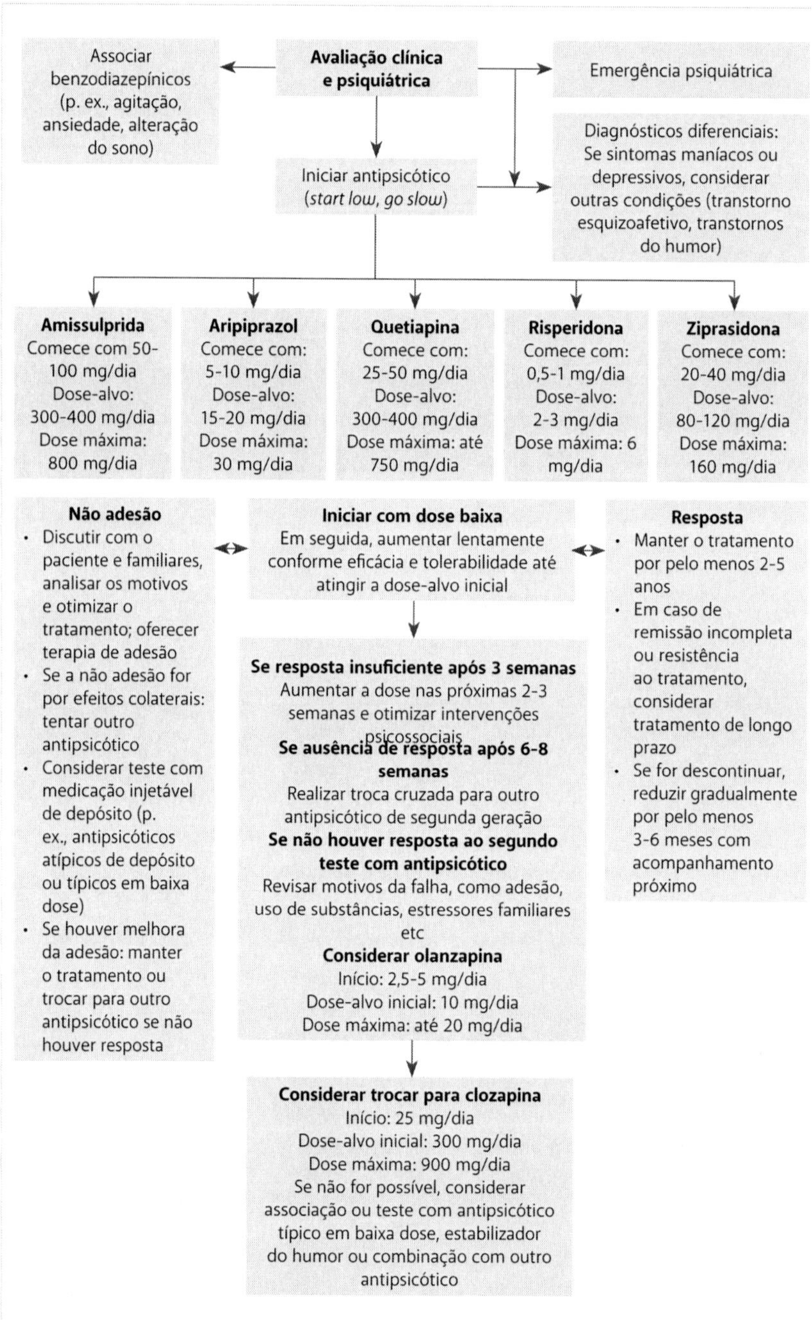
Associar benzodiazepínicos (p. ex., agitação, ansiedade, alteração do sono)
Avaliação clínica e psiquiátrica
Emergência psiquiátrica
Iniciar antipsicótico (start low, go slow)
Diagnósticos diferenciais: Se sintomas maníacos ou depressivos, considerar outras condições (transtorno esquizoafetivo, transtornos do humor)
Amissulprida Comece com 50-100 mg/dia Dose-alvo: 300-400 mg/dia Dose máxima: 800 mg/dia
Aripiprazol Comece com: 5-10 mg/dia Dose-alvo: 15-20 mg/dia Dose máxima: 30 mg/dia
Quetiapina Comece com: 25-50 mg/dia Dose-alvo: 300-400 mg/dia Dose máxima: até 750 mg/dia
Risperidona Comece com: 0,5-1 mg/dia Dose-alvo: 2-3 mg/dia Dose máxima: 6 mg/dia
Ziprasidona Comece com: 20-40 mg/dia Dose-alvo: 80-120 mg/dia Dose máxima: 160 mg/dia
Não adesão
• Discutir com o paciente e familiares, analisar os motivos e otimizar o tratamento; oferecer terapia de adesão
• Se a não adesão for por efeitos colaterais: tentar outro antipsicótico
• Considerar teste com medicação injetável de depósito (p. ex., antipsicóticos atípicos de depósito ou típicos em baixa dose)
• Se houver melhora da adesão: manter o tratamento ou trocar para outro antipsicótico se não houver resposta
Iniciar com dose baixa
Em seguida, aumentar lentamente conforme eficácia e tolerabilidade até atingir a dose-alvo inicial
Resposta
• Manter o tratamento por pelo menos 2-5 anos
• Em caso de remissão incompleta ou resistência ao tratamento, considerar tratamento de longo prazo
• Se for descontinuar, reduzir gradualmente por pelo menos 3-6 meses com acompanhamento próximo
Se resposta insuficiente após 3 semanas
Aumentar a dose nas próximas 2-3 semanas e otimizar intervenções psicossociais
Se ausência de resposta após 6-8 semanas
Realizar troca cruzada para outro antipsicótico de segunda geração
Se não houver resposta ao segundo teste com antipsicótico
Revisar motivos da falha, como adesão, uso de substâncias, estressores familiares etc
Considerar olanzapina
Início: 2,5-5 mg/dia
Dose-alvo inicial: 10 mg/dia
Dose máxima: até 20 mg/dia
Considerar trocar para clozapina
Início: 25 mg/dia
Dose-alvo inicial: 300 mg/dia
Dose máxima: 900 mg/dia
Se não for possível, considerar associação ou teste com antipsicótico típico em baixa dose, estabilizador do humor ou combinação com outro antipsicótico

FIGURA 1 Tratamento farmacológico do primeiro episódio psicótico não afetivo.

Fonte: adaptada de Early Psychosis Guidelines Writing Group and EPPIC National Support Program; 2016.[4]

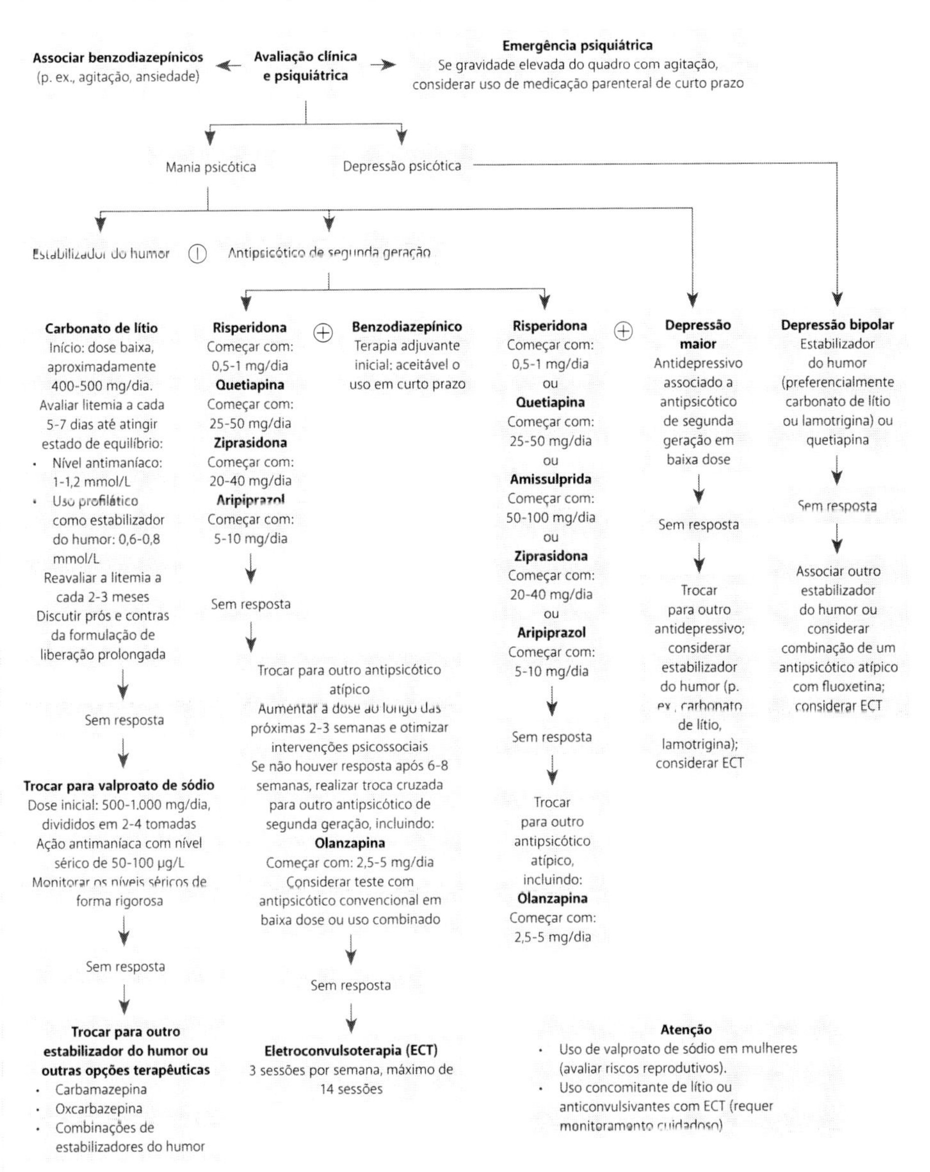


FIGURA 2 Tratamento farmacológico do primeiro episódio psicótico afetivo.

Fonte: adaptada de Early Psychosis Guidelines Writing Group and EPPIC National Support Program; 2016.[4]

na medicação contribuem para reduzir a não adesão ao tratamento, um dos principais desafios no manejo do PEP. Dessa forma, uma abordagem estruturada e contínua do monitoramento permite otimizar o equilíbrio entre eficácia e tolerabilidade, promovendo maior estabilidade clínica e funcional a longo prazo.

## Escolha pela troca do antipsicótico

Existem três razões principais para a troca de antipsicótico: resposta insatisfatória, efeitos adversos não toleráveis e solicitação do paciente ou familiar.

A resposta insatisfatória é um dos principais motivos para a troca de medicação. Estima-se que aproximadamente 23% dos pacientes apresentam resistência ao tratamento desde o início do quadro.[33] Conforme será discutido de forma aprofundada em outro capítulo, a resistência ao tratamento será definida como a falha terapêutica após o uso de, pelo menos, dois ensaios clínicos com antipsicóticos, com dose (equivalência ≥ 600 mg/dia de clorpromazina) e tempo adequados (≥ 6 semanas).[34] Nestes pacientes, o uso precoce de clozapina pode favorecer melhores desfechos em longo prazo. Portanto, deve-se evitar atraso em seu início, quando bem indicada e descartados fatores relacionados à pseudorresistência ao tratamento, como a má adesão ou uso de SPA.[35,36]

A baixa tolerabilidade aos antipsicóticos, decorrente de efeitos adversos comuns e potencialmente graves, também pode limitar o tratamento, em especial quando os prejuízos superam os benefícios clínicos, sendo um fator significativo para descontinuação do tratamento.[37,38]

A solicitação de troca do antipsicótico por parte do paciente ou familiar pode ocorrer por diversos motivos, desde influenciado pelos fatores anteriores, bem como estigma e compreensão limitada do tratamento. É fundamental esclarecer os motivos da solicitação, especialmente se o paciente apresentou boa resposta à medicação atual, garantindo que a decisão seja embasada e evitando trocas desnecessárias que possam comprometer a estabilidade clínica. É importante destacar que o custo das medicações ainda pode ser um desafio e ser a causa de troca da medicação, ainda que menos frequente.[38]

Optado pela troca, o processo de transição entre antipsicóticos deve ser conduzido de forma individualizada. Há evidências limitadas no que concerne às estratégias de troca, como a troca cruzada ou a troca direta, não sendo identificada superioridade entre elas, apesar de habitualmente se observar com maior frequência na prática clínica a troca cruzada.[39]

## IDENTIFICAÇÃO DA NÃO ADESÃO AO TRATAMENTO

A não adesão ao tratamento é um dos maiores desafios na prática clínica psiquiátrica. Estima-se que, de forma geral, 49% dos pacientes com principais transtornos psiquiátricos apresentavam tal comportamento.[40] Quando avaliados especificamente pacientes em PEP, um estudo de 18 meses identificou que 47,4% tinham má adesão (pelo menos um momento de má adesão), enquanto 18,8% se recusaram persistentemente ao uso das medicações.[41] Em um estudo com pacientes internados no PEP sem tratamento prévio, apenas 45,7% continuaram o tratamento inicial por 30 dias ou mais.[42]

Na prática clínica, a adesão é um comportamento complexo e dinâmico, podendo apresentar falhas de três formas distintas: não iniciar o tratamento; não persistir no tratamento; ou não seguir o esquema posológico, tomando uma dose diferente da prescrita ou ingerir a medicação em horários distintos dos prescritos.[43]

O impacto da não adesão é significativo, uma vez que a obtenção dos benefícios completos do tratamento proposto depende da prescrição otimizada. As evidências apontam que a baixa adesão está associada a aumento do risco de recaídas, hospitalização e pior sintomatologia.[44,45]

São diversos os fatores que contribuem para a não adesão ao tratamento, podendo ser relacionados a quatro esferas principais: individuais do paciente, ambiental, relacionados às medicações e relacionados à doença, conforme descritos no Quadro 1.[46]

Há métodos clínicos e métodos objetivos para detecção da não adesão, incluindo entrevistas clínicas e uso de escalas validadas, monitoramento de dispensação e níveis séricos, bem como, mais recentemente, a aplicação de tecnologia, como o uso de aplicativos de monitoramento de adesão.

A abordagem clínica para detecção da não adesão envolve a própria entrevista clínica e autorrelato do paciente. Técnicas da entrevista motivacional podem favorecer a adesão e favorecer a resolução de conflitos e ambivalência quanto ao uso da medicação. Na entrevista, é possível a identificação de sinais sugestivos da não adesão, tal como a ausência de efeitos adversos, não resposta ao tratamento e relatos inconsistentes quanto ao uso da medicação. Também se desconfia quando o paciente não apresenta crítica sobre a doença e não atribui benefícios ao uso da medicação. Escalas padronizadas para avaliar a adesão ao tratamento podem ser utilizadas, como

QUADRO 1 Fatores relacionados à não adesão ao tratamento no primeiro episódio psicótico.

| | |
|---|---|
| Paciente | Mais jovem, menor nível educacional, uso de SPA atual, histórico de transtorno por uso de substâncias, sem contato anterior a cuidado psiquiátrico, falta de *insight*, atitudes negativas quanto à medicação, menos habilidades cognitivas, pior qualidade de vida, história forense, desemprego, história de abuso físico, menor funcionamento |
| Ambiente | Sem familiares envolvidos no tratamento, crescer sem um ou dois pais, falta de atividades sociais |
| Medicação | Rápida remissão de sintomas negativos, aliança terapêutica negativa, primeira internação ser involuntária |
| Doença | Mais sintomas positivos, maior tempo de psicose não tratada, mais recaídas |

SPA: substâncias psicoativas.
Fonte: adaptada de Leclerc et al.[46]

a *medication adherence rating scale* (MARS) para pacientes psiquiátricos, validada e adaptada para o contexto brasileiro.[47] Métodos objetivos podem ser mais confiáveis, porém também apresentam suas limitações. A avaliação de dispensação de medicamentos, com uso de base de dados integrada dos serviços farmacêuticos, é limitada no Brasil, além de que a aquisição da medicação não necessariamente se traduz na ingestão adequada. Um dado mais fidedigno pode ser a mensuração de níveis séricos de fármacos e seus metabólitos, sugerindo a presença ou não em doses terapêuticas da medicação. No entanto, tais exames não estão disponíveis para todos os fármacos e costumam apresentar custo elevado. Mais recentemente, temos avanços em tecnologias que favorecem a adesão, sejam por lembretes automatizados, bem como com o uso de sensores de adesão integrados a comprimidos eletrônicos, que têm sido estudados para fornecer informações mais precisas sobre a tomada do medicamento.[48,49]

## PREVENÇÃO E OTIMIZAÇÃO DA ADESÃO

Ao identificar a não adesão, é importante evitar uma postura de confronto ou julgamento. A identificação é uma oportunidade para se determinar quais barreiras podem estar influenciando e, neste sentido, abordá-las adequadamente.

A psicoeducação visa melhorar o entendimento do paciente e de seus familiares ou responsáveis sobre a doença e perspectivas do tratamento, de forma que vá de encontro às suas necessidades e preocupações e, com isso, promovendo um ambiente de apoio e inclusão, bem como reduzindo o estigma associado aos transtornos psicóticos.[50] A aplicação da psicoeducação deve ser sempre retomada conforme necessário. Com o entendimento adequado pela família e pelos pacientes, é possível a tomada de decisão compartilhada, uma das ferramentas para incorporar as preferências do paciente no tratamento, aumentando a participação e concordância, consequentemente o responsabilizando pelos desfechos de sua doença.[51] Com isso, também se cria espaço para discussão sobre possíveis e eventuais efeitos adversos, possíveis formas de manejo e de troca de medicação, caso necessário. Com uma aliança terapêutica bem-estabelecida, o diálogo e o engajamento do paciente e de seus familiares são favorecidos mediante as medidas clínicas propostas.[52] Deve-se ressaltar, ainda, a possibilidade do uso dos AILA para pacientes em que se suspeita ou já se conhece a má adesão.

## CONCLUSÃO

Neste capítulo, abordamos as principais orientações para o tratamento farmacológico nas psicoses iniciais, que deve visar um equilíbrio adequado entre a eficácia terapêutica e a minimização de efeitos adversos. Para isso, diferentes princípios devem ser seguidos, como a escolha personalizada do antipsicótico, uso de baixas doses, monitoramento da resposta e efeitos adversos e da adesão. A não adesão é um dos principais desafios na prática clínica, aumentando o risco de desfechos desfavoráveis. Identificar precocemente os fatores que contribuem para a não adesão e implementar estratégias eficazes de manejo – incluindo psicoeducação, decisões compartilhadas, uso de AILA – são medidas benéficas para a continuidade do cuidado.

## REFERÊNCIAS BIBLIOGRÁFICAS

1. Takeuchi H, Siu C, Remington G, Fervaha G, Zipursky RB, Foussias G, et al. Does relapse contribute to treatment resistance? Antipsychotic response in first- vs. second-episode schizophrenia. Neuropsychopharmacology. 2019;44(6):1036-42.
2. Zhang JP, Gallego JA, Robinson DG, Malhotra AK, Kane JM, Correll CU. Efficacy and safety of individual second-generation vs. first-generation antipsychotics in

first-episode psychosis: a systematic review and meta-analysis. Int J Neuropsychopharmacol. 2013;16(6):1205-18.

3. Zhu Y, Krause M, Huhn M, Rothe P, Schneider-Thoma J, Chaimani A, et al. Antipsychotic drugs for the acute treatment of patients with a first episode of schizophrenia: a systematic review with pairwise and network meta-analyses. Lancet Psychiatry. 2017;4(9):694-705.
4. Early Psychosis Guidelines Writing Group and EPPIC National Support Program. Australian clinical guidelines for early psychosis. 2nd ed. Melbourne: Orygen, The National Centre of Excellence in Youth Mental Health; 2016.
5. Kreyenbuhl J, Buchanan RW, Dickerson FB, Dixon LB. The schizophrenia patient outcomes research team (PORT): updated treatment recommendations 2009. Schizophr Bull. 2009;36(1):94-103.
6. Keepers GA, Fochtmann LJ, Anzia JM, Benjamin S, Lyness JM, Mojtabai R, et al. The American Psychiatric Association practice guideline for the treatment of patients with schizophrenia. Am J Psychiatry. 2020;177(9):868-72.
7. Thomas P, Alptekin K, Gheorghe M, Mauri M, Olivares JM, Riedel M. Management of patients presenting with acute psychotic episodes of schizophrenia. CNS Drugs. 2009;23(3):193-212.
8. Lian L, Kim DD, Procyshyn RM, Fredrikson DH, Cázares D, Honer WG, et al. Efficacy of long-acting injectable versus oral antipsychotic drugs in early psychosis: a systematic review and meta-analysis. Early Interv Psychiatry. 2022;16(6):589-99.
9. Kishimoto T, Nitta M, Borenstein M, Kane JM, Correll CU. Long-acting injectable versus oral antipsychotics in schizophrenia: a systematic review and meta-analysis of mirror-image studies. J Clin Psychiatry. 2013;74(10):957-65.
10. Abdel-Baki A, Thibault D, Medrano S, Stip E, Ladouceur M, Tahir R, et al. Long-acting antipsychotic medication as first-line treatment of first-episode psychosis with comorbid substance use disorder. Early Interv Psychiatry. 2020;14(1):69-79.
11. Kim B, Lee SH, Yang YK, Park JI, Chung YC. Long-acting injectable antipsychotics for first-episode schizophrenia: the pros and cons. Schizophr Res Treatment. 2012;2012:560836.
12. Zhu Y, Li C, Huhn M, Rothe P, Krause M, Bighelli I, et al. How well do patients with a first episode of schizophrenia respond to antipsychotics: a systematic review and meta-analysis. Eur Neuropsychopharmacol. 2017;27(9):835-44.
13. Salimi K, Jarskog LF, Lieberman JA. Antipsychotic drugs for first-episode schizophrenia: a comparative review. CNS Drugs. 2009;23(10):837-55.
14. World Health Organization. Defined daily dose (DDD) [Internet]. Avilable in: www.who.int. Available from: https://www.who.int/tools/atc-ddd-toolkit/about-ddd.
15. Taipale H, Tanskanen A, Correll CU, Tiihonen J. Real-world effectiveness of antipsychotic doses for relapse prevention in patients with first-episode schizophrenia in Finland: a nationwide, register-based cohort study. Lancet Psychiatry. 2022;9(4):271-9.

16. Thompson A, Winsper C, Marwaha S, Haynes J, Alvarez-Jimenez M, Hetrick S, et al. Maintenance antipsychotic treatment versus discontinuation strategies following remission from first episode psychosis: systematic review. BJPsych Open. 2018;4(4):215-25.
17. Kishi T, Ikuta T, Matsui Y, Inada K, Matsuda Y, Mishima K, et al. Effect of discontinuation v. maintenance of antipsychotic medication on relapse rates in patients with remitted/stable first-episode psychosis: a meta-analysis. Psychol Med. 2019;49(5):772-9.
18. Wils RS, Gotfredsen DR, Hjorthøj C, Austin SF, Albert N, Secher RG, et al. Antipsychotic medication and remission of psychotic symptoms 10 years after a first-episode psychosis. Schizophr Res. 2017;182:42-8.
19. Bowtell M, Ratheesh A, McGorry P, Killackey E, O'Donoghue B. Clinical and demographic predictors of continuing remission or relapse following discontinuation of antipsychotic medication after a first episode of psychosis. A systematic review. Schizophr Res. 2018;197:9-18.
20. Hui CLM, Lam BST, Lee EHM, Chan SKW, Chang WC, Suen YN, et al. A systematic review of clinical guidelines on choice, dose, and duration of antipsychotics treatment in first- and multi-episode schizophrenia. Int Rev Psychiatry. 2019;31(5-6):441-59.
21. World Health Organization. Duration of antipsychotic treatment in individuals with a first psychotic episode.. 2023
22. Tiihonen J, Tanskanen A, Taipale H. 20-year nationwide follow-up study on discontinuation of antipsychotic treatment in first-episode schizophrenia. Am J Psychiatry 2018;175(8):765-73.
23. Horowitz MA, Jauhar S, Natesan S, Murray RM, Taylor D. A method for tapering antipsychotic treatment that may minimize the risk of relapse. Schizophr Bull. 2021;47(4):1116-29.
24. Horowitz MA, Moncrieff J. Gradually tapering off antipsychotics: lessons for practice from case studies and neurobiological principles. Curr Opin Psychiatry. 2024;37(4):320-30.
25. NICE National Institute for Health and Care Excellence. Recommendations | Psychosis and schizophrenia in adults: prevention and management. Clin Guidelines. 2014.
26. Ratheesh A, Hett D, Ramain J, Wong E, Berk L, Conus P, et al. A systematic review of interventions in the early course of bipolar disorder I or II: a report of the International Society for Bipolar Disorders Taskforce on early intervention. Int J Bipolar Disord. 2023;11(1).
27. Ramain J, Conus P, Golay P. A narrative review of intervention in first-episode affective psychoses. J Psychiatr Res. 2021;143:123-37.
28. Zaman H, Sampson SJ, Beck AL, Sharma T, Clay FJ, Spyridi S, et al. Benzodiazepines for psychosis-induced aggression or agitation. Cochrane Database Syst Rev. 2017;12(12):CD003079.

29. Schleifer JJ. Management of acute agitation in psychosis: an evidence-based approach in the USA. Adv Psychiatric Treatment. 2011;17(2):91-100.
30. Arribas M, Solmi M, Thompson T, Oliver D, Fusar-Poli P. Timing of antipsychotics and benzodiazepine initiation during a first episode of psychosis impacts clinical outcomes: electronic health record cohort study. Front Psychiatry. 2022;13:976035.
31. Grancini B, De Carlo V, Palazzo M, Vismara M, Arici C, Cremaschi L, et al. Does initial use of benzodiazepines delay an adequate pharmacological treatment? A multicentre analysis in patients with psychotic and affective disorders. Int Clin Psychopharmacol. 2018;33(3):140-6.
32. Rubio JM, Guinart D, Kane JM, Correll CU. Early non-response to antipsychotic treatment in schizophrenia: a systematic review and meta-analysis of evidence-based management options. CNS Drugs. 2023;37(6):499-512.
33. Demjaha A, Lappin JM, Stahl D, Patel MX, MacCabe JH, Howes OD, et al. Antipsychotic treatment resistance in first-episode psychosis: prevalence, subtypes and predictors. Psychol Med. 2017;47(11):1981-9.
34. Howes OD, McCutcheon R, Agid O, Bartolomeis A, van Beveren NJM, Birnbaum ML, et al. Treatment-resistant schizophrenia: treatment response and resistance in psychosis (TRRIP) Working Group Consensus Guidelines on Diagnosis and Terminology. Am J Psychiatry. 2017;174(3):216-29.
35. Muñoz-Manchado LI, Perez-Revuelta JI, Banerjee A, Galindo-Guarin L, Bernardo M, González-Saiz F, et al. Influence of time to clozapine prescription on the clinical outcome. Schizophr Res. 2024;268:189-92.
36. El Abdellati K, De Picker L, Morrens M. Antipsychotic treatment failure: a systematic review on risk factors and interventions for treatment adherence in psychosis. Front Neurosci. 2020;14:531763.
37. Stürup AE, Hjorthøj C, Jensen HD, Melau M, Davy JW, Nordentoft M, et al. Self-reported reasons for discontinuation or continuation of antipsychotic medication in individuals with first-episode schizophrenia. Early Interv Psychiatry. 2023;17(10):974-83.
38. Bobo WV. Switching antipsychotics: why, when, and how? Psychiatric Times. 2013;30(3).
39. Takeuchi H, Kantor N, Uchida H, Suzuki T, Remington G. Immediate vs gradual discontinuation in antipsychotic switching: a systematic review and meta-analysis. Schizophr Bull. 2017;43(4):862-71.
40. Semahegn A, Torpey K, Manu A, Assefa N, Tesfaye G, Ankomah A. Psychotropic medication non-adherence and its associated factors among patients with major psychiatric disorders: a systematic review and meta-analysis. Syst Rev. 2020;9(1):17.
41. Lambert M, Conus P, Cotton S, Robinson J, McGorry PD, Schimmelmann BG. Prevalence, predictors, and consequences of long-term refusal of antipsychotic treatment in first-episode psychosis. J Clin Psychopharmacol. 2010;30(5):565-72.

42. Tiihonen J, Haukka J, Taylor M, Haddad PM, Patel MX, Korhonen P. A Nationwide cohort study of oral and depot antipsychotics after first hospitalization for schizophrenia. Am J Psychiatry. 2011;168(6):603-9.
43. Chapman SCE, Horne R. Medication nonadherence and psychiatry. Curr Opin Psychiatry. 2013;26(5):446-52.
44. Subotnik KL, Ventura J, Gretchen-Doorly D, Hellemann GS, Agee ER, Casaus LR, et al. The impact of second-generation antipsychotic adherence on positive and negative symptoms in recent-onset schizophrenia. Schizophr Res. 2014;159(1):95-100.
45. Verdoux H, Lengronne J, Liraud F, Gonzales B, Assens F, Abalan F, et al. Medication adherence in psychosis: predictors and impact on outcome. A 2-year follow-up of first-admitted subjects. Acta Psychiatr Scand. 2000;102(3):203-10.
46. Leclerc E, Noto C, Bressan RA, Brietzke E. Determinants of adherence to treatment in first-episode psychosis: a comprehensive review. Bras J Psychiatry. 2015;37(2):168-76.
47. Moreira IC, Bandeira M, Pollo TC, Oliveira MS. Cross-cultural adaptation to Brazil of Medication Adherence Rating Scale for psychiatric patients. J Bras Psiquiatr. 2014;63(4):273-80.
48. Sajatovic M, Velligan DI, Weiden PJ, Valenstein MA, Ogedegbe G. Measurement of psychiatric treatment adherence. J Psychosom Res. 2010;69(6):591-9.
49. Anghel LA, Farcas AM, Oprean RN. An overview of the common methods used to measure treatment adherence. Med Pharm Rep. 2019;92(2):117-22.
50. Nolan M, Petrakis M. Delivering family psychoeducation at the mental health acute inpatient service: a practitioner narrative. J Psychiatr Ment Health Nurs. 2019;26(3-4):101-7.
51. Fiorillo A, Barlati S, Bellomo A, Corrivetti G, Nicolò G, Sampogna G, et al. The role of shared decision-making in improving adherence to pharmacological treatments in patients with schizophrenia: a clinical review. Ann Gen Psychiatry. 2020;19:43.
52. Montreuil TC, Cassidy CM, Rabinovitch M, Pawliuk N, Schmitz N, Joober R, et al. Case manager- and patient-rated alliance as a predictor of medication adherence in first-episode psychosis. J Clin Psychopharmacol. 2012;32(4):465-9.

# 9

# Depressão e suicídio no primeiro episódio psicótico

Clarissa Severino Gama

## INTRODUÇÃO

O primeiro episódio psicótico (PEP) representa um período singularmente crítico na trajetória de vida de um indivíduo. Durante essa fase, a experiência de uma realidade fragmentada se torna preponderante, levando a alterações profundas tanto no pensamento quanto nas emoções. Essas perturbações não apenas afetam a percepção de si mesmo e do mundo a sua volta, mas também geram repercussões significativas nas relações sociais e na vida profissional do indivíduo, resultando em um impacto devastador em diferentes esferas de sua existência.

Além das manifestações psicóticas, que podem incluir alucinações e delírios, o PEP está frequentemente associado a um elevado risco de desenvolvimento de transtornos depressivos. O resultado dessa interação complexa entre psicose e depressão é uma preocupação crescente, pois a presença de uma síndrome depressiva em pacientes psicóticos está fortemente correlacionada com um aumento do risco de comportamentos suicidas. Os sintomas psicóticos também podem estar relacionados a risco de suicídio por comandos dos sintomas psicóticos, por exemplo, alucinações auditivas que mandam a pessoa cometer algum ato nocivo a si mesma.

Neste capítulo, serão destacados os fatores de risco de suicídio, além de estratégias de prevenção e tratamento, enfatizando a importância do diagnóstico precoce e da intervenção eficaz.

## COMPREENDENDO O PRIMEIRO EPISÓDIO PSICÓTICO

O PEP é um evento significativo que pode alterar a trajetória de vida de um indivíduo. O entendimento abrangente do que constitui o PEP, seus sintomas e suas diferenças em relação a episódios psicóticos tardios é crucial para um diagnóstico e tratamento eficazes.

O PEP é definido como a primeira manifestação clínica de sintomas psicóticos em um indivíduo, comumente ocorrendo na adolescência ou no início da idade adulta. O fenômeno pode ocorrer em uma variedade de transtornos psiquiátricos, sendo mais frequentemente associado à esquizofrenia, a transtorno esquizoafetivo, a transtorno bipolar e a transtornos psicóticos induzidos por substâncias.

O PEP pode surgir de forma repentina, com sintomas que parecem surgir "do nada", ou ter um início mais gradual, com sinais sutis de deterioração ao longo do tempo. Este impacta drasticamente a capacidade do indivíduo de funcionar em diferentes áreas da vida, incluindo trabalho, estudos e relacionamentos interpessoais. Os pacientes, frequentemente, apresentam ansiedade e confusão com relação à sua percepção da realidade, o que pode levar a um isolamento social e dificuldade em buscar ajuda. Aqui, pode haver risco de suicídio.[1] As características principais de PEP podem ser vistas na Figura 1.

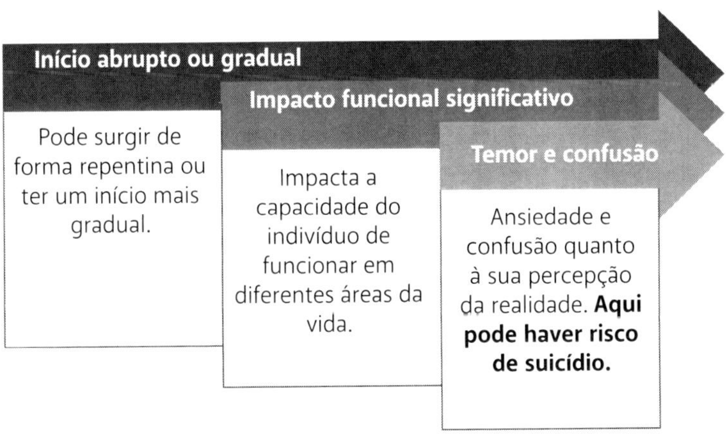


FIGURA 1 Características do primeiro episódio psicótico.

## RISCO DE SUICÍDIO E PRIMEIRO EPISÓDIO PSICÓTICO

O risco de suicídio durante o PEP é alto, com vários estudos destacando este período crítico. De acordo com a literatura, indivíduos que vivenciam um PEP apresentam um risco significativamente elevado de suicídio, em particular nos estágios iniciais após o diagnóstico.

Um estudo mostrou que a taxa de tentativas de suicídio entre pacientes com PEP foi de aproximadamente 11,2% ao longo de um período de 2 anos, com uma parte significativa ocorrendo durante o período de psicose não tratada.[2] Outro estudo relatou que o risco de autoagressão deliberada e suicídio é mais alto nos primeiros 3 meses após o início do PEP, com 11,1% dos indivíduos tendo pelo menos um evento de autoagressão durante o acompanhamento.[3] Além disso, a presença de sintomas depressivos durante o PEP tem sido associada a um aumento no risco de comportamento suicida, com uma razão de chance (OR, do inglês *odds ratio*) de 1,59 entre aqueles com sintomas depressivos em comparação com aqueles sem.[4]

Fatores como idade mais jovem, sintomas depressivos, sintomas psicóticos não tratados, estresse e contato recente com serviços de saúde mental foram identificados como preditores significativos de comportamento suicida nessa população (Figura 2).[2,5,6] Além disso, o risco de suicídio é particularmente pronunciado em indivíduos com depressão psicótica, associada a um risco duas vezes maior de suicídio em comparação com depressão grave não psicótica (Figura 2).[7]

No geral, a literatura enfatiza a importância da intervenção precoce e do monitoramento contínuo de indivíduos com PEP para mitigar o risco de suicídio, especialmente durante os primeiros meses após o diagnóstico.

## IDENTIFICAÇÃO DE SINAIS DE RISCO DE SUICÍDIO EM PACIENTES COM PRIMEIRO EPISÓDIO PSICÓTICO

Os fatores associados a tentativas de suicídio em indivíduos que vivenciam o PEP são multifacetados, englobando dimensões sociodemográficas, clínicas e psicológicas. Pesquisas indicam que características específicas elevam significativamente o risco de comportamento suicida nesta população vulnerável. A seguir, os principais fatores identificados na literatura.

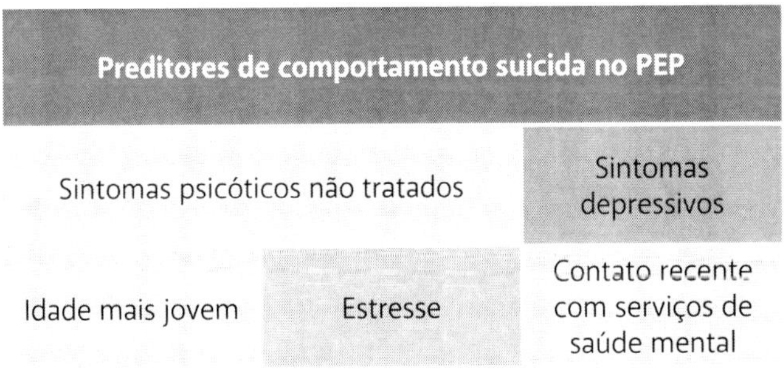


FIGURA 2 Preditores de comportamento suicida no primeiro episódio psicótico (PEP).

## Fatores sociodemográficos

- Viver sozinho: indivíduos que vivem sozinhos apresentam risco maior tanto para ideação suicida quanto para tentativas, com OR de 4,01 e 4,17, respectivamente.[8]
- *Status* de minoria étnica: ser parte de uma minoria étnica está associado a aumento do risco de tentativa de suicídio (OR = 3,71).[8]
- Idade e gênero: indivíduos mais jovens e mulheres tendem a apresentar taxas mais altas de suicídio.[9,10]

## Fatores clínicos

- Tentativas de suicídio anteriores: um histórico de tentativas de suicídio prévias prevê significativamente tentativas futuras, com uma OR de 10,29.[8]
- Sintomas depressivos: altos níveis de sintomas depressivos estão fortemente correlacionados a ideação e tentativas suicidas, com uma OR de 4,21 para aqueles com sintomas grave.[11,12]
- Psicose afetiva: o diagnóstico de psicose afetiva está ligado a aumento do risco de suicídio (OR = 1,95).[8]

### Fatores psicológicos

- Consciência e depressão: a consciência sobre a própria condição tem uma correlação negativa com a suicidalidade, enquanto a depressão atua como um mediador significativo entre a consciência e o comportamento suicida.[12]
- Autoagressão: envolver-se em autoagressão é um preditor crítico de tentativas de suicídio, com uma OR de 3,46.[10]

Também são fatores associados a tentativas de suicídio no PEP a ideação suicida anterior (OR = 4,33) e o transtorno por uso de álcool (OR = 3,63). Identificou-se que indivíduos com ideação suicida persistente tinham maior probabilidade de tentar suicídio durante o acompanhamento. Além disso, o transtorno por uso de cocaína foi relacionado a um declínio inicial, seguido de um aumento na trajetória da ideação suicida, o que também pode contribuir para o risco de suicídio. A avaliação contínua desses fatores é crucial para a prevenção.[13]

Embora esses fatores destaquem a complexidade da suicidalidade no PEP, é essencial considerar que nem todos os indivíduos com esses fatores de risco tentarão suicídio.

Fatores de proteção, como suporte social e tratamento eficaz com remissão dos sintomas psicóticos, podem mitigar esses riscos.

## ESTRATÉGIAS DE PREVENÇÃO E INTERVENÇÃO

Prevenir o risco de suicídio em indivíduos que vivenciam o PEP requer uma abordagem multifacetada que incorpore intervenção precoce, terapias psicológicas, apoio social e monitoramento contínuo. A seguir, estão as estratégias mais eficazes com base na literatura.

### Serviços de intervenção precoce

A implementação de serviços de intervenção precoce (SIP) tem mostrado reduzir a probabilidade de recaídas e internações hospitalares em indivíduos com PEP.[1,14] Esses serviços são particularmente eficazes quando incluem uma combinação de intervenções farmacológicas e psicossociais.

Este tipo de atendimento estruturado precoce pode levar à redução tanto dos sintomas positivos quanto negativos da psicose, frequentemente associados ao aumento do risco de suicídio. Além disso, traz benefícios que são observáveis ao final do tratamento e podem persistir ao longo do tempo, tornando-se um componente crucial das estratégias de prevenção ao suicídio.[1]

## Intervenções familiares e psicoeducação

Intervenções familiares que incluem psicoeducação reduziram o risco de recaída e internações hospitalares em indivíduos com PEP.[1,15] Essas intervenções geralmente envolvem educar as famílias sobre psicose, melhorar a comunicação e fornecer apoio. As intervenções familiares são consideradas um dos tratamentos mais custo-efetivos para a esquizofrenia e podem ser adaptadas para indivíduos com PEP.[15]

## Terapia cognitivo-comportamental

Intervenções com base em terapia cognitivo-comportamental (TCC) mostraram reduzir sintomas positivos (p. ex., alucinações, delírios) e negativos (p. ex., apatia, retraimento social) em indivíduos com PEP. Essas melhorias podem contribuir para a redução do risco de suicídio e agregar benefícios ao tratamento farmacológico. Os benefícios da TCC são mais pronunciados durante o período de acompanhamento de 2 anos, sugerindo a necessidade de terapia e apoio contínuos.[1]

## Monitoramento e gestão da depressão

A depressão é um preditor significativo do risco de suicídio em indivíduos com PEP. A depressão persistente, mesmo quando os sintomas positivos melhoram, pode levar ao agravamento do risco de suicídio. A triagem regular para depressão e ideação suicida é essencial, especialmente durante as etapas iniciais do tratamento e acompanhamento.[16]

## Intervenção em crises e planejamento de segurança

Programas de treinamento de habilidades voltados para tolerância ao estresse, eficácia interpessoal e solução de problemas podem ajudar indivíduos a gerenciar fatores estressores que podem precipitar comportamentos suicidas.[17]

## Intervenções com base na população e em nível comunitário

Intervenções que reduzem o acesso a meios letais de suicídio, como restringir o acesso a medicamentos ou auditar unidades de internação em busca de potenciais perigos, podem prevenir comportamentos suicidas.[17]

Programas de triagem e conscientização comunitária com base na população, os quais identificam indivíduos em risco de suicídio, usando registros eletrônicos de saúde, podem facilitar intervenções precoces e reduzir tentativas de suicídio.[14]

## Abordagem de fatores sociais e econômicos

Níveis elevados de estresse, baixa renda e desemprego estão associados ao aumento do risco de suicídio em indivíduos com esquizofrenia.[18] Intervenções que abordam esses fatores, como melhorar a gestão do estresse e oferecer emprego protegido, podem reduzir o risco de suicídio.

Aumentar o suporte social, especialmente durante o primeiro período após a alta, pode reduzir o risco de suicídio em indivíduos com PEP.

## Monitoramento contínuo e acompanhamento

O primeiro mês de tratamento e o período imediatamente após a alta são críticos para o risco de suicídio em indivíduos com PEP.[17] O monitoramento contínuo durante esses períodos é essencial.

Avaliações regulares do risco de suicídio, incluindo o uso de ferramentas padronizadas, podem ajudar a identificar indivíduos em risco e permitir intervenções oportunas.[17]

## Psicoterapia individual

A psicoterapia individual demonstrou reduzir a ideação suicida em indivíduos com PEP, particularmente quando adaptada às necessidades do paciente e fornecida como parte de um protocolo de intervenção precoce em psicose.[15]

## Estratégias de saúde pública e saúde mental

Restringir o acesso a meios letais de suicídio, como medicamentos e armas de fogo, pode prevenir comportamentos suicidas impulsivos.[19]

Promover reportagens responsáveis na mídia e campanhas de conscientização pública pode reduzir o estigma e incentivar comportamentos de busca de ajuda.[19]

## Apoio às famílias

Fornecer suporte às famílias e cuidadores de indivíduos com PEP pode aumentar sua capacidade de reconhecer e responder ao risco de suicídio.[17]

# CONCLUSÃO

A prevenção do risco de suicídio em indivíduos enfrentando um PEP é um processo multifacetado que exige uma abordagem abrangente. A integração de intervenção precoce, terapias psicológicas, suporte social e monitoramento contínuo é fundamental para atender às necessidades complexas desses pacientes vulneráveis. A identificação precoce dos sinais de risco e a implementação de intervenções baseadas em evidências são essenciais para minimizar o risco de suicídio.

Os serviços de saúde mental têm papel crucial na melhoria dos resultados desses indivíduos, investindo em estratégias que vão desde intervenções familiares e sociais, passando pelo manejo eficaz da depressão e do estresse, até a conscientização e restrição de meios letais de suicídio. Estas medidas não apenas reduzem os comportamentos suicidas, mas também promovem uma recuperação mais eficaz ao restaurar as funções sociais e ocupacionais dos pacientes.

Além disso, o envolvimento ativo das famílias e cuidadores no processo terapêutico e de suporte pode ampliar significativamente o impacto positivo das intervenções, reforçando a adesão ao tratamento e melhorando o bem-estar geral do paciente. Estratégias de saúde pública, como campanhas educativas e promoção da busca por ajuda, também desempenham papel essencial na redução do estigma associado ao PEP e à saúde mental em geral.

Por fim, embora o tratamento farmacológico, especialmente com antipsicóticos, seja uma peça central no manejo da psicose, ele deve ser complementado com abordagens psicossociais personalizadas que considerem as particularidades de cada indivíduo. Ao adotar essa abordagem integrada e centrada no paciente, conseguimos não apenas mitigar o risco de suicídio, mas também fomentar um ambiente propício para uma recuperação sustentável e de longo prazo.

## REFERÊNCIAS BIBLIOGRÁFICAS

1. Killackey E. Creating the best pathways to care for first-episode psychosis. Psychiatr Serv. 2019;70(8):641.
2. Toll A, Pechuan E, Bergé D, Legildo T, Martínez-Sadurní L, El-Abidi K, et al. Factors associated with suicide attempts in first-episode psychosis during the first two years after onset. Psychiatry Res. 2023;325:115232.
3. Moe AM, Llamocca E, Wastler HM, Steelesmith DL, Brock G, Bridge JA, et al. Risk factors for deliberate self-harm and suicide among adolescents and young adults with first-episode psychosis. Schizophr Bull. 2022;48(2):414-24.
4. McGinty J, Haque MS, Upthegrove R. Depression during first episode psychosis and subsequent suicide risk: a systematic review and meta-analysis of longitudinal studies. Schizophr Res. 2018;195:58-66.
5. Vila-Badia R, Kaplan M, Butjosa A, Del Cacho N, Serra-Arumí C, Colomer-Salvans A, et al. Suicidal behaviour in first-episode psychosis: the relevance of age, perceived stress and depressive symptoms. Clin Psychol Psychother. 2022;29(4):1364-73.
6. Baird A, Rathod S, Hansen L, Appleby L, Rodway C, Turnbull P. SUICIDE AND PSYCHOSIS: comparing the characteristics of patients who died by suicide following recent onset and longer duration of schizophrenia and other primary psychotic disorders, 2008-2021. Schizophr Bull. 2025;sbaf009.
7. Paljärvi T, Tiihonen J, Lähteenvuo M, Tanskanen A, Fazel S, Taipale H. Psychotic depression and deaths due to suicide. J Affect Disord. 2023;321:28-32.
8. Moro L, Orri M, Sicotte R, Thibaudeau E, Joober R, Malla A, et al. Sociodemographic and clinical risk factors associated with suicidal ideation and attempt during a 2-year early intervention program for first-episode psychosis. Schizophr Res. 2023;258:61-8.
9. Moro L, Sicotte R, Joober R, Malla A, Lepage M, Orri M. Trajectories of suicidality during a 2-year early-intervention program for first-episode psychosis: a longitudinal study. Psychiatry Res. 2024;340:116148.
10. Miola A, Gardea-Reséndez M, Ortiz-Orendain J, Nunez NA, Ercis M, Coombes BJ, et al. Factors associated with suicide attempts in the antecedent illness trajectory of bipolar disorder and schizophrenia. Int J Bipolar Disord. 2023;11(1):38.
11. Fitzpatrick P, Brown E, Street R, O'Donoghue B. Prevalence of depressive symptoms, suicidal ideation and behaviours in young people presenting with a first episode of psychosis. Ir J Psychol Med. 2024:1-7.
12. Tayfur SN, Song Z, Li F, Hazan H, Gibbs-Dean T, Purushothaman D, et al. Insight and suicidality in first-episode psychosis: the mediating role of depression. Schizophr Res. 2025;275:189-95.
13. Sicotte R, Iyer SN, Lacourse E, Séguin JR, Abdel-Baki A. Heterogeneity in the course of suicidal ideation and its relation to suicide attempts in first-episode psychosis: a 5-year prospective study. Can J Psychiatry. 2023;68(11):850-9.

14. Robinson J, Harris MG, Harrigan SM, Henry LP, Farrelly S, Prosser A, et al. Suicide attempt in first-episode psychosis: a 7.4 year follow-up study. Schizophr Res. 2010;116(1):1-8.
15. McFarlane WR, Lukens E, Link B, Dushay R, Deakins SA, Newmark M, et al. Multiple-family groups and psychoeducation in the treatment of schizophrenia. Arch Gen Psychiatry. 1995;52(8):679-87.
16. Wastler HM, Mengda Y, Pan X, Bornheimer LA, Moe AM, Breitborde NJK. Trajectories of suicidal risk among individuals with first-episode psychosis: relationship to recovery and symptoms. Psychiatry Res. 2024;338:115978.
17. Fedyszyn IE, Robinson J, Harris MG, Paxton SJ, Francey S, Edwards J. Suicidal behaviours during treatment for first-episode psychosis: towards a comprehensive approach to service-based prevention. Early Interv Psychiatry. 2014;8(4):387-95.
18. Taktak Ş, Öz HS. The relationship between depression, anxiety and stress levels on suicidal behavior in patients with schizophrenia. Psychiatry Clin Psychopharmacol. 2023;33(2):108-16.
19. Zalsman G, Hawton K, Wasserman D, van Heeringen K, Arensman E, Sarchiapone M, et al. Suicide prevention strategies revisited: 10-year systematic review. Lancet Psychiatry. 2016;3(7):646-59.

# 10

# Uso de substâncias em quadros psicóticos iniciais

José Diogo Ribeiro de Souza
Jaime Eduardo Cecilio Hallak
José Alexandre de Souza Crippa

## INTRODUÇÃO

O uso de substâncias psicoativas tem papel significativo na manifestação e no curso dos transtornos psicóticos, sendo um fator de risco bem-documentado para a transição para a psicose, recorrências sintomáticas e piora do prognóstico. Em indivíduos com vulnerabilidade neurobiológica, determinadas substâncias – especialmente a *cannabis* e os psicoestimulantes – podem precipitar episódios psicóticos, aumentar a gravidade dos sintomas e comprometer a resposta ao tratamento. Além disso, um desafio diagnóstico relevante, especialmente no primeiro episódio psicótico (PEP), é diferenciar a psicose induzida por substâncias da psicose primária. Embora ambas possam apresentar manifestações semelhantes, a distinção exige avaliação cuidadosa, considerando a relação temporal com o uso da substância, a evolução dos sintomas e a persistência do quadro após a cessação do consumo.

A relação entre substâncias psicoativas e psicose é multifacetada, envolvendo tanto mecanismos farmacológicos diretos quanto interações complexas com fatores genéticos e ambientais. Evidências sugerem que a exposição precoce e o uso frequente de substâncias, como *cannabis*, canabinoides sintéticos e cocaína, podem acelerar a transição para transtornos psicóticos e agravar sua evolução clínica. Em contrapartida, a persistência do uso de substâncias após um PEP está associada a maior risco de recaídas, pior funcionalidade e menor adesão ao tratamento, reforçando a necessidade de estratégias terapêuticas integradas.[1]

Este capítulo explora a intersecção entre o uso de substâncias psicoativas e os quadros psicóticos iniciais, abordando desde os mecanismos neurobiológicos até as implicações clínicas e terapêuticas. Será dada ênfase à *cannabis*, considerando o crescente corpo de evidências sobre seu impacto na psicose, sem deixar de abordar o papel de outras substâncias na modulação do risco psicótico. Somado a isso, serão exploradas estratégias para a identificação precoce do uso de substâncias nesse grupo de pacientes, bem como as abordagens mais eficazes para mitigar seus efeitos negativos na evolução clínica.

## PSICOSE E USO DE SUBSTÂNCIAS: INTERAÇÕES COMPLEXAS

O PEP representa um momento crítico na trajetória dos transtornos psicóticos, sendo uma fase em que fatores precipitantes e moduladores do quadro ainda estão em definição. Entre esses fatores, o uso de substâncias psicoativas se destaca tanto pela sua alta prevalência nessa população quanto pela complexidade de suas interações com a neurobiologia da psicose. Além de representar um fator de risco para o desencadeamento do episódio, o consumo de substâncias pode influenciar a apresentação clínica, dificultar a estabilização do quadro e gerar desafios no diagnóstico diferencial.[2]

A literatura aponta que uma proporção significativa dos indivíduos que apresentam um PEP tem história prévia ou atual de uso de substâncias,[1] sendo a *cannabis* a mais associada a essa fase inicial da psicose. Entretanto, outras substâncias, como estimulantes (p. ex., cocaína e anfetaminas), alucinógenos e até mesmo álcool, também podem desempenhar um papel na modulação do risco e na gravidade do quadro. A relação entre psicose e substâncias não se dá de maneira uniforme entre os indivíduos,[3] variando de acordo com fatores como predisposição genética, idade de início do uso, frequência de consumo e tipo de substância utilizada.

### Psicose induzida por substâncias *versus* psicose primária

Distinguir psicose primária de psicose induzida por substâncias no primeiro episódio representa importante desafio diagnóstico. No contexto do PEP, a diferenciação é crucial para definir estratégias terapêuticas e prognósticas adequadas. De acordo com o DSM-5, a psicose induzida por substâncias ocorre quando há sintomas psicóticos (delírios, alucinações) temporalmente relacionados ao uso ou abstinência da substância, sem evidências de um transtorno psicótico independente. Em contrapartida, quando os sintomas persistem além do período esperado para a intoxicação ou abstinência, ou quando há um histórico pré-mórbido sugestivo de vulnerabilidade psicótica, deve-se considerar a possibilidade de um transtorno psicótico primário precipitado pelo uso de substâncias.[3]

A interação entre fatores genéticos e ambientais ajuda a explicar esse fenômeno: indivíduos com predisposição ao desenvolvimento de transtornos psicóticos podem apresentar um limiar reduzido para o desencadeamento de sintomas quando expostos a substâncias psicoativas. Nesses casos, o uso de substâncias pode não ser a única causa do PEP, mas sim um fator precipitador que acelera a manifestação da doença.[3]

Estudos epidemiológicos sugerem que o risco de transição para psicose entre usuários de substâncias não é homogêneo. Por exemplo, enquanto muitos usuários de *cannabis* nunca desenvolverão psicose, aqueles que apresentam determinados perfis genéticos e neurobiológicos possuem um risco consideravelmente maior.[4] Além disso, o início precoce do uso de substâncias e a exposição a variantes de alta potência, como os canabinoides sintéticos, parecem aumentar substancialmente a vulnerabilidade para transtornos psicóticos.

## SUBSTÂNCIAS PSICOATIVAS E PSICOSE: ANÁLISE POR CATEGORIA

O impacto das substâncias psicoativas na saúde mental é um tema amplamente estudado, em especial no contexto dos transtornos psicóticos. Além de poderem induzir sintomas psicóticos transitórios durante a intoxicação, essas substâncias também podem atuar como fatores desencadeantes ou moduladores da progressão da psicose, principalmente em indivíduos com predisposição genética. A interação entre substâncias e transtornos psicóticos não ocorre de maneira homogênea, sendo influenciada por variáveis como tipo de substância, frequência e padrão de uso, idade de início e vulnerabilidade individual.

Estudos populacionais demonstram que indivíduos que buscam atendimento emergencial por psicose induzida por substância ou uso problemático de substâncias, mesmo sem sintomas psicóticos aparentes, apresentam risco significativamente aumentado de desenvolver transtornos do espectro da esquizofrenia nos anos subsequentes, em comparação à população geral.[5] Esse dado reforça a importância do monitoramento clínico e da identificação precoce do uso de substâncias em populações vulneráveis, permitindo estratégias de intervenção que minimizem seus impactos na evolução da psicose.

Cada classe de substância atua sobre sistemas neuroquímicos específicos, modulando circuitos envolvidos na dopamina, no glutamato e no sistema endocanabinoide. Essas interações podem resultar em sintomas psicóticos transitórios durante a intoxicação ou precipitar quadros persistentes em indivíduos vulneráveis. Além disso, a exposição contínua pode comprometer a resposta ao tratamento e a funcionalidade do paciente, reforçando a necessidade de intervenções terapêuticas precoces.

A seguir são analisadas as principais classes de substâncias associadas à psicose, enfatizando seus mecanismos neurobiológicos, impacto clínico e implicações prognósticas.

## *Cannabis*

A *cannabis* é a substância psicoativa mais associada à transição para transtornos psicóticos, sendo amplamente estudada por seu papel tanto na precipitação do PEP quanto na modulação da evolução da psicose em indivíduos vulneráveis. Estudos indicam que entre 22-50% de jovens com um PEP fazem uso de substâncias, sendo a *cannabis* a mais frequentemente consumida.[6] A relação entre *cannabis* e psicose não é uniforme, sendo modulada por fatores como frequência e padrão de uso, idade de início, concentração de Δ9-tetra-hidrocanabinol (THC) e predisposição genética.

O aumento global da disponibilidade e aceitação social da *cannabis*, impulsionado por sua legalização em diversos países, tem sido acompanhado por um crescimento expressivo nos diagnósticos de transtorno por uso de *cannabis* e intoxicação. Um estudo de coorte conduzido nos Estados Unidos revelou que, após a implementação de leis de *cannabis* medicinal, houve um crescimento de 42,7% nos diagnósticos de transtorno por uso de *cannabis* e um aumento de 88,6% nos casos de intoxicação. Nos estados que legalizaram a *cannabis* recreativa, os casos de intoxicação aumentaram em 31,6%.[7]

O impacto da *cannabis* na psicose é particularmente evidente em estudos de grandes coortes populacionais, que mostram um risco dose-dependente. Dados recentes do Canadá indicam que, após a legalização, o risco atribuível ao transtorno por uso de *cannabis* na incidência de esquizofrenia praticamente triplicou, passando de 3,7% para 10,3% na população geral e chegando a 18,9% entre homens jovens de 19-24 anos.[8] Esse aumento pode ser atribuído à maior disponibilidade de produtos com alta concentração de THC, que amplificam os riscos neurobiológicos envolvidos no desenvolvimento da psicose.

Evidências de um estudo dinamarquês[9] indicam que o transtorno por uso de *cannabis* está associado não apenas a um risco aumentado de esquizofrenia, mas também a transtornos afetivos, como transtorno bipolar com sintomas psicóticos e depressão psicótica. Indivíduos com transtorno por uso de *cannabis* apresentaram um risco 2,7 vezes maior de desenvolver transtorno bipolar e uma probabilidade significativamente aumentada de evolução para depressão psicótica. Esses achados sugerem que a *cannabis* pode atuar não apenas como um gatilho para episódios psicóticos, mas também como um fator modulador da gravidade e progressão de transtornos psiquiátricos graves.

Somado a isso, a relação entre o uso de *cannabis* e transtornos psicóticos pode ser parcialmente explicada por fatores genéticos compartilhados. Evidências apontam correlações genéticas entre o consumo da substância e a predisposição para esquizofrenia e transtorno bipolar, sugerindo uma sobreposição parcial entre os genes envolvidos nesses fenótipos.[4] Esses achados reforçam a hipótese de que indivíduos geneticamente vulneráveis tendem a apresentar maior propensão ao uso de *cannabis*, ao mesmo tempo que seu consumo frequente pode amplificar o risco de desenvolver transtornos psicóticos.

Os mecanismos neurobiológicos que explicam a relação entre *cannabis* e psicose envolvem a modulação do sistema endocanabinoide e seu impacto na neurotransmissão dopaminérgica.[6] O THC, ao ativar os receptores CB1, altera a regulação dopaminérgica no sistema mesolímbico, resultando em um aumento da atividade dopaminérgica estriatal, um dos mecanismos centrais implicados na fisiopatologia da esquizofrenia.

Além disso, evidências de neuroimagem sugerem que o uso crônico de *cannabis* pode estar associado a uma redução da substância cinzenta no córtex pré-frontal e hipocampo, regiões envolvidas na regulação emocional e processos cognitivos. Essas alterações estruturais podem contribuir para déficits cognitivos e para um aumento da vulnerabilidade à psicose, especialmente quando o uso da substância ocorre durante a adolescência, período crítico para o desenvolvimento cerebral.[10]

Embora o Δ9-THC seja o principal componente psicoativo da *cannabis*, o canabidiol (CBD) tem sido estudado por seus possíveis efeitos neuroprotetores e antipsicóticos.[11] Algumas pesquisas sugerem que o CBD pode modular os efeitos pró-psicóticos do THC, o que poderia explicar por que produtos ricos em THC e pobres em CBD parecem ter um impacto mais significativo no risco de psicose. No entanto, os ensaios clínicos ainda não estabeleceram um papel terapêutico definitivo para o CBD na prevenção da psicose.

## Canabinoides sintéticos

Os canabinoides sintéticos, frequentemente comercializados sob nomes como *Spice*, *K2* e *K9*, representam um dos maiores desafios emergentes no campo da saúde mental. Diferente da *cannabis* natural, essas substâncias são desenvolvidas para mimetizar e amplificar os efeitos do THC, apresentando uma potência significativamente maior e impactos neurobiológicos mais imprevisíveis.

O principal risco associado aos canabinoides sintéticos decorre de sua alta afinidade pelos receptores CB1, muito superior à do THC, resultando em uma ativação exacerbada do sistema endocanabinoide. Esse efeito pode levar a episódios psicóticos graves, mesmo em indivíduos sem histórico psiquiátrico prévio.[12] Relatos clínicos indicam que o uso de canabinoides sintéticos está associado a um risco elevado de sintomas psicóticos agudos, como paranoia, alucinações visuais e auditivas e comportamento desorganizado, com maior gravidade em indivíduos com transtornos psiquiátricos prévios.[3]

Além dos efeitos agudos, há evidências de que o uso prolongado de canabinoides sintéticos pode estar associado a alterações neurobiológicas duradouras, incluindo redução da integridade da substância branca no cérebro, mecanismo que pode aumentar o risco do desenvolvimento de transtornos psicóticos crônicos.[13]

No Brasil, o uso dessas substâncias tem crescido, especialmente em populações vulneráveis. Dados recentes, coletados em São Paulo, indicam que mais de um terço dos indivíduos em busca de tratamento para dependência química relataram o uso recente de canabinoides sintéticos, sugerindo uma mudança no padrão de consumo de drogas ilícitas no país.[14] Esse aumento no consumo é particularmente preocupante, pois essas substâncias são muitas vezes adulteradas com outros compostos sintéticos, aumentando os riscos de toxicidade e crises psicóticas prolongadas.

## Estimulantes (cocaína e anfetaminas)

A cocaína e as anfetaminas, incluindo a metanfetamina e a 3,4-metilenodioximetanfetamina (MDMA), são potentes estimulantes do sistema nervoso central (SNC) que atuam principalmente nos sistemas dopaminérgico, noradrenérgico e serotoninérgico. Esses mecanismos estão diretamente associados ao desenvolvimento de sintomas psicóticos, tanto transitórios quanto persistentes.[3,15]

A cocaína bloqueia a recaptação de dopamina, noradrenalina e serotonina, causando um aumento rápido na neurotransmissão, o que pode resultar em paranoia, alucinações auditivas e delírios persecutórios. O risco de psicose induzida é diretamente proporcional à frequência e quantidade do uso.[15] Além disso, usuários crônicos apresentam maior vulnerabilidade ao desenvolvimento de sintomas psicóticos mesmo na abstinência, sugerindo uma sensibilização progressiva do sistema dopaminérgico.[3]

As anfetaminas, incluindo a metanfetamina, têm um mecanismo semelhante, mas, além de inibir a recaptação, estimulam diretamente a liberação de dopamina, tornando seus efeitos psicóticos ainda mais pronunciados. A MDMA (*ecstasy*), por sua vez, age predominantemente no sistema serotoninérgico, aumentando de forma maciça a liberação de serotonina e inibindo sua recaptação. Embora seja menos associada à psicose paranoide típica, pode induzir sintomas psicóticos transitórios, especialmente em usuários frequentes. O risco é ainda maior quando há associação com outras substâncias estimulantes.[15]

A exposição crônica a esses estimulantes pode gerar psicose persistente, com sintomas indistinguíveis de transtornos psicóticos primários, tornando o diagnóstico diferencial desafiador.

## Alucinógenos e dissociativos

Os alucinógenos clássicos, como dietilamida do ácido lisérgico (LSD) e psilocibina, atuam predominantemente no sistema serotoninérgico, alterando a percepção sensorial e os processos cognitivos. Seus efeitos são mediados principalmente pela ativação dos receptores 5-HT2A, o que leva a experiências de intensificação sensorial, distorção da realidade e estados alterados de consciência. Embora a maioria dos usuários não desenvolva psicose persistente, há casos documentados de episódios psicóticos prolongados, mesmo após um único uso.[16]

Já os dissociativos, como a cetamina, atuam inibindo os receptores NMDA, o que pode comprometer a função glutamatérgica e induzir estados de desrealização e paranoia. Estudos sugerem que esses compostos podem exacerbar sintomas psicóticos em indivíduos vulneráveis e induzir déficits cognitivos a longo prazo.

Além disso, há evidências de que o uso repetido de cetamina pode desencadear um padrão de disfunção glutamatérgica semelhante ao observado na esquizofrenia, aumentando a suscetibilidade a sintomas psicóticos duradouros.[3]

## Álcool e outras substâncias depressoras

O álcool é uma das substâncias psicoativas mais amplamente consumidas no mundo e, apesar de seu efeito primário depressor do SNC, sua relação com a psicose merece atenção. O uso crônico pode precipitar quadros psicóticos persistentes, frequentemente caracterizados por alucinações auditivas vívidas e delírios paranoides, que podem se manter mesmo após a interrupção do consumo.

A abstinência alcoólica intensa, especialmente em bebedores crônicos, pode precipitar um quadro conhecido como *delirium tremens*, no qual sintomas psicóticos são acompanhados por confusão, agitação e disautonomia. Pacientes que apresentam múltiplos episódios de abstinência grave ao longo da vida podem desenvolver déficits cognitivos permanentes, aumentando a vulnerabilidade à psicose.[17]

Já os benzodiazepínicos, embora amplamente prescritos para fins terapêuticos, também podem estar associados ao surgimento de sintomas psicóticos, especialmente em contextos de abstinência. O uso combinado de álcool e benzodiazepínicos é particularmente problemático, pois pode potencializar estados de desinibição emocional e paranoias, aumentando o risco de descompensação psiquiátrica e episódios psicóticos transitórios. Esses efeitos podem ser ainda mais pronunciados em indivíduos com histórico prévio de transtornos psiquiátricos, tornando essencial o monitoramento rigoroso do uso dessas substâncias, especialmente em pacientes vulneráveis.

## Policonsumo e riscos adicionais

Na prática clínica, muitos pacientes não fazem uso exclusivo de uma única substância, mas sim de combinações diversas, o que pode amplificar o risco de psicose. Esse padrão de consumo, conhecido como policonsumo, está associado a desfechos clínicos mais desfavoráveis, incluindo maior gravidade dos sintomas, maior taxa de recorrência psicótica e pior resposta ao tratamento antipsicótico.[1]

Pacientes com PEP que apresentam padrões de policonsumo frequentemente requerem intervenções mais intensivas, incluindo estratégias integradas de manejo da psicose e da dependência química. Identificar e abordar esses padrões precocemente é essencial para prevenir recaídas e melhorar o prognóstico a longo prazo.

## IMPACTO DO USO DE SUBSTÂNCIAS NA EVOLUÇÃO DA PSICOSE

O impacto do uso de substâncias na evolução da psicose vai além do episódio agudo, influenciando a trajetória clínica, a resposta ao tratamento e os desfechos funcionais a longo prazo. Estudos indicam que pacientes que continuam a fazer uso de substâncias após um PEP apresentam maior risco de recorrência sintomática, maior número de hospitalizações e pior recuperação funcional. Além disso, o uso persistente pode comprometer a resposta ao tratamento antipsicótico e aumentar o risco de comportamentos impulsivos e até mesmo suicidas.[1]

### Recaídas, hospitalizações e desafios na resposta ao tratamento

O uso contínuo de substâncias após um PEP está fortemente associado a um curso clínico mais grave e a uma pior resposta ao tratamento. Pacientes que mantêm o consumo apresentam maior risco de recorrência sintomática, necessidade de internações psiquiátricas e menor adesão ao tratamento medicamentoso.[1]

A relação entre o uso de substâncias e a recorrência psicótica envolve múltiplos mecanismos neuroquímicos.[3] Além da hiperativação dopaminérgica induzida por substâncias, como *cannabis* e estimulantes, que pode aumentar a vulnerabilidade a novos episódios psicóticos, alterações nos sistemas serotoninérgico e noradrenérgico também desempenham papel relevante. Estimulantes como anfetaminas, cocaína e MDMA promovem elevações abruptas na disponibilidade de dopamina, serotonina e noradrenalina, resultando em alterações no humor, impulsividade exacerbada e desregulação do controle inibitório. Esses efeitos podem levar a um aumento da instabilidade emocional, desorganização cognitiva e comportamento de risco, fatores que frequentemente precipitam crises psiquiátricas e hospitalizações recorrentes.

A resposta ao tratamento antipsicótico também pode ser comprometida pelo uso concomitante de substâncias. Algumas drogas, como a *cannabis*, podem modular a neurotransmissão dopaminérgica, reduzindo a eficácia dos antipsicóticos e exigindo doses mais elevadas para controle sintomático.[6] Já os estimulantes, como anfetaminas, cocaína e MDMA, antagonizam ou sobrecarregam os sistemas dopaminérgico e serotoninérgico, o que pode exacerbar sintomas psicóticos e induzir resistência ao tratamento.[3] Além disso, a MDMA, frequentemente consumida de forma recreativa, pode levar a episódios de hiperatividade serotoninérgica, agravando sintomas ansiosos e paranoides, além de aumentar o risco de crises psicóticas em indivíduos predispostos.

Outro fator crítico é a baixa adesão ao tratamento, comum entre pacientes com transtornos por uso de substâncias. A menor percepção da necessidade da medicação, aliada a um padrão de consumo desregulado, aumenta as chances de abandono do tratamento, o que agrava a evolução da psicose e reduz a funcionalidade global do paciente. Portanto, a continuidade do uso de substâncias representa um grande desafio no manejo da psicose, exigindo intervenções precoces e estratégias que garantam maior adesão ao tratamento psiquiátrico.

### Impacto na cognição e na funcionalidade global

Pacientes com PEP que mantêm o uso de substâncias apresentam déficits cognitivos mais pronunciados em comparação com aqueles que interrompem o consumo. O uso contínuo está associado a prejuízos em funções como memória, atenção e controle inibitório, dificultando a reabilitação funcional e a reinserção social.

No caso da *cannabis*, estudos indicam que seu uso pode agravar déficits neurocognitivos preexistentes, comprometendo habilidades de aprendizado e planejamento, além de afetar a velocidade de processamento e memória verbal. Entretanto, a relação entre *cannabis* e cognição em PEP não é homogênea, pois fatores como idade de início, frequência de uso e interação com antipsicóticos parecem modular essa associação.[18]

Os estimulantes, por sua vez, podem induzir alterações neurodegenerativas em áreas corticais envolvidas no controle executivo e na tomada de decisões, exacerbando dificuldades cognitivas e impactando diretamente a funcionalidade global dos pacientes. Esses déficits estão relacionados a um pior prognóstico clínico, reduzindo as chances de independência funcional e adesão ao tratamento.[3,15]

## AUMENTO DO RISCO DE COMPORTAMENTOS DE ALTO RISCO E SUICÍDIO

O uso de substâncias em indivíduos com psicose está fortemente associado ao aumento do risco de comportamentos impulsivos e suicidas, impactando significativamente o manejo clínico. Estudos indicam que a presença de estresse agudo e o uso de substâncias, mesmo que não atendam aos critérios para abuso ou dependência, são preditores independentes de comportamento suicida em transtornos psicóticos transitórios.[19]

Pacientes que fazem uso frequente de álcool e estimulantes apresentam taxas mais elevadas de tentativas de suicídio, frequentemente em contextos de desinibição emocional, comprometimento do julgamento e desorganização comportamental. Somado a isso, o uso de substâncias pode interagir com fatores clínicos, como instabilidade emocional e sintomas depressivos, exacerbando a vulnerabilidade ao comportamento suicida. Dados recentes evidenciam que jovens com transtornos de humor, apresentando transtorno por uso de *cannabis,* têm risco significativamente maior de autoagressão não fatal e mortalidade por todas as causas.[20]

Além disso, o estresse agudo pode ser um fator decisivo para o comportamento suicida em pacientes com psicose. Situações como perdas inesperadas, conflitos familiares ou eventos traumáticos podem desencadear episódios de desorganização intensa, impulsividade e ideação suicida. Essa sobrecarga emocional, combinada com a instabilidade da psicose, aumenta o risco de tomadas de decisão impulsivas e potencialmente fatais.[19]

## ESTRATÉGIAS DE MANEJO CLÍNICO

O manejo do PEP em pacientes que fazem uso de substâncias requer abordagem multidisciplinar e estruturada. O PEP representa uma janela crítica para a intervenção precoce, e a adoção de estratégias eficazes nesse momento pode influenciar de maneira significativa a evolução do quadro psiquiátrico.

Os principais objetivos do tratamento, além da remissão dos sintomas psicóticos e da melhora da funcionalidade do paciente, incluem a suspensão do uso de substâncias. A continuidade do consumo após o PEP está fortemente associada a maior risco de recaídas, hospitalizações psiquiátricas e pior prognóstico funcional, tornando essencial uma intervenção precoce e bem-planejada. Para muitos pacientes, esse processo pode ser conduzido de forma ambulatorial, com suporte adequado e acompanhamento psiquiátrico contínuo. No entanto, em casos mais graves, como padrões de uso intenso, falha nas tentativas de cessação ou necessidade de abstinência assistida, a internação pode ser necessária, garantindo um ambiente protegido para a estabilização clínica.

O acompanhamento psiquiátrico regular deve incluir monitoramento da evolução sintomática e do padrão de consumo de substâncias, com ajustes terapêuticos conforme necessário. A farmacoterapia deve ser otimizada levando em conta possíveis interações medicamentosas, comprometimento cognitivo associado ao uso de substâncias e dificuldades na adesão ao tratamento. O manejo da abstinência e dos sintomas de retirada deve ser realizado com cautela, minimizando impactos na estabilização psiquiátrica sem comprometer a continuidade do tratamento.

A psicoeducação deve ser incorporada desde o início do tratamento, envolvendo tanto o paciente quanto sua rede de apoio. O entendimento sobre a relação entre o uso de substâncias e a psicose é essencial para fortalecer a adesão ao tratamento, prevenir recaídas e melhorar o prognóstico a longo prazo. O suporte familiar e comunitário desempenha um papel central nesse processo, ajudando a criar um ambiente favorável à recuperação. Estratégias de prevenção também devem ser consideradas, com abordagens baseadas em evidências, para reduzir o risco do uso contínuo de substâncias e suas consequências negativas.

Além da estabilização clínica, a reabilitação funcional deve ser incentivada desde os primeiros estágios do tratamento, garantindo que o paciente mantenha ou recupere sua capacidade de participação acadêmica, profissional e social. A terapia ocupacional pode ser um recurso importante, auxiliando na estruturação da rotina, no desenvolvimento de habilidades funcionais e na promoção da autonomia, prevenindo o isolamento e reduzindo o risco de recaídas.

O manejo clínico do PEP associado ao uso de substâncias deve ser individualizado, adaptando-se às necessidades de cada paciente. A prevenção de recaídas exige uma abordagem de longo prazo, com intervenções precoces diante de sinais de descompensação e estratégias que reforcem a continuidade do tratamento psiquiátrico e o afastamento do uso de substâncias.

## CONCLUSÃO

Como discutido ao longo deste capítulo, o uso de substâncias psicoativas desempenha um papel central na manifestação e evolução dos transtornos psicóticos, especialmente nos estágios iniciais da doença. Entre essas substâncias, a *cannabis* se destaca por sua associação robusta com maior risco de psicose, pior resposta ao tratamento e comprometimento funcional. Evidências indicam que o transtorno por uso de *cannabis* está relacionado ao aumento da incidência de esquizofrenia e outros transtornos psicóticos, especialmente em jovens e usuários frequentes de produtos com alto teor de THC. Além disso, como demonstrado, a legalização da *cannabis* tem sido acompanhada por um crescimento expressivo de transtorno por uso de *cannabis* e intoxicação, reforçando a necessidade de estratégias regulatórias e preventivas voltadas à saúde mental.

Além do risco de transição para psicose, o uso de substâncias impacta negativamente sua evolução, aumentando recorrências sintomáticas, hospitalizações psiquiátricas e comprometimento funcional, como explorado anteriormente. A persistência do consumo após um PEP está associada a menor adesão ao tratamento e maior resistência à farmacoterapia. Como discutido, substâncias como estimulantes e álcool também elevam o risco de comportamentos impulsivos e suicidas, exigindo monitoramento rigoroso e intervenções específicas. O manejo clínico deve ser multidisciplinar e individualizado, priorizando a estabilização sintomática, a cessação do uso de substâncias e a reabilitação funcional.

Dessa forma, a suspensão do uso de substâncias deve ser um dos principais objetivos do tratamento, juntamente com a remissão dos sintomas psicóticos e a melhora da funcionalidade. Como abordado, a condução pode ser ambulatorial na maioria dos casos, mas internação para abstinência assistida pode ser necessária em situações mais graves. A psicoeducação tem papel essencial na compreensão da relação entre substâncias e psicose, favorecendo a adesão terapêutica e prevenindo recaídas. Portanto, a detecção precoce, a intervenção estruturada e o acompanhamento contínuo são fundamentais para minimizar os impactos dessas comorbidades e favorecer um prognóstico mais favorável.

Além das abordagens individuais, políticas públicas desempenham papel crucial na prevenção e manejo do uso de substâncias nessa população. Intervenções eficazes envolvem programas escolares e familiares que promovem habilidades sociais e estratégias de resistência ao uso de drogas. Além disso, políticas que reduzam fatores de risco e fortaleçam fatores de proteção são essenciais para enfrentar esse desafio em larga escala. O investimento contínuo em pesquisa para desenvolver e avaliar novas abordagens preventivas também é fundamental. A colaboração entre profissionais de saúde, educadores, formuladores de políticas e comunidades pode potencializar os esforços na redução do impacto do uso de substâncias entre jovens.[21]

Portanto, a detecção precoce, a intervenção estruturada e o acompanhamento contínuo são fundamentais para minimizar os impactos dessas comorbidades e favorecer um prognóstico mais favorável. Estratégias preventivas, aliadas a abordagens clínicas baseadas em evidências, são essenciais para reduzir o impacto do uso de substâncias em transtornos psicóticos e promover melhores desfechos para os pacientes, seus familiares e a sociedade como um todo.

## REFERÊNCIAS BIBLIOGRÁFICAS


1. Wisdom JP, Manuel JI, Drake RE. Substance use disorder among people with first-episode psychosis: a systematic review of course and treatment. Psychiatr Serv. 2011;62(9):1007-12.
2. Suvisaari J, Mantere O, Keinänen J, Mäntylä T, Rikandi E, Lindgren M, et al. Is it possible to predict the future in first-episode psychosis? Front Psychiatry. 2018;9:580.
3. Fiorentini A, Cantù F, Crisanti C, Cereda G, Oldani L, Brambilla P. Substance-induced psychoses: an updated literature review. Front Psychiatry. 2021;12:694863.
4. Cheng W, Parker N, Karadag N, Koch E, Hindley G, Icick R, et al. The relationship between cannabis use, schizophrenia, and bipolar disorder: a genetically informed study. Lancet Psychiatry. 2023;10(6):441-51.
5. Myran DT, Harrison LD, Pugliese M, Solmi M, Anderson KK, Fiedorowicz JG, et al. Transition to schizophrenia spectrum disorder following emergency department visits due to substance use with and without psychosis. JAMA Psychiatry. 2023;80(11):1169-74.
6. West ML, Sharif S. Cannabis and psychosis. Child Adolesc Psychiatr Clin N Am. 2023;32(1):69-83.
7. Jayawardhana J, Hou J, Freeman P, Talbert JC. Association of state cannabis legalization with cannabis use disorder and cannabis poisoning. JAMA Psychiatry. 2025;82(3):228-36.
8. Myran DT, Pugliese M, Harrison LD, Solmi M, Anderson KK, Fiedorowicz JG, et al. Changes in incident schizophrenia diagnoses associated with cannabis use disorder after cannabis legalization. JAMA Netw Open. 2025;8(2):e2457868.
9. Jefsen OH, Erlangsen A, Nordentoft M, Hjorthøj C. Cannabis use disorder and subsequent risk of psychotic and nonpsychotic unipolar depression and bipolar disorder. JAMA Psychiatry. 2023;80(8):803-10.
10. Miller AP, Baranger DAA, Paul SE, Garavan H, Mackey S, Tapert SF, et al. Neuroanatomical variability and substance use initiation in late childhood and early adolescence. JAMA Netw Open. 2024;7(12):e2452027.
11. Lisboa JRF, Simei JL, Souza JDR, Gomes FV. Cannabidiol as a treatment for schizophrenia. Psychiatr Ann. 2023;53(6):252-5.
12. Souza JDR, Madruga CS, Noto C. Emerging synthetic cannabinoids and the risk of psychosis: a growing concern for public health. Braz J Psychiatry. 2023;45(4):306-7.
13. Zorlu N, Di Biase MA, Kalaycı ÇÇ, Zalesky A, Bağcı B, Oğuz N, et al. Abnormal white matter integrity in synthetic cannabinoid users. Eur Neuropsychopharmacol. 2016;26(11):1818-25.

14. Madruga CS, Cordeiro Q, Silva CJ, Araujo AC, Seabra DS, Laranjeira RR. Over a third of treatment-seekers from São Paulo's Crackland report recent use of synthetic cannabinoids. Braz J Psychiatry. 2024;46:e20233234.
15. Beckmann D, Lowman KL, Nargiso J, McKowen J, Watt L, Yule AM. Substance-induced psychosis in youth. Child Adolesc Psychiatr Clin N Am. 2020;29(1):131-43.
16. Orsolini L, Papanti GD, Berardis D, Guirguis A, Corkery JM, Schifano F. The "Endless Trip" among the NPS users: psychopathology and psychopharmacology in the hallucinogen-persisting perception disorder. a systematic review. Front Psychiatry. 2017;8:240.
17. Jordaan GP, Emsley R. Alcohol-induced psychotic disorder: a review. Metab Brain Dis. 2014;29(2):231-43.
18. Sánchez-Gutiérrez T, Fernandez-Castilla B, Barbeito S, González-Pinto A, Becerra-García JA, Calvo A. Cannabis use and nonuse in patients with first-episode psychosis: a systematic review and meta-analysis of studies comparing neurocognitive functioning. Eur Psychiatry. 2020;63(1):e6.
19. López-Díaz Á, Lorenzo-Herrero P, Lara I, Fernández-González JL, Ruiz-Veguilla M. Acute stress and substance use as predictors of suicidal behaviour in acute and transient psychotic disorders. Psychiatry Res. 2018;269:414-8.
20. Fontanella CA, Steelesmith DL, Brock G, Bridge JA, Campo JV, Fristad MA. Association of cannabis use with self-harm and mortality risk among youths with mood disorders. JAMA Pediatr. 2021;175(4):377-84.
21. Blanco C, Volkow ND. Opportunities and needs to advance prevention of substance use disorders. JAMA Pediatr. 2025.

# 11

# Transtornos psicóticos na infância e adolescência e seus diagnósticos diferenciais

Gabriela Rached El Helou Silot
Isabel de Andrade Amato
Marcos Vinícius Vieira Ribeiro
Sheila Cavalcante Caetano

## INTRODUÇÃO

Psicose é, de maneira geral, a denominação comum de qualquer transtorno mental caracterizado por distorções na percepção da realidade do indivíduo.[1] As perturbações psicóticas estão associadas à deterioração do funcionamento emocional, cognitivo e social, podendo levar à incapacidade a longo prazo, e os sintomas psicóticos podem acometer também crianças e adolescentes, embora a ocorrência seja menos comum.[2,3] O diagnóstico nesta faixa etária muitas vezes é desafiador, uma vez que muitas crianças e adolescentes relatam sintomas semelhantes aos psicóticos, incluindo descrições de possíveis alucinações e crenças estranhas. A maioria dos que relatam tais experiências não tem transtorno psicótico e não o desenvolverá.[4]

A existência de alucinações e outras experiências subjetivas não é suficiente para diagnosticar uma síndrome psicótica, sendo necessária a avaliação no contexto de apresentação clínica, história e alterações objetivas do estado mental e do comportamento, além de levar em consideração o estágio do neurodesenvolvimento em que a criança se encontra.[5] Deve-se levar em conta, por exemplo, que brincadeiras imaginativas e fantasiosas são frequentes em crianças pequenas e no início da adolescência.[6]

## HISTÓRICO

O diagnóstico de transtornos psicóticos na infância tem uma trajetória complexa e controversa na história da psiquiatria.[7] Inicialmente, os sintomas psicóticos em crianças eram frequentemente malcompreendidos ou atribuídos a outras condições, como o autismo ou a deficiência intelectual, especialmente devido à sobreposição de características clínicas, como alucinações e comportamentos desorganizados.[7] Somente a partir da década de 1980 é que a psicose na infância e adolescência começou a ser reconhecida como uma entidade diagnóstica distinta, impulsionada por avanços em critérios diagnósticos mais padronizados, como os apresentados no *Manual Diagnóstico e Estatístico de Transtornos Mentais*, terceira edição (DSM-III) e em edições posteriores.[8]

Estudos longitudinais e neurobiológicos também contribuíram para a diferenciação entre transtornos do espectro da esquizofrenia (TEE) e outros distúrbios do neurodesenvolvimento.[9] Ainda assim, o diagnóstico precoce permanece um desafio, exigindo avaliações clínicas criteriosas e acompanhamento contínuo, dada a variabilidade na apresentação dos sintomas e o impacto do desenvolvimento infantil sobre a manifestação do transtorno.[2]

## DIAGNÓSTICO DIFERENCIAL DOS TRANSTORNOS PSICÓTICOS NA INFÂNCIA E ADOLESCÊNCIA

A esquizofrenia é o transtorno mental cujos sintomas psicóticos são centrais e característicos, porém os sintomas psicóticos na infância e na adolescência podem estar ligados a diversos transtornos mentais e causas orgânicas.[1]

### Transtorno bipolar

A diferenciação entre transtorno bipolar e TEE é desafiadora, especialmente no início da doença.[10] Os sintomas psicóticos na mania geralmente envolvem delírios e pensamentos elaborados, em comparação com a escassez de fala e de pensamento, característica da esquizofrenia.[10] A mania normalmente não está associada a sintomas negativos – e diferenciá-los de sintomas depressivos é um ponto importante na avaliação clínica.[10] A diminuição acentuada da necessidade de sono é uma marca registrada da mania, mas sono interrompido também pode ocorrer na esquizofrenia. Características como aumento de energia e distraibilidade são mais sugestivas de quadro de humor.[8] A história psiquiátrica familiar pode contribuir para o diagnóstico.[1]

## Depressão maior com características psicóticas

Os sintomas psicóticos acompanham os demais sintomas depressivos.[8]

## Transtorno esquizoafetivo

O transtorno esquizoafetivo é diagnosticado quando as características principais da esquizofrenia e episódios graves de humor estão presentes ao longo da doença.[8]

## Transtornos induzidos por substâncias

Os jovens com psicose induzida por substâncias compartilham fatores de risco e características clínicas com aqueles que têm esquizofrenia, e muitos eventualmente são diagnosticados com um transtorno psicótico primário.[11] Como o uso de substâncias é comum em indivíduos com transtornos psicóticos e experiências semelhantes às psicóticas, é difícil estabelecer se as substâncias são fatores de risco ou mediadores.[11] Em crianças mais novas, deve-se também considerar a ingestão acidental de substâncias recreativas e de medicamentos que podem induzir à psicose (p. ex., corticoides, anticonvulsivantes, antibióticos).[1]

## Trauma

Crianças e adolescentes que relatam experiências semelhantes às psicóticas apresentam taxas mais altas de exposição a traumas e sintomas de transtorno de estresse pós-traumático (TEPT).[9] Uma história de trauma não exclui o diagnóstico de esquizofrenia, mas é importante distinguir a psicose dos fenômenos pós-traumáticos, uma vez que as abordagens são diferentes.[1]

## Transtornos do neurodesenvolvimento e transtorno do espectro autista

A história clínica (incluindo o histórico de neurodesenvolvimento) é fundamental para o diagnóstico diferencial.[1] O transtorno do espectro autista (TEA) é caracterizado por prejuízos de comunicação e de interação social, associados a interesses e comportamentos restritos e repetitivos presentes nos primeiros anos de vida. Em contraste, o início da esquizofrenia representa um desvio acentuado do nível basal de funcionamento do indivíduo.[12]

Crianças com TEA têm risco maior de desenvolver sintomas psicóticos e jovens com esquizofrenia apresentam altas taxas de dificuldades pré-mórbidas consistentes com o TEA. Ambas as condições resultam de perturbações precoces no neurodesenvolvimento, e tanto o TEA quanto a esquizofrenia estão associados a mutações raras que afetam genes, bem como a variantes estruturais maiores, como microdeleções e microduplicações. A comorbidade também é possível e o diagnóstico de esquizofrenia em indivíduos com TEA requer a presença de alucinações ou delírios de forma proeminente.[1]

## Psicose secundária a causas orgânicas

Sintomas psicóticos também podem decorrer de causas orgânicas. Por exemplo, é bem-estabelecido que as alucinações auditivas podem ser causadas por epilepsia do lobo temporal.[9] Além disso, estudos indicam que experiências semelhantes às psicóticas podem estar associadas a alterações clínicas em pacientes de alto risco para o desenvolvimento de psicose.[1] Assim é fundamental identificar se essas doenças clínicas estão relacionadas aos sintomas psicóticos, uma vez que, na maioria dos casos, existem tratamentos curativos disponíveis.[9]

Diversas doenças clínicas, que podem ocorrer ou começar durante a infância ou adolescência, são responsáveis por sintomas psicóticos. A determinação da investigação inicial apropriada implica considerar a prevalência dessas doenças e as características dos testes de rastreio.[9] Doenças em que a psicose pode ser uma manifestação, ainda que rara — como as doenças da tireoide —, devem ser sistematicamente rastreadas.

É necessário realizar uma investigação inicial que auxilie na identificação de uma possível origem somática para o distúrbio. A realização de um exame físico detalhado, incluindo uma avaliação neurológica completa, é essencial no processo diagnóstico de pacientes com sintomas psicóticos. Os médicos devem estar atentos a quaisquer sinais físicos ou neurológicos anormais, especialmente porque, diante de sintomas psicóticos, é fundamental excluir condições médicas ou neurológicas antes de se considerar um diagnóstico primário de TEE ou outros quadros psiquiátricos. Pode ser necessário solicitar exames laboratoriais, testes genéticos e exames de imagem, de acordo com a apresentação clínica de cada caso. Identificar precocemente uma condição médica subjacente é fundamental para garantir um tratamento direcionado e eficaz.[9]

Alguns exemplos de etiologias que podem causar psicose secundária incluem:

- Causas neurológicas, como epilepsias, traumatismos cranioencefálicos e neoplasias.
- Causas infecciosas: sintomas psicóticos podem ser as primeiras manifestações de quadros infecciosos. Diversos agentes podem estar associados, incluindo vírus, bactérias e protozoários.
- Causas genéticas, como síndrome de Prader-Willi, síndrome de Turner e síndrome de Klinefelter.
- Erros inatos do metabolismo.
- Doenças autoimunes, como a encefalite anti-receptor N-metil-D-aspartato (anti-NMDAR). As encefalites autoimunes, incluindo a encefalite anti-NMDAR, são causas raras de psicose pediátrica. A investigação de autoanticorpos séricos deve ser considerada em casos em que a psicose é precedida por um pródromo semelhante ao de infecção viral e/ou acompanhada por sintomas neurológicos, incluindo catatonia.
- Causas reumatológicas, como sarcoidose, lúpus eritematoso sistêmico e síndrome antifosfolípide.
- Causas endócrinas, como hipertireoidismo e hipotireoidismo.
- *Delirium* é uma síndrome de disfunção cerebral observada em pacientes críticos, incluindo crianças e adolescentes. Pode incluir sintomas psicóticos em sua apresentação.

## ESQUIZOFRENIA DE INÍCIO PRECOCE

Os sintomas psicóticos podem ser difíceis de distinguir daqueles presentes em outros transtornos mentais.[1] As deficiências de linguagem e cognição, por exemplo, comprometem a precisão diagnóstica em faixas etárias mais jovens,[4] enquanto sintomas inespecíficos como ansiedade, dificuldades de concentração e irritabilidade podem ocorrer antes de um episódio psicótico, dificultando ainda mais a avaliação.[13]

A esquizofrenia pode ser classificada quanto à idade de início dos sintomas. Quadros que começam antes dos 13 anos são denominados esquizofrenia de início muito precoce (VEOS, do inglês *very early onset schizophrenia*), também chamada de esquizofrenia de início na infância (COS, do inglês *childhood onset schizophrenia*).[14] Entre os 13-17 anos, utiliza-se o termo esquizofrenia de início precoce (EOS, do inglês *early onset schizophrenia*). Já os quadros que se iniciam a partir dos 18 anos são classificados como esquizofrenia de início na vida adulta (AOS, do inglês *adult onset schizophrenia*).[14] Apesar das diferenças na idade de manifestação, a EOS e a VEOS são diagnosticadas por meio da utilização dos mesmos critérios do DSM-5-TR ou CID-11, usados para diagnosticar o transtorno em adultos.[8]

O início durante a infância é raro, com prevalência de VEOS estimada em 0,0025%.[1] O início precoce está frequentemente associado a sintomas negativos, déficits cognitivos e alterações pré-mórbidas, todos os quais predizem maior morbilidade e incapacidade a longo prazo.[5,10] Com um tratamento precoce e eficaz, a maioria dos indivíduos melhora e, em alguns casos, os sintomas remitem, embora a maioria das pessoas afetadas necessite de tratamento a longo prazo.[1]

Os sintomas psicóticos podem ser relativamente comuns em pré-adolescentes e podem não progredir para um transtorno psicótico completo ou outra condição psiquiátrica, particularmente se ocorrerem como sintomas isolados em indivíduos com menos de 12 anos. A prevalência de sintomas psicóticos na população infantil, em geral, é significativamente maior do que a prevalência, relativamente baixa, da VEOS.[9] Uma revisão e metanálise de Kellehere Cannon[4] aponta uma prevalência média de sintomas psicóticos em crianças de 9-12 anos e adolescentes de 13-18 anos de 17 e 7,5%, respectivamente.

Em quadros psicóticos de início precoce, as manifestações mais comuns incluem a desorganização (comportamento e pensamento), assim como alucinações e sintomas negativos, quando comparadas a apresentações com delírios sistematizados ou catatonia. Delírios, quando presentes, tendem a ser menos estruturados, geralmente com autorreferência, conteúdo somático ou de persecutoriedade. Em situações em que há relato de delírios estruturados, é necessário se atentar a sua real ocorrência, uma vez que crianças podem apresentar tais relatos por outros motivos, desde por dificuldades do desenvolvimento até busca por atenção.[15]

Alucinações, embora possam ocorrer como uma experiência normal, não são específicas para o diagnóstico de esquizofrenia e podem ocorrer em outros quadros (p. ex., ansiedade grave, TEPT, fases iniciais de transtornos de personalidade), não devendo, isoladamente, definir o diagnóstico.[16] Os sintomas negativos, por vezes, podem ser difíceis de se identificar ou mesmo ser confundido com uma síndrome depressiva.[16]

A VEOS é frequentemente acompanhada por altas taxas de alterações do neurodesenvolvimento concomitantes, seja como síndromes completas ou condições subliminares. Na coorte do estudo do National Institute of Mental Health (NIMH), pacientes com VEOS apresentavam dificuldades socioemocionais (72%), acadêmicas (55%), de linguagem (50%) e motoras (44%), além de comorbidade com TEA em até 20% dos casos.[4] Alterações ao longo do desenvolvimento, conforme será discutido a seguir, podem ser manifestações pré-mórbidas da esquizofrenia. Isso pode levar a diagnósticos equivocados, como transtorno do déficit de atenção e hiperatividade (TDAH) e, consequentemente, à prescrição de psicoestimulantes para essa população. Esses medicamentos estão associados ao aumento de dopamina em determinadas regiões cerebrais, o que pode induzir sintomas psicóticos. Entretanto, essa associação a longo prazo não se mostra tão consistente em estudos conduzidos até o momento. Neste sentido, ao menos em pacientes apresentando sintomas positivos atenuados, deve-se evitar psicoestimulantes.[16]

Há poucas pesquisas sobre as características da VEOS, e o número limitado de estudos que foram conduzidos geralmente envolveram amostras pequenas, devido à raridade do transtorno e aos desafios associados ao diagnóstico diferencial com transtornos do humor, comprometimento multidimensional e transtornos de ansiedade infantil. É importante reconhecer a potencial heterogeneidade dentro deste grupo e a necessidade de maior investigação para distinguir subtipos específicos e as suas características.[9]

## Curso clínico

Indivíduos que desenvolvem esquizofrenia muitas vezes apresentam dificuldades sociais e cognitivas pré-mórbidas significativas.[1] Antes do início da psicose, o paciente normalmente apresenta sintomas prodrômicos, definidos por mudanças no pensamento e no comportamento, como crenças estranhas, sintomas psicóticos atenuados e deterioração no funcionamento social, acadêmico e de autocuidado, que pode durar de semanas a anos.[17] Distinguir entre uma suspeita de pródromo e a presença de quadros mais comuns na adolescência, como ansiedade, depressão e uso de substâncias, continua a ser um desafio e pode contribuir para um diagnóstico tardio.[1]

Crianças que apresentam VEOS geralmente apresentam dificuldades de desenvolvimento precoce, com deficiências de linguagem expressiva e receptiva que causam distúrbios cognitivos e desorganização.[18] Também podem apresentar comprometimentos motores sutis, hipo/hipertonia, dificuldades de processamento sensorial e integração. Dificuldades de atenção, distração e comprometimento do funcionamento executivo podem sinalizar um mau prognóstico.

A literatura aponta que crianças com VEOS têm QI mais baixo do que crianças saudáveis, refletindo um distúrbio prévio do neurodesenvolvimento, e frequentemente apresentam problemas de concentração, memória e movimento.[19] Alguns estudos de neuroimagem, com uso de ressonância magnética, encontraram uma ligação entre o volume hipocampal e a pontuação do subteste de informação bruta, possivelmente refletindo uma correlação neurobiológica para o comprometimento da função cognitiva. Provavelmente, o QI mais baixo é em decorrência da incapacidade de dominar novas habilidades, ao invés de uma regressão nas reservas cognitivas preexistentes. A correlação da esquizofrenia com o QI é, no entanto, altamente debatida.[19]

## Avaliação e diagnóstico

Os instrumentos de diagnóstico padronizados podem ser úteis no estabelecimento do diagnóstico e na mensuração das dimensões de sintomas. O Cronograma para Transtornos Afetivos e Esquizofrenia para Crianças em Idade Escolar - Versão Presente e Vitalícia (K-SADS-PL, do inglês Schedule for Affective Disorders and Schizophrenia for School-Age Children - Present and Lifetime Version), a Entrevista Diagnóstica para Crianças e Adolescentes (DICA, do inglês Diagnostic Interview for Children and Adolescents) e o Cronograma de Entrevista Diagnóstica para Crianças (DISC, do inglês Diagnostic Interview Schedule for Children) são instrumentos confiáveis para o diagnóstico de diversos transtornos psiquiátricos na infância e adolescência.[20]

Em crianças e adolescentes, pode se aplicar a escala breve de avaliação psiquiátrica para crianças (BPRS-C, do inglês *brief psychiatric rating scale for children*), voltada à avaliação de sintomas psicóticos e a versão infantil da escala de avaliação dos sintomas positivos e negativos da esquizofrenia (K-PANSS, do inglês *positive and negative syndrome scale for children*).

## Tratamento farmacológico

O tratamento da EOS exige uma abordagem combinada, integrando intervenções psicossociais e farmacológicas. Os antipsicóticos têm como principal alvo os sintomas psicóticos positivos, enquanto as intervenções psicossociais buscam abordar os sintomas negativos e os déficits funcionais, com ênfase na melhoria das interações sociais, no desenvolvimento do autocuidado e na prevenção de recaídas.[21]

A farmacoterapia para crianças e adolescentes baseia-se, em grande parte, em evidências de pesquisas sobre psicose em adultos.[13] Os antipsicóticos de segunda geração são preferíveis no tratamento por estarem associados à melhor tolerabilidade e menos sintomas extrapiramidais na EOS.[22] Uma revisão Cochrane de seis ensaios clínicos com 256 crianças e adolescentes encontrou dados limitados para favorecer um medicamento antipsicótico em detrimento de outro.[13]

A maioria dos jovens com esquizofrenia precisará de tratamento prolongado, com risco elevado de recaída caso o tratamento seja descontinuado. Acompanhamento sistemático é necessário para monitorar sintomas, efeitos colaterais e adesão.[22]

Os antipsicóticos estão associados a efeitos adversos importantes, como sedação, ganho de peso, alterações metabólicas e efeitos extrapiramidais. Os agentes mais novos tendem a causar mais efeitos metabólicos, enquanto os típicos estão mais associados a sintomas extrapiramidais. Isso enfatiza a necessidade de diagnóstico preciso e de reavaliação periódica do tratamento, considerando não apenas os efeitos colaterais imediatos, mas também os potenciais danos a longo prazo.[18]

## Resistência ao tratamento e clozapina em crianças e adolescentes

Dados sobre crianças são mais limitados, mas sugerem um *continuum* entre COS e AOS em termos de persistência e resistência ao tratamento.[23] A VEOS representa alto risco de morbidade e mortalidade sem tratamento adequado. Cerca de metade desses pacientes não responde aos antipsicóticos de primeira linha, sendo a clozapina uma opção eficaz.[18] Pacientes que não respondem à clozapina e à terapia eletroconvulsiva (ECT) representam um subgrupo de esquizofrenia resistente ao tratamento (ERT) super-refratário, embora não haja critérios específicos para esquizofrenia resistente na infância.[23]

A clozapina é o único antipsicótico com evidência de superioridade em ensaios comparativos, sendo reservada para casos resistentes ao tratamento devido ao seu perfil de efeitos adversos.[23] Apesar da sua eficácia, a clozapina não tem aprovação da Food and Drug Administration (FDA) para uso em menores de 18 anos. Contudo, é o único antipsicótico com evidência robusta de eficácia superior na EOS resistente, com menor risco de sintomas extrapiramidais comparado a outros agentes.[18]

A introdução da clozapina é recomendada após a falha de dois antipsicóticos e sua introdução precoce está associada não só à melhora clínica, mas também à redução de comportamento suicida e a melhoras cognitivas e comportamentais.[19]

Embora associada a risco aumentado de eventos cardíacos e metabólicos em crianças, estudos sugerem que crianças apresentam menos efeitos adversos graves do que adultos. Em adolescentes, a clozapina causa menos ganho de peso do que olanzapina e risperidona. O perfil de efeitos colaterais inclui sedação, sialorreia e risco de síndrome metabólica, sendo necessárias mais pesquisas robustas para definir seu perfil de segurança a longo prazo.[18]

### Monitoramento das crianças e adolescentes em uso de antipsicóticos

O monitoramento de rotina deve incluir avaliação periódica do índice de massa corporal (IMC), glicemia de jejum, perfil lipídico, hemoglobina A1C e pressão arterial. Alterações metabólicas (p. ex., hipercolesterolemia) podem requerer encaminhamento para especialistas. Psicoeducação sobre hábitos de vida saudáveis, dieta saudável e exercícios rotineiros devem ser recomendados para todos os pacientes com prescrição de agentes antipsicóticos.[1]

No ensaio de melhoria dos parâmetros metabólicos do tratamento antipsicótico infantil (IMPACT, do inglês *Improving Metabolic Parameters in Antipsychotic Child Treatment*), conduzido por Correll et al.,[24] no qual se avaliou jovens com ganho de peso associado a antipsicóticos, foram avaliadas estratégias para o modelo do sobrepeso e obesidade. Identificou-se que a mudança para um agente antipsicótico com menor risco metabólico, ou a adição de metformina, foi associada à redução significativa no IMC, enquanto um estilo de vida saudável e educação não foram suficientemente eficazes.

Os efeitos colaterais extrapiramidais, incluindo distonia, acatisia, discinesia tardia e síndrome maligna dos neurolépticos, podem ocorrer com antipsicóticos típicos ou atípicos e precisam ser avaliados sistematicamente ao longo do tratamento.[1] Outros eventos adversos potenciais observados com agentes antipsicóticos incluem sedação, hipotensão ortostática, disfunção sexual, hiperprolactinemia, transaminases hepáticas elevadas. O monitoramento do eletrocardiograma é recomendado ao usar agentes associados ao prolongamento do intervalo QTc (p. ex., ziprasidona). A clozapina tem um perfil de efeitos colaterais potenciais mais sérios, incluindo o risco de convulsões e neutropenia; portanto, ao utilizá-la, devem ser seguidos protocolos estabelecidos para monitoramento do hemograma.[1]

## Tratamento psicossocial

As intervenções psicoeducacionais, de apoio, vocacionais e familiares são componentes importantes do tratamento. Os objetivos incluem redução dos sintomas, melhoria do funcionamento social e ocupacional, qualidade de vida e prevenção de recaídas.[25]

## CONCLUSÃO

A psicose na infância e adolescência representa um desafio diagnóstico significativo, exigindo avaliação cuidadosa do desenvolvimento neuropsicológico, exclusão de causas orgânicas e diferenciação de outros transtornos psiquiátricos. A EOS, embora rara, associa-se à maior morbidade e ao prejuízo funcional, demandando intervenções precoces e efetivas. O manejo envolve tratamento farmacológico – com destaque para os antipsicóticos de segunda geração e a clozapina em casos resistentes – e intervenções psicossociais voltadas à reabilitação, ao suporte familiar e à prevenção de recaídas.

## REFERÊNCIAS BIBLIOGRÁFICAS

1. Sunshine A, McClellan J. Practitioner review: psychosis in children and adolescents. J Child Psychol Psychiatry. 2023;64(7): 980-8.
2. Keepers GA, Fochtmann LJ, Anzia JM, Benjamin S, Lyness JM, Mojtabai R, et al. The American Psychiatric Association Practice Guideline for the treatment of patients with schizophrenia. Focus (Am Psychiatr Publ. 2020;18(4):493-7.
3. Driver DI, Thomas S, Gogtay N, Rapoport JL. Childhood-onset schizophrenia and early-onset schizophrenia spectrum disorders: an update. Child Adolesc Psychiatr Clin N Am. 2020;29(1):71-90.
4. Kelleher I, Cannon M. Psychotic-like experiences in the general population: characterizing a high-risk group for psychosis. Psychol Med. 2011;41(1):1-6.
5. Lång U, Yates K, Leacy FP, Clarke MC, McNicholas F, Cannon M, et al. Systematic review and meta-analysis: psychosis risk in children and adolescents with an at-risk mental state. J Am Acad Child Adolesc Psychiatry. 2022;61(5):615-25.
6. Staal M, Panis B, Schieveld JNM. Early warning signs in misrecognized secondary pediatric psychotic disorders: a systematic review. Eur Child Adolesc Psychiatry. 2019;28(9):1159-67.
7. Morris-Rosendahl DJ, Crocq MA. Neurodevelopmental disorders – the history and future of a diagnostic concept. Dialogues Clin Neurosci. 2020;22(1):65-72.
8. American Psychiatric Association. Diagnostic and statistical manual of mental disorders: DSM-5. 5.ed. Washington: American Psychiatric Association; 2013.
9. Di Luzio M, Pontillo M, Villa M, Attardi AG, Bellantoni D, Di Vincenzo C, et al. Clinical features and comorbidity in very early – onset schizophrenia: a systematic review. Front Psychiatry. 2023;14:1270799.
10. Fusar-Poli P, Díaz-Caneja CM, Patel R, Valmaggia L, Byrne M, Garety P, et al. Services for people at high risk improve outcomes in patients with first episode psychosis. Acta Psychiatr Scand. 2016;133(1):76-85.
11. McIlwaine SV, Shah J. Mental health services research targeting the clinical high-risk state for psychosis: lessons, future directions and integration with patient perspectives. Curr Psychiatry Rep. 2021;23(3):11.

12. Sheffield JM, Karcher NR, Barch DM. Cognitive deficits in psychotic disorders: a lifespan perspective. Neuropsychol Rev. 2018;28(4):509-33.
13. McClellan J, Sikich L, Findling RL, Frazier JA, Vitiello B, Hlastala S, et al. Treatment of early-onset schizophrenia spectrum disorders (TEOSS): rationale, design, and methods. J Am Acad Child Adolesc Psychiatr. 2007;46(8):969-78.
14. Kendhari J, Shankar R, Young-Walker L. A review of childhood-onset schizophrenia. Focus (Am Psychiatr Publ). 2016;14(3):328-32.
15. Shannon JC, McClellan J. Early onset schizophrenia: diagnostic dilemmas and treatment challenges. Therapy. 2004;1(1):131-47.
16. Correll CU, Arango C, Fagerlund B, Galderisi S, Kas MJ, Leucht S. Identification and treatment of individuals with childhood-onset and early-onset schizophrenia. Eur Neuropsychopharmacology. 2024;82:57-71.
17. McGorry PD, Killackey E, Yung A. Early intervention in psychosis: concepts, evidence and future directions. World Psychiatry. 2008;7(3):148-56.
18. Pattnaik JI, Panda UK, Chandran S, Padhy S, Ravan JR. Treatment resistant psychosis in children and adolescents and clozapine: nuances. Front Psychiatry. 2023;14:1014540.
19. Armita A, Guivarch J, Dor E, Laure G, Zeghari R, Gindt M, et al. Neurocognitive dysfunctions in childhood-onset schizophrenia: a systematic review. Schizophr Res Cogn. 2025;40:100342.
20. Courvoisie H, Labellarte MJ, Riddle MA. Psychosis in children: diagnosis and treatment. Dialogues Clin Neurosci. 2001;3(2):79-92.
21. Chien WT, Leung SF, Yeung FK, Wong WK. Current approaches to treatments for schizophrenia spectrum disorders, part II: psychosocial interventions and patient-focused perspectives in psychiatric care. Neuropsychiatr Dis Treat. 2013;9:1463-81.
22. Melnik T, Soares BG, Puga MES, Atallah AN. Efficacy and safety of atypical antipsychotic drugs (quetiapine, risperidone, aripiprazole and paliperidone) compared with placebo or typical antipsychotic drugs for treating refractory schizophrenia: overview of systematic reviews. São Paulo Med J. 2010;128(3):141-66.
23. Adnan M, Motiwala F, Trivedi C, Sultana T, Mansuri Z, Jain S. Clozapine for management of childhood and adolescent-onset schizophrenia: a systematic review and meta-analysis. J Child Adolesc Psychopharmacol. 2022;32(1):2-11.
24. Correll CU, Sikich L, Reeves G, Johnson J, Keeton C, Spanos M, et al. Metformin add-on vs. antipsychotic switch vs. continued antipsychotic treatment plus healthy lifestyle education in overweight or obese youth with severe mental illness: results from the IMPACT trial. World Psychiatry. 2020;19(1):69-80.
25. Datta SS, Daruvala R, Kumar A. Psychological interventions for psychosis in adolescents. Cochrane Database Syst Rev. 2020;7(7):CD009533.

12

# Manejo de efeitos adversos medicamentosos no primeiro episódio psicótico: estratégias e considerações clínicas

Pedro Gabriel Lorencetti
Renan Moreira Biokino
Ary Gadelha

## INTRODUÇÃO

Os medicamentos antipsicóticos são considerados primeira linha no tratamento de sintomas psicóticos, atingindo remissão sintomática de até 90% no primeiro episódio psicótico (PEP). O efeito terapêutico primário destes medicamentos acontece por meio do antagonismo de receptores dopaminérgicos, especialmente D2, na via mesolímbica. Contudo, esses medicamentos exibem afinidades variadas por receptores de outros sistemas de neurotransmissão, determinando perfis terapêuticos e de efeitos colaterais específicos.[1] A identificação e manejo dos efeitos colaterais é um pilar fundamental na promoção da adesão e dos resultados clínicos a longo prazo, uma vez que a não adesão se associa a um risco 4-5 vezes maior de recaídas, mesmo quando acontece por poucos dias – e representa, portanto, o principal fator modificável de resposta ao tratamento.[2]

Os antipsicóticos de primeira geração são caracterizados pela alta afinidade aos receptores dopaminérgicos D2, resultando em alta incidência de sintomas extrapiramidais, como tremores, rigidez muscular, distonia e acatisia. Em contraste, os antipsicóticos de segunda geração apresentam menores complicações motoras em razão de seu antagonismo serotoninérgico (5-HT2A), porém são associados a maior risco de síndrome metabólica e ganho de peso.[3]

Diante de taxas de resposta terapêutica equiparáveis entre os diversos antipsicóticos, a seleção do fármaco mais adequado recai sobre a análise das características dos pacientes e do perfil de efeitos colaterais, ponderando-

-se os riscos e benefícios individuais. Indivíduos em PEP apresentam maior sensibilidade aos antipsicóticos, respondendo a doses mais baixas, além de serem mais sensíveis a efeitos colaterais, quando comparados a indivíduos com múltiplos episódios. Em razão de maior tolerabilidade, os antipsicóticos de segunda geração apresentam menores taxas de recaída e, portanto, são recomendados como primeira escolha no tratamento do PEP.

Em geral, o cuidado diante de efeitos colaterais no PEP está na prevenção de efeitos agudos (p. ex., sintomas extrapiramidais e sedação) e no monitoramento precoce de riscos metabólicos, priorizando antipsicóticos com melhor tolerabilidade para garantir adesão. Já em pacientes crônicos, o manejo envolve complicações tardias (discinesia tardia, obesidade, diabetes) e comorbidades estabelecidas. A estratégia evolui de intervenções proativas para adaptativas, visando minimizar danos acumulados ao longo dos anos de tratamento.

Os efeitos colaterais mais comuns associados ao uso de antipsicóticos estão resumidos na Tabela 1, e o manejo de cada um deles será descrito a seguir.

## DISTONIA AGUDA

Distonia aguda é caracterizada por contrações involuntárias, sustentadas ou intermitentes, de grupos musculares, levando a alterações posturais ou movimentos anormais. Estas reações acontecem na maior parte dos casos entre as primeiras 96 horas da introdução ou aumento da dosagem de um bloqueador dopaminérgico.[4] As manifestações clínicas podem incluir:

- Crise oculogírica.
- Blefarospasmo.
- Distonia cervical e do tronco.
- Distonia oromandibular.
- Distonia laringofaríngea aguda.

A distonia pode ser classificada como focal, segmentar ou generalizada. Em casos graves, pode comprometer a fala, deglutição e respiração, levando a complicações graves e potencialmente fatais. Estão no grupo de risco para a distonia aguda: crianças, indivíduos do sexo masculino, uso de antipsicótico parenteral e altas dosagens. A incidência de distonia é diretamente associada ao grau de afinidade do medicamento ao receptor dopaminérgico D2, sendo mais frequente em antipsicóticos de primeira geração, chegando

TABELA 1 Perfil de efeitos colaterais dos antipsicóticos

| Efeitos adversos | AMI | ARI | CPZ | CLO | HAL | LUR | OLA | PAL | PER | QUE | RIS | SER | ZIP |
|---|---|---|---|---|---|---|---|---|---|---|---|---|---|
| Efeitos anticolinérgicos | 0 | 0 | ++ | +++ | 0 | ++ | 0/+ | ++/+ | 0 | 0 | 0 | 0 | 0 |
| Parkinsonismo agudo | + | + | + | 0 | +++/++ | 0/+ | ++ | ++ | 0 | ++ | 0/+ | + | + |
| Acatisia | + | ++ | + | + | +++ | +/++ | + | + | ++ | + | – | +/+ | + |
| Discinesia tardia | 0/+ | 0/+ | ++ | 0 | ++ | 0/+ | 0/+ | 0/+ | ++ | 0/+ | 0/+ | 0/+ | 0/+ |
| Diabetes | 0/+ | 0/+ | +++ | 0/+ | 0/+ | +++ | + | + | + | + | + | + | 0/+ |
| Ganho de peso | 0/+ | 0/+ | +++ | + | 0/+ | +++ | ++ | + | ++ | + | ++ | ++ | 0/+ |
| Aumento de lipídios | + | 0/+ | +++ | ++ | 0/+ | 0/+ | +++ | + | + | + | + | + | 0/+ |
| Sialorreia | 0 | 0 | 0 | 0 | 0 | 0 | 0 | 0 | 0 | 0 | 0 | 0 | 0 |
| Neutropenia | 0/+ | 0/+ | 0/+ | +++ | 0/+ | 0/+ | 0/+ | 0/+ | 0/+ | 0/+ | 0/+ | 0/+ | 0/+ |
| Hipotensão ortostática | 0/+ | 0/+ | ++ | ++ | 0 | 0/+ | + | + | + | ++ | + | ++ | + |
| Hiperprolactinemia | +++ | 0 | + | ++ | + | + | + | + | + | + | +++ | +++ | + |
| Aumento do intervalo QTc | ++ | 0/+ | 0/+ | ++ | 0+ | 0/+ | 0/+ | + | + | + | +++/+++ | ++ | ++ |
| Sedação | 0/+ | 0/+ | ++ | +++/++ | ++ | +/++ | 0/+ | + | ++ b | + | + | 0/+ | + |
| Convulsões | 0/+ | 0/+ | 0/+ | ++ | 0/+ | 0/+ | 0/+ | 0/+ | 0/+ | 0/+ | 0/+ | 0/+ | 0/+ |

AMI: amissulprida; ARI: aripiprazol; CPZ: clorpromazina; CLO: clozapina; HAL: haloperidol; LUR: lurasidona; OLA: olanzapina; PAL: paliperidona; PER: perfenazina; QUE: quetiapina; RIS: risperidona; SER: sertindole; ZIP: ziprasidona.
0: nenhum ou incerto; 0/+: mínimo/raro; +: leve/ocorre às vezes; ++: moderado/ocorre frequentemente; +++: grave/ocorre muito frequentemente.
Fonte: Stroup e Gray.[3]

a 17% com o haloperidol, enquanto o risco é menor em medicamentos de segunda geração, como no caso da olanzapina, quetiapina e clozapina, em que as taxas de incidência são menores que 2%.[5]

O tratamento da distonia consiste no uso de medicamentos com efeitos anticolinérgicos, que proporcionam alívio rápido dos sintomas motores. O biperideno é um anticolinérgico amplamente disponível em duas apresentações: comprimidos de 2 mg para administração oral (VO) e solução injetável de 5 mg/mL para uso intramuscular (IM), e seu uso não deve exceder 16 mg/dia VO e 20 mg/dia IM. A prometazina é um anti-histamínico que também apresenta ação anticolinérgica, sendo um medicamento recomendado e disponível em comprimidos de 25 mg para administração via oral (VO), com dose máxima diária recomendada de 150 mg, e em solução injetável com concentração de 25 mg/mL para uso via intramuscular (IM), com dose máxima diária recomendada de 100 mg. Em casos refratários, o uso de benzodiazepínicos é recomendado, como lorazepam (0,05-0,1 mg/kg endovenoso [EV]/VO) ou diazepam (0,1 mg/kg EV). A profilaxia com anticolinérgicos pode ser considerada em pacientes de alto risco, especialmente quando se utiliza antipsicóticos via parenteral. Concomitante ao tratamento sintomático, deve-se rever o esquema antipsicótico, suspendendo a medicação se possível ou trocá-la por uma molécula com menor capacidade de induzir à distonia aguda.[3]

## ACATISIA

Acatisia é um distúrbio psicomotor caracterizado pela sensação subjetiva de inquietação, frequentemente acompanhada por um impulso incontrolável de se movimentar. O desconforto associado, descrito por muitos pacientes como ansiedade ou angústia, pode impactar significativamente a qualidade de vida, predispondo a comportamentos agressivos e aumentando o risco de quedas, especialmente em indivíduos idosos.

A probabilidade de ocorrência da acatisia é diretamente relacionada ao grau de bloqueio dos receptores dopaminérgicos D2. Nesse contexto, o haloperidol e o aripiprazol são considerados fármacos de alto risco para o desenvolvimento dessa condição; os demais antipsicóticos de segunda geração apresentam risco moderado, enquanto a quetiapina e a clozapina estão associadas a um risco baixo. É importante salientar que antidepressivos duais e tricíclicos também podem induzir acatisia, tornando a atenção à polifarmácia uma prática rotineira na prática clínica.[6]

O tratamento de primeira linha para a acatisia consiste na redução da dose do antipsicótico ou na substituição por um fármaco com menor potencial para induzir esse efeito colateral. Quando essa estratégia não é viável, o tratamento adjuvante é recomendado. Uma metanálise recente demonstrou que a mirtazapina, na dosagem de 15 mg/dia, o biperideno (2,5-15 mg/dia) e a vitamina B6 (600 mg/dia) apresentaram tamanho de efeito moderado a grande com eficácia comparável, sendo a mirtazapina superior em todas as subanálises. Outras condutas, como trazodona (100 mg/dia) e propranolol (20-120 mg/dia), também são eficazes, porém com tamanhos de efeito menores.[7]

## PARKINSONISMO INDUZIDO POR MEDICAMENTOS

A redução da transmissão dopaminérgica nas vias nigroestriatais pode levar ao desenvolvimento de sintomas parkinsonianos, como tremor de extremidades, rigidez muscular, bradicinesia e instabilidade postural. Em comparação com os sintomas da doença de Parkinson, o parkinsonismo induzido por medicamentos apresenta início agudo, é temporalmente relacionado à introdução ou ao aumento da dosagem do antipsicótico e manifesta-se de forma simétrica.

A prevenção do parkinsonismo é fundamental, priorizando-se o uso de antipsicóticos de segunda geração, com uso de baixas doses e o aumento lento da posologia. Na presença de sintomas parkinsonianos, recomenda-se a administração de fármacos com efeito anticolinérgico, como o biperideno, na dosagem de 2-16 mg/dia VO. Embora essa intervenção seja eficaz, a conduta principal deve ser o ajuste da terapia antipsicótica, com redução da dose ou substituição por um fármaco de menor risco, a fim de minimizar o ônus associado à carga anticolinérgica.[3]

## DISCINESIA TARDIA

A discinesia tardia é um distúrbio caracterizado por movimentos hipercinéticos involuntários, resultante do uso prolongado de bloqueadores dopaminérgicos, incluindo antipsicóticos e antieméticos. A manifestação clínica mais frequente envolve movimentos espontâneos e involuntários na região orofacial, compreendendo boca, língua e face. No entanto, membros superiores, inferiores e tronco também podem ser afetados. Tipicamente, os sintomas surgem entre 1-6 meses após o início da medicação e o risco de desenvolvimento está diretamente relacionado à carga de bloqueio dopaminérgico, que é determinada pela dose e duração do tratamento.

A discinesia orofacial constitui a apresentação mais comum, abrangendo movimentos como protrusão e torção da língua, retração dos cantos da boca, movimentos de beijo ou protrusão dos lábios, protrusão das bochechas, movimentos mastigatórios e blefarospasmos. Em casos graves, a condição pode comprometer significativamente funções vitais, como fala, alimentação, deglutição e respiração. É importante ressaltar que alterações motoras podem acometer qualquer segmento corporal, incluindo membros superiores e inferiores e tronco, resultando em posturas anormais. A evolução dos sintomas é insidiosa e apresenta curso flutuante, frequentemente passando despercebida pelo paciente nos estágios iniciais. Em consequência, os relatos iniciais geralmente provêm de familiares ou cuidadores.

O tratamento consiste em suspender o agente causador, quando possível troca para clozapina. Quando refratário, o fármaco de primeira linha são os inibidores da VMAT-2, deutetrabenazina e valbenazina. Tratamentos de segunda linha incluem vitamina B6 (400 mg/dia), benzodiazepínicos de longa duração (clonazepam 4,5 mg/dia), *Ginkgo biloba* (240 mg/dia), toxina botulínica para manifestações localizadas e associação com movimentos distônicos e, para casos graves e refratários, *deep brain stimulation*.[8]

## GANHO DE PESO INDUZIDO POR ANTIPSICÓTICOS

Aproximadamente um terço das pessoas com esquizofrenia apresentam síndrome metabólica, com uma prevalência que pode chegar a 69% naqueles com alguma doença crônica. A prevalência de obesidade, diabetes tipo 2 e hipercolesterolemia em pessoas com esquizofrenia é estimada em 3-5 vezes maior do que na população geral. Além disso, as pessoas com esquizofrenia têm o dobro de probabilidade de receber um diagnóstico e morrer em consequência de doenças cardiovasculares.[3]

O ganho de peso induzido por antipsicóticos decorre de diversos mecanismos, incluindo o bloqueio de receptores histamínicos H1, que aumenta o apetite; a inibição dos receptores serotoninérgicos 5-HT2C, que interfere na saciedade; a modulação dos receptores dopaminérgicos D2, que afeta o circuito de recompensa alimentar; e alterações no metabolismo da glicose e lipídios, levando à resistência à insulina e ao aumento da lipogênese. A sedação e a redução do gasto energético influenciado pelos sintomas negativos também contribuem para o aumento de peso.

Existem diferenças marcantes entre os antipsicóticos em relação aos efeitos colaterais metabólicos, sendo a olanzapina e a clozapina os que apresentam os piores perfis, enquanto aripiprazol, brexpiprazol, cariprazina, lurasidona e ziprasidona apresentam os perfis mais benignos. Maior peso basal, sexo masculino e etnia não branca são preditores de suscetibilidade às alterações metabólicas induzidas por antipsicóticos.[9]

Entre as estratégias de prevenção de ganho de peso, a escolha do antipsicótico é fundamental, uma vez que o peso aumenta rapidamente no início da medicação. A troca para um remédio com menor tendência a causar ganho de peso é uma opção, mas deve ser monitorado o risco de recaída da doença. Intervenções não farmacológicas, como aconselhamento dietético, programas de exercícios e estratégias cognitivas e comportamentais, parecem ser igualmente eficazes em formatos de terapia individual e em grupo. Tanto as estratégias não farmacológicas de prevenção quanto de intervenção demonstraram efeitos modestos na redução de peso. Diversas medicações foram investigadas como adjuvantes para o ganho ou prevenção de peso e destaca-se a metformina por possuir as melhores evidências, mas efeitos colaterais como distúrbios gastrintestinais e deficiência de vitamina B12 devem ser levados em consideração. Uma metanálise recente mostrou que a metformina é eficaz e que a redução de peso médio é de 3,27 kg, e seu uso na dosagem de 750 mg/dia associada a mudanças de estilo de vida é a medida com maior tamanho de efeito no tratamento de ganho de peso associado a antipsicóticos.[10,11]

## HIPERPROLACTINEMIA E DISFUNÇÃO SEXUAL

Os antipsicóticos aumentam a liberação de prolactina, causando efeitos como disfunção sexual, anovulação, galactorreia e ginecomastia por sua ação antagonista nos receptores de dopamina D2 na via tuberoinfundibular do sistema nervoso central (SNC). A dopamina, neste sistema, atua como um inibidor da secreção de prolactina pela hipófise anterior. Quando os antipsicóticos bloqueiam os receptores D2, essa inibição é reduzida, levando ao aumento da liberação de prolactina.

Antipsicóticos de primeira geração, risperidona, paliperidona e amissulprida, são os principais responsáveis por esse aumento, enquanto clozapina, quetiapina, ziprasidona e aripiprazol têm menor impacto nos níveis de prolactina. A hiperprolactinemia prolongada está associada à diminuição da densidade óssea e osteoporose. Além disso, a disfunção sexual, incluindo redução da libido e disfunção erétil, é comum em pacientes em uso desses medicamentos e deve ser monitorada. A avaliação envolve medir os níveis de prolactina e verificar outras possíveis causas comórbidas.

A osteopenia e a osteoporose são mais prevalentes em pacientes com esquizofrenia, com fatores adicionais como tabagismo e sedentarismo contribuindo para a condição. A elevação de prolactina pode também estar relacionada ao aumento do risco de câncer de mama em mulheres com esquizofrenia, embora as evidências não sejam conclusivas.

O manejo da hiperprolactinemia envolve, normalmente, a redução da dose ou a troca do antipsicótico para um que tende a afetar menos os níveis de prolactina. Pacientes com osteopenia, osteoporose ou risco de câncer de mama devem ser tratados preferencialmente com antipsicóticos com perfil de menor alteração de prolactina. Em mulheres que desejam engravidar, a troca por antipsicóticos que não interfiram na função reprodutiva também é recomendada. Quando há sintomas consideráveis (p. ex., dor de cabeça e alterações visuais) ou níveis de prolactina muito elevados (> 150 ng/mL), a avaliação por um endocrinologista e exames de imagem (preferencialmente a ressonância magnética) são necessários, pois deve-se suspeitar de uma doença hipofisária.

Se a hiperprolactinemia for confirmada por dosagem sérica e sintomática, a solução é reduzir a dose ou trocar o antipsicótico. Caso a troca não seja viável, uma alternativa é adicionar aripiprazol 5-10 mg/dia que, pelo seu antagonismo parcial, reduz o bloqueio dopaminérgico tuberoinfundibular, reduzindo a secreção de prolactina. Em casos mais graves, o uso de agonistas de dopamina, como bromocriptina, pode ser considerado, mas com o risco de agravar os sintomas psicóticos.[3]

## SEDAÇÃO

Todos os antipsicóticos podem causar sedação, que ocorre principalmente pelo bloqueio dos receptores histamínicos H1 e adrenérgicos. A gravidade e a frequência variam significativamente entre as diferentes medicações. A sedação é considerada um fator que contribui para a não adesão ao tratamento e aumenta o risco de tromboembolismo venoso. No entanto, em alguns casos, a sedação pode ser desejada, especialmente no início do tratamento para pacientes com insônia ou agitação intensa.

Antipsicóticos, como clozapina, quetiapina e olanzapina, são conhecidos por seu elevado potencial sedativo, enquanto ziprasidona, aripiprazol e lurasidona apresentam perfil mais leve. Apesar de ser um efeito colateral comum, o manejo da sedação ainda não foi amplamente estudado. As estratégias iniciais incluem concentrar a administração da medicação durante o período noturno e reduzir a dose diária total. Se a sedação persistir, recomenda-se trocar para um antipsicótico menos sedativo. Além disso, outros medicamentos com efeito sedativo devem ser descontinuados ou ajustados sempre que possível.

Existe pouca evidência de que estimulantes possam melhorar a sedação induzida por antipsicóticos; entretanto, devem ser usados com muita cautela pelo risco de agravar os sintomas positivos e a desorganização em pacientes com esquizofrenia. Existem relatos de que o metilfenidato foi útil e seguro em casos de sedação grave e persistente causada pela clozapina. No entanto, um pequeno estudo cruzado duplo-cego não demonstrou benefício. Estudos de caso também sugeriram que o modafinil poderia ser usado; no entanto, as metnálises mostram pouca ou nenhuma evidência de melhora.[3]

## HIPOTENSÃO POSTURAL

Todos os antipsicóticos apresentam algum risco de hipotensão ortostática, definida como uma queda ≥ 20 mmHg na pressão arterial sistólica ou ≥ 10 mmHg na diastólica dentro de 3 minutos após ficar em pé. Ocorre principalmente pelo bloqueio dos receptores alfa-1-adrenérgicos, que provoca vasodilatação e queda da pressao arterial, mas também por efeitos anticolinérgicos. Essa condição pode causar tontura, síncope, quedas e agravamento da angina. A avaliação deve incluir anamnese e aferição da pressão arterial em decúbito e novamente após ortostase.

Os principais fatores de risco são doenças sistêmicas que causam instabilidade autonômica (p. ex., diabetes, dependência de álcool e doença de Parkinson), desidratação, interações medicamentosas e idade avançada. Clozapina, quetiapina, clorpromazina, sertindole e iloperidona estão entre os antipsicóticos com maior risco.

Trocar para um antipsicótico que esteja menos associado à hipotensão ortostática (p. ex., aripiprazol, ziprasidona e lurasidona) é a abordagem de manejo preferida. A prevenção da hipotensão ortostática depende da escolha do antipsicótico, titulação gradual e administração das doses ao longo do dia (para minimizar níveis de pico). A ingestão adequada de água e o aumento da ingestão de sal (suplementação de 1-2 g/dia), se não for contraindicado, podem reduzir a hipotensão sintomática. Cintas abdominais e meias de compressão das pernas podem reduzir o acúmulo venoso e melhorar os sintomas.

O tratamento farmacológico pode ser necessário em casos raros. O consumo de cafeína pode ter um efeito pressórico leve e benéfico. A fludrocortisona é recomendada no tratamento da hipotensão ortostática refratária e tem sido administrada com sucesso associada à clozapina; efeitos deletérios sobre a glicemia e eletrólitos são uma desvantagem significativa, particularmente em pacientes que já apresentam efeitos metabólicos. O agonista alfa-1, midodrina, também pode ser considerado, mas tem sido associado a distonias agudas quando combinado com antipsicóticos.[3]

## EFEITOS ANTICOLINÉRGICOS

Os antipsicóticos com ação anticolinérgica podem provocar efeitos colaterais relevantes. A redução da saliva causa boca seca (xerostomia), enquanto a lentidão intestinal leva à constipação. A dificuldade de acomodação visual resulta em visão turva e a dilatação da pupila pode desencadear ou agravar o glaucoma de ângulo fechado, ao bloquear o fluxo normal do humor aquoso no olho. Outros efeitos incluem retenção urinária e taquicardia. Essas alterações podem gerar complicações sérias, como cáries, íleo paralítico e problemas cardiovasculares como angina ou infarto. É crucial tratar previamente condições como glaucoma de ângulo fechado e hipertrofia prostática antes de iniciar o uso desses medicamentos, optando-se, sempre que possível, por antipsicóticos com menor atividade anticolinérgica.

O bloqueio de receptores muscarínicos no SNC, especialmente em hipocampo e córtex pré-frontal, levam a sintomas cognitivos como déficits de memória, atenção e funções executivas. Pacientes expostos a altas cargas anticolinérgicas, principalmente idosos, com polifarmácia ou aqueles em altas doses de antipsicóticos, podem apresentar dificuldades de concentração, lapsos de memória, confusão e sintomas semelhantes ao *delirium*.

Para minimizar esses impactos, recomenda-se escolher antipsicóticos com menor efeito anticolinérgico, reduzir a dose total quando possível e revisar outros medicamentos que aumentem essa carga. O monitoramento regular da função cognitiva pode detectar precocemente qualquer deterioração e, embora o uso de inibidores da colinesterase ainda tenha evidências limitadas, reduzir a carga anticolinérgica global é a estratégia preferida para preservar a função cognitiva.[3]

## CONSTIPAÇÃO

A constipação induzida por antipsicóticos é um efeito colateral comum e potencialmente grave, ocorrendo em aproximadamente 28% dos pacientes com esquizofrenia, com fatores de risco como sexo feminino, idade avançada, maior gravidade dos sintomas e a presença de comorbidades médicas. Porém, ela é mais acentuada e grave naqueles que estão em uso de clozapina, alcançando a prevalência de 60%.

O manejo dessa condição envolve diversas abordagens. Mudanças na dieta, como o aumento do consumo de fibras (frutas, vegetais e grãos integrais), podem melhorar o trânsito intestinal. A hidratação adequada é essencial, pois ajuda a amolecer as fezes, facilitando a evacuação. A prática regular de exercícios físicos também é importante, pois estimula os movimentos intestinais.

Caso essas medidas não sejam suficientes, laxantes devem ser prescritos. Iniciar com laxantes estimulantes como senna, bisacodil ou picossulfato de sódio é uma abordagem inicial recomendada, com avaliação da eficácia após 24 horas. Caso a resposta seja inadequada, deve-se adicionar um laxante osmótico (macrogol ou lactulose) ou um amolecedor fecal (docusato de sódio), verificando o efeito combinado após 48 horas. É importante orientar o paciente sobre a necessidade de ingestão abundante de líquidos com a lactulose. Laxantes formadores de massa devem ser evitados, pois a causa subjacente da constipação neste contexto é a hipomotilidade gástrica. A dose dos laxantes deve ser aumentada a cada 48 horas até a resolução dos sintomas, respeitando as doses máximas licenciadas. Em casos de impactação fecal, pode ser necessário o uso de macrogol em altas doses ou doses repetidas de supositórios.

## ARRITMIAS CARDÍACAS

O risco de morte súbita cardíaca aumenta de 1,5-4 vezes com o uso de antipsicóticos. Isso se deve principalmente ao bloqueio das correntes de potássio, que causa o prolongamento do intervalo QT e pode desencadear arritmias ventriculares. Doses altas e administração rápida de antipsicóticos, junto com hipertensão ou doença cardíaca isquêmica preexistentes, elevam o risco desses efeitos colaterais.

Embora a medida do intervalo QT não seja definitiva, um QT corrigido acima de 500 ms ou um aumento de 60 ms em relação ao valor basal exigem atenção. Outros fatores de risco incluem bradicardia, hipocalemia, hipomagnesemia, insuficiência cardíaca congestiva, fibrilação atrial, sexo feminino, polimorfismos de canais iônicos e uso crônico de álcool e cocaína. Além disso, é essencial considerar todos os medicamentos que o paciente usa e que podem prolongar o intervalo QT.

As orientações mais recentes da American Psychiatric Association sugerem exame físico e triagem laboratorial completos, com eletrocardiograma (ECG) indicado quando forem prescritos tioridazina, ziprasidona, pimozida ou mesoridazina; na presença de histórico familiar de morte súbita cardíaca ou síndrome do QT longo; na história pessoal de síncope ou doença cardíaca conhecida; ou anormalidades eletrolíticas. O Serviço Nacional de Saúde (NHS, do inglês *National Health Service*) do Reino Unido inclui haloperidol, sertindole e pimozida como "alto risco", exigindo ECG de rotina, e recomenda ECG se houver fatores de risco no uso de medicamentos de "risco moderado", como clorpromazina, amissulprida, lurasidona, quetiapina, zotepina, promazina e melperona. Pacientes que fazem uso de mais de uma medicação que prolonga o QT devem ser cuidadosamente avaliados e monitorados.[3]

## SÍNDROME NEUROLÉPTICA MALIGNA

A síndrome neuroléptica maligna (SNM) é um dos efeitos adversos mais temidos e graves dos antipsicóticos. É uma emergência médica, geralmente necessitando de cuidados em unidade de terapia intensiva (UTI). A síndrome se caracteriza por febre alta, rigidez muscular, alterações no estado mental e instabilidade autonômica, além de apresentar achados laboratoriais como leucocitose e elevação da creatinofosfoquinase (CPK), com uma mortalidade estimada em cerca de 5%.

A incidência da SNM é baixa, variando de 0,02-0,04% dos pacientes que utilizam antipsicóticos. Em casos relacionados a antipsicóticos de segunda geração, como a clozapina, pode haver uma apresentação menos típica, sem sinais marcados de parkinsonismo. O principal fator de risco é um histórico prévio da síndrome. Outros riscos incluem o uso de múltiplos antipsicóticos, antipsicóticos de alta potência, administração parenteral, aumento rápido da dose e a utilização concomitante de medicamentos como aripiprazol, lítio e benzodiazepínicos. Além disso, condições como desidratação, exposição ao calor, uso de contenção física e outras comorbidades clínicas também podem contribuir para o desenvolvimento da SNM.

O manejo imediato da SNM consiste na suspensão imediata de todos os antipsicóticos e medicamentos relacionados, seguida da implementação de medidas de resfriamento para controlar a hipertermia. É imprescindível a transferência do paciente para um ambiente de suporte intensivo, onde seja iniciada uma hidratação venosa vigorosa e feita a correção dos distúrbios hidroeletrolíticos. O tratamento medicamentoso pode incluir o uso de benzodiazepínicos para controlar a agitação e a rigidez muscular, preferindo-os à contenção física, além do uso do relaxante muscular dantrolene e do agonista dopaminérgico D2 bromocriptina. Em casos refratários, a eletroconvulsoterapia (ECT) deve ser considerada.

A reintrodução de antipsicóticos em pacientes que se recuperaram da SNM apresenta um dilema clínico, pois o risco de recorrência varia entre 10-40%. Um intervalo mais prolongado entre a resolução da síndrome e a reintrodução do antipsicótico está associado a um risco menor de recorrência. Em determinadas situações, o uso de ECT como tratamento de manutenção pode ser necessário antes da reintrodução do antipsicótico. Quando a retomada do tratamento for imprescindível, é prudente optar por antipsicóticos com menor potência sobre os receptores D2, como quetiapina ou clozapina, realizar uma titulação lenta e manter monitoramento rigoroso.[3]

## NEUTROPENIA

Neutropenia é a diminuição do número de neutrófilos no sangue (células que combatem infecções), classificada em três níveis: leve (1.000-1.500 células/μL), moderada (500-1.000 células/μL) e grave (ou agranulocitose) (menos de 500 células/μL). É um efeito adverso mais frequentemente associado ao uso de clozapina. Aproximadamente 3% dos pacientes tratados com clozapina desenvolvem neutropenia e cerca de 1% desenvolve agranulocitose. O risco com outros antipsicóticos embora existente é considerado muito menor.[12]

A principal estratégia para a detecção e o manejo precoce da leucopenia induzida pela clozapina consiste na realização de hemogramas seriados durante o período de titulação do medicamento. Recomenda-se a obtenção de um hemograma antes do início do tratamento, sendo permitida a introdução da clozapina apenas se a contagem de leucócitos for superior a 1.500 células/μL. Considerando que o período de maior risco de desenvolvimento de leucopenia ocorre nos primeiros meses de tratamento, o monitoramento da contagem de neutrófilos deve ser mais frequente nesse período, sendo recomendado um controle semanal durante os primeiros 6 meses. Posteriormente, a frequência do monitoramento pode ser reduzida para quinzenalmente até completar 1 ano de uso da medicação, e então passar a ser mensalmente enquanto o tratamento com clozapina for mantido.[13]

Se ocorrer neutropenia leve, as diretrizes recomendam aumentar a frequência do monitoramento e indicam que o tratamento deve ser interrompido em casos de neutropenia moderada ou grave. Em pacientes com neutropenia leve é possível utilizar o lítio para elevar as contagens de granulócitos acima do limiar, a fim de evitar a necessidade de monitoramento mais frequente. O mecanismo pelo qual o lítio aumenta a contagem de granulócitos ainda não é conhecido.

O fator estimulador de colônias de granulócitos (G-CSF, do inglês *granulocyte colony-stimulating factor*), uma glicoproteína que induz a medula óssea a produzir e liberar granulócitos, pode ser utilizado para tratar a agranulocitose de forma aguda. Em pacientes que respondem apenas à clozapina, esses medicamentos podem ter um papel a longo prazo para prevenir agranulocitose. Por exemplo, o filgrastim pode ser administrado de forma prolongada para manter uma contagem adequada de neutrófilos e prevenir infecções. Os desafios no uso do filgrastim incluem a necessidade de administração parenteral (injeção) e o alto custo.

A redução da dose não é uma estratégia eficaz para a neutropenia associada à clozapina. A descontinuação da clozapina é a solução definitiva para a neutropenia induzida pelo medicamento, o que geralmente exige a troca para outro antipsicótico. Para aqueles pacientes que só responderam ao tratamento com clozapina, a reintrodução após um episódio de agranulocitose geralmente não é bem-sucedida. Contudo, há relatos de casos que descrevem a reintrodução bem-sucedida da clozapina após um episódio de neutropenia, utilizando lítio ou filgrastim para aumentar as contagens de neutrófilos.[3]

## SIALORREIA

A sialorreia, caracterizada pela produção excessiva de saliva, é um efeito colateral mais comum em pacientes tratados com clozapina (afetando possivelmente mais de 90% dos pacientes), mas também pode ocorrer com outros antipsicóticos. Acredita-se que esteja relacionada à ação nos receptores muscarínicos e adrenérgicos das glândulas salivares. Além do desconforto e do estigma social, pode levar a complicações como pneumonia aspirativa e, em alguns casos, inchaço doloroso da parótida.

Para minimizar a sialorreia induzida pela clozapina, recomenda-se inicialmente a redução da dose, embora a evidência de sua eficácia seja limitada. Caso essa abordagem não seja suficiente e o paciente continue a apresentar queixas, sugere-se o uso de tratamentos farmacológicos adjuvantes, preferencialmente de aplicação tópica para minimizar efeitos colaterais sistêmicos. Dentre as opções tópicas, destaca-se o colírio de atropina 1% para uso sublingual, com a recomendação de aplicar 1-2 gotas inicialmente ao deitar e, se necessário, até 3 vezes ao dia. Outra alternativa é o *spray* nasal de brometo de ipratrópio 0,03%, com a posologia de duas aplicações sublinguais à noite ou 2 vezes ao dia. A atropina pode causar efeitos adversos locais, como irritação na mucosa e sensação de boca extremamente seca. Se houver absorção sistêmica, podem ocorrer efeitos antimuscarínicos leves, como visão turva e taquicardia, embora esses sejam geralmente mínimos com a aplicação tópica.[3] Outros medicamentos com efeitos antimuscarínicos podem ser utilizados, como amitriptilina na dosagem de 10-100 mg/dia, hidrobromidrato de hioscina entre 300-900 mg/dia.[14]

## CONCLUSÃO

Em conclusão, o manejo dos efeitos colaterais em pacientes com PEP exige uma abordagem cuidadosa, dada a sua maior sensibilidade e a importância de estabelecer uma boa adesão ao tratamento a longo prazo. A preferência por antipsicóticos de segunda geração em doses iniciais mais baixas, com monitoramento rigoroso dos potenciais efeitos metabólicos e extrapiramidais, é fundamental. A psicoeducação do paciente e de seus familiares, juntamente com estratégias de manejo para efeitos colaterais, são essenciais para otimizar a tolerabilidade e o sucesso terapêutico.

## REFERÊNCIAS BIBLIOGRÁFICAS


1. Gaebel W, Riesbeck M, Wölwer W, Klimke A, Eickhoff M, von Wilmsdorff M, et al. Rates and predictors of remission in first-episode schizophrenia within 1 year of antipsychotic maintenance treatment. Results of a randomized controlled trial within the German Research Network on Schizophrenia. Schizophr Res. 2014;152(2-3):478-86.
2. Wiersma D, Nienhuis FJ, Slooff CJ, Giel R. Natural course of schizophrenic disorders: a 15-year followup of a Dutch incidence cohort. Schizophr Bull. 199824(1):75-85.
3. Stroup TS, Gray N. Management of common adverse effects of antipsychotic medications. World Psychiatry. 2018;17(3):341-56.
4. van Harten PN, Hoek HW, Kahn RS. Acute dystonia induced by drug treatment. BMJ. 1999;319(7210):623-6.

5. Martino D, Karnik V, Osland S, Barnes TRE, Pringsheim TM. Movement disorders associated with antipsychotic medication in people with schizophrenia: an overview of Cochrane reviews and meta-analysis. Can J Psychiatry. 2018;63(11):706743718777392.
6. Poyurovsky M, Weizman A. Treatment of antipsychotic-related akathisia revisited: the role of serotonin 2A receptor. J Clin Psychopharmacol. 2015;35(6):711-4.
7. Gerolymos C, Barazer R, Yon DK, Loundou A, Boyer L, Fond G. Drug efficacy in the treatment of antipsychotic-induced akathisia: a systematic review and network meta-analysis. JAMA Netw Open. 2024;7(3):e241527.
8. Factor SA, Burkhard PR, Caroff S, Friedman JH, Marras C, Tinazzi M, et al. Recent developments in drug-induced movement disorders: a mixed picture. Lancet Neurol. 2019;18(9):880-90.
9. Pillinger T, McCutcheon RA, Vano L, Mizuno Y, Arumuham A, Hindley G, et al. Comparative effects of 18 antipsychotics on metabolic function in patients with schizophrenia, predictors of metabolic dysregulation, and association with psychopathology: a systematic review and network meta-analysis. Lancet Psychiatry. 2020;7(1):64-77.
10. Silva VA, Suraweera C, Ratnatunga SS, Dayabandara M, Wanniarachchi N, Hanwella R. Metformin in prevention and treatment of antipsychotic induced weight gain: a systematic review and meta-analysis. BMC Psychiatry. 2016;16(1):341.
11. Hegde NC, Mishra A, Maiti R, Mishra BR, Mohapatra D, Srinivasan A. Pharmacological interventions for antipsychotic-induced weight gain in schizophrenia: a network meta-analysis. Gen Hosp Psychiatry. 2024;90:12-21.
12. Jorge B, Fernandes CP, Carvalho J. Leukopenia and agranulocytosis in atypical antipsychotic treatment - besides clozapine. Eur Psychiatry. 2021;64(Suppl 1):S799.
13. Rubio JM, Kane JM. How and when to use clozapine. Acta Psychiatr Scand. 2020;141(3):178-89.
14. Gupta S, Khastgir U, Croft M, Roshny S. Management of clozapine-induced sialorrhoea. BJPsych Advances. 2020;26(2):106-8.

13

# Resistência ao tratamento e uso de clozapina nos estágios iniciais

André Fernandes
Natália Santana Daher Mendonça
Ary Gadelha

## INTRODUÇÃO

A resistência ao tratamento na esquizofrenia é usualmente definida, segundo o Treatment Response and Resistance in Psychosis (TRRIP) *working group*,[1] pela persistência de sintomas psicóticos significativos, de intensidade pelo menos moderada, juntamente com prejuízo funcional, apesar de dois ou mais ensaios adequados de antipsicóticos (com doses terapêuticas equivalentes a, pelo menos, 600 mg de clorpromazina, por ≥ 4-6 semanas cada ensaio). Em outras palavras, o paciente não atinge resposta clínica satisfatória mesmo após tratamentos padronizados, caracterizando a chamada esquizofrenia resistente ao tratamento (ERT). Estudos em primeiros episódios psicóticos (PEP) mostram que cerca de 20% dos indivíduos já não respondem adequadamente ao primeiro antipsicótico utilizado.[2] Além disso, aproximadamente 25% dos pacientes com PEP evoluirão para um quadro de ERT nos estágios iniciais do tratamento – proporção que pode chegar a até um terço dos casos quando são incluídos aqueles que tiveram resposta inicial, mas posteriormente recaíram e tornaram-se resistentes (resistência secundária) em acompanhamento de longo prazo.[3]

Embora a esquizofrenia tenha um curso tipicamente crônico, o tratamento com antipsicóticos costuma ser eficaz para a maioria dos pacientes. No entanto, estima-se que cerca de 37% dos indivíduos diagnosticados com esquizofrenia não respondem adequadamente aos tratamentos com antipsicóticos de primeira e segunda geração, uma condição conhecida como ERT.[2,3] Esses pacientes enfrentam um prognóstico desafiador com altas taxas de recaídas, internações frequentes e piora da funcionalidade ao longo do tempo, tornando a ERT uma condição particularmente difícil de manejar tanto para pacientes quanto para profissionais de saúde.[4]

A identificação precoce desses casos resistentes é fundamental. Evidências indicam que maior duração da psicose não tratada (DUP, do inglês *duration of untreated psychosis*) e episódios repetidos de recaída estão associados à menor chance de resposta terapêutica. Isso reforça a necessidade de reconhecer o quanto antes os pacientes que não estão respondendo aos antipsicóticos iniciais.[5,6] A clozapina – único antipsicótico com eficácia comprovada em ERT – muitas vezes tem sua introdução atrasada em anos. De fato, observa-se na prática a demora média de 5-10 anos para iniciar clozapina após o diagnóstico, e essa postergação se associa a piores desfechos. Em contrapartida, iniciar a clozapina mais cedo no curso da doença eleva significativamente as taxas de resposta: por exemplo, em um estudo de Yoshimura et al.,[6] pacientes que receberam clozapina em menos de 2,8 anos do início do transtorno apresentaram cerca de 82% de resposta, comparados a apenas 30% de resposta quando a clozapina foi iniciada após mais de cerca de 3 anos de doença. Portanto, reconhecer precocemente a ERT nos estágios iniciais da psicose e instituir a clozapina de forma tempestiva é crucial para melhorar o prognóstico. Infelizmente, esse medicamento permanece subutilizado e muitos pacientes – inclusive em primeiro episódio – que atendem aos critérios de resistência não recebem clozapina no momento adequado, impossibilitando uma melhor remissão dos sintomas.[5,6]

## CLASSIFICAÇÃO DA RESISTÊNCIA AO TRATAMENTO

Pode-se classificar a resistência ao tratamento em primária ou secundária, dependendo do momento em que se estabelece a falha terapêutica. A resistência primária refere-se àquela na qual o paciente nunca apresentou uma resposta satisfatória aos antipsicóticos, ou seja, desde o PEP não houve remissão adequada dos sintomas positivos mesmo com tratamento apropriado. Nesses casos, a psicose já se mostra refratária de início, após as tentativas terapêuticas iniciais falharem. Em contrapartida, fala-se em resistência secundária quando o paciente chegou a responder bem ao tratamento antipsicótico em algum momento (p. ex., obteve remissão ou melhora significativa inicial), mas perdeu essa resposta posteriormente, evoluindo para refratariedade mais adiante no curso da doença – tipicamente após uma recaída ou múltiplos episódios psicóticos. Assim, na resistência secundária, a esquizofrenia torna-se resistente ao longo do tempo, depois de um período de boa resposta inicial.[7]

Diversos estudos sugerem que uma parcela considerável dos casos de ERT corresponde à resistência primária. Em uma amostra brasileira, Diniz et al.[2] encontraram uma prevalência de ERT de 36,7%, com 23,6% de resistência primária, ou seja, 64,3% dos pacientes com ERT já apresentavam essa condição desde os estágios iniciais da doença. Já os casos de resistência secundária englobam aqueles indivíduos que, após um período de resposta, passam a não responder mais às medicações previamente eficazes – possivelmente em razão das alterações neurobiológicas decorrentes da progressão do transtorno ou dos fenômenos induzidos pelo tratamento (p. ex., hipóteses de supersensibilidade dopaminérgica após uso prolongado de antipsicóticos). Esses dois perfis podem ter implicações prognósticas distintas. Enquanto a resistência primária possivelmente relaciona-se a fatores neurodesenvolvimentais e a formas mais graves da doença desde o início, a resistência secundária pode envolver mecanismos diferentes e, em teoria, representar uma evolução para refratariedade associada a recorrências psicóticas e neurotoxicidade de episódios.[7]

Fatores de risco associados à resistência precoce incluem DUP prolongada, sintomas mais graves no primeiro surto, comprometimento cognitivo importante de início e história familiar de esquizofrenia/ERT. Um estudo longitudinal com 323 pacientes em PEP revelou que 23% apresentaram resistência ao tratamento antipsicótico, sendo que 84% desses casos já eram resistentes desde o início da doença. Fatores como sintomas negativos, idade mais jovem no início do quadro e maior DUP foram preditores significativos de resistência ao tratamento desde o início da doença.[8] Por isso, estratégias de intervenção precoce visam reduzir a DUP e prevenir recaídas – medidas que, além de melhorar o curso clínico de forma geral, também diminuem o risco de a esquizofrenia evoluir para um estado resistente. Outros fatores, como uso de substâncias e baixa adesão ao tratamento, também podem contribuir para um quadro de aparente resistência nos primeiros anos, mas esses constituem casos de pseudorresistência (falsa resistência) e devem ser ativamente investigados e manejados, conforme discutido adiante.[5,6]

Para resumir as diferenças entre resistência primária e secundária, a Tabela 1 compara suas características.

TABELA 1 Comparação entre resistência primária e secundária na esquizofrenia resistente ao tratamento

| Característica | Resistência primária | Resistência secundária |
|---|---|---|
| Definição | Falha terapêutica desde o primeiro episódio, sem nenhuma resposta adequada aos antipsicóticos iniciais | Perda da resposta após um período inicial de eficácia do tratamento, evoluindo para resistência em fases posteriores do curso da doença |
| Momento de surgimento | Início precoce – já nos estágios iniciais da psicose (usualmente nos primeiros 1-2 anos de tratamento) | Desenvolvimento tardio, após uma fase de boa resposta. Geralmente ocorre após recaídas ou com a cronicidade do transtorno |
| Possíveis mecanismos | Relacionado a fatores intrínsecos do transtorno (p. ex., alterações neurodesenvolvimentais; menor envolvimento de vias dopaminérgicas típicas) | Associado a mudanças neurobiológicas decorrentes do curso e do tratamento (p. ex., supersensibilidade dopaminérgica após longos períodos de antipsicótico, neuroplasticidade maladaptativa) |
| Proporção dentre os casos de ERT | Representa grande parcela dos casos (resistência "desde o início"), possivelmente > 50% dos TRS identificados precocemente | Corresponde aos casos que se tornam resistentes ao longo do tempo – estima-se que < 50% dos TRS sejam desse tipo, emergindo após alguns anos de doença |

## CLOZAPINA COMO TRATAMENTO DE ESCOLHA NA ESQUIZOFRENIA RESISTENTE AO TRATAMENTO

A clozapina consolidou-se como o tratamento de escolha para ERT. Desde o estudo clássico de Kane et al.,[2] demonstrando sua superioridade sobre os antipsicóticos típicos em pacientes refratários, múltiplas evidências confirmaram que a clozapina possui eficácia superior à de todos os outros antipsicóticos em casos de ERT.[9] Atualmente, a clozapina é o único antipsicótico aprovado por agências regulatórias – como a Food and Drug Administration (FDA) e a European Medicines Agency (EMA) – especificamente para tratar esquizofrenia resistente. Diretrizes internacionais e consensos – como TRRIP)[1] – são unânimes em recomendar a introdução da clozapina assim que se confirme a falha de pelo menos dois antipsicóticos de adequadas dose e duração. Em outras palavras, após duas tentativas fracassadas, não se justifica persistir indefinidamente em politerapias ou outros antipsicóticos: a clozapina deve ser oferecida ao paciente. Isso é válido inclusive no PEP – se desde o início configurou-se um quadro refratário –, pois há evidências de que a clozapina pode proporcionar benefícios significativos e até modificar o curso da doença e reduzir a mortalidade nesses casos precoces.[10] Assim, a indicação de clozapina em um primeiro surto não é apenas aceitável, mas imperativa, de acordo com *guidelines* modernos.[11]

Do ponto de vista de segurança e tolerabilidade, a clozapina requer manejo clínico atento; contudo, seus riscos podem ser controlados e não devem impedir seu uso quando indicado. Os efeitos adversos mais comuns incluem sedação, sialorreia (hipersalivação), hipotensão ortostática, ganho de peso (e consequente dislipidemia/alteração glicêmica), constipação intestinal, mioclonias e convulsões.[7] Tais efeitos, embora incômodos, são manejáveis com intervenções clínicas; por exemplo, usar anticolinérgicos ou subdoses de colírio de atropina sublingual para sialorreia; medidas posturais para hipotensão; dieta/exercícios e metformina para prevenção de síndrome metabólica; laxativos para constipação; e anticonvulsivantes.[11] A preocupação mais séria com a clozapina é o risco de agranulocitose (neutropenia grave), a qual, porém, ocorre apenas em cerca de 0,5-1% dos pacientes. Este efeito raro exige monitoramento hematológico frequente, especialmente nas primeiras 18 semanas de tratamento – com hemogramas semanais – conforme protocolos de segurança. Apesar desse ônus de monitoramento, é importante ressaltar que estudos populacionais indicam que pacientes em uso de clozapina apresentam menor mortalidade por todas as causas do que pacientes em uso de outros antipsicóticos.[12] Esse dado se deve possivelmente à maior efetividade da clozapina em controlar a doença (reduzindo suicídios e complicações da esquizofrenia) e talvez a um acompanhamento médico mais próximo durante seu uso. Em resumo, os benefícios superam os riscos quando a clozapina é utilizada de forma adequada em ERT.[7,13]

No manejo prático, recomenda-se titulação gradual da dose de clozapina, iniciando com 12,5-25 mg e aumentando lentamente – 25 mg a cada 2 ou 3 dias – até doses terapêuticas (média entre 300-600 mg/dia, conforme tolerado). A intenção é atingir um nível sérico mínimo eficaz – frequentemente citado em torno de 350 ng/mL – antes de concluir ausência de resposta. Estudos sugerem que níveis plasmáticos de 350-600 ng/mL estão associados à melhor probabilidade de resposta, e se o paciente não mostrar melhora mesmo assim, considera-se "falha" da clozapina. Durante a titulação e manutenção, é fundamental monitorar regularmente: sinais vitais (risco de hipotensão, taquicardia reflexa), parâmetros metabólicos (peso, glicemia, perfil lipídico), mioclonias e efeitos adversos em geral. A contagem de leucócitos e neutrófilos deve seguir um protocolo semanal nas primeiras 18 semanas, depois mensal enquanto o paciente estiver em uso de clozapina.[7]

Em termos de eficácia clínica, a clozapina tipicamente demonstra reduções importantes em sintomas positivos (delírios, alucinações) em pacientes que não melhoraram com outras medicações. Ela também tem efeitos benéficos em sintomas negativos e cognitivos em alguns casos, além de possuir propriedades antiagressivas e antissuicidas – tanto que é o único antipsicótico com indicação formal para reduzir comportamento suicida na esquizofrenia.[14] Vale destacar que taxas de resposta em torno de 50% são observadas em muitos estudos de clozapina na ERT, contra 0-10% de resposta aos demais antipsicóticos nesses pacientes refratários.[9] Assim, a clozapina representa, muitas vezes, a única esperança de remissão substancial para pacientes com esquizofrenia resistente. A adesão do paciente pode melhorar conforme os sintomas diminuem e a qualidade de vida aumenta com o tratamento. Em suma, a clozapina é o tratamento essencial nos casos de ERT, e seu uso precoce nos estágios iniciais da psicose resistente está associado a melhores desfechos a longo prazo.[13]

## PSEUDORRESISTÊNCIA E ESTRATÉGIAS ALTERNATIVAS

Antes de diagnosticar um paciente com esquizofrenia como "resistente ao tratamento", é necessário descartar cuidadosamente a chamada pseudorresistência, isto é, situações em que a falta de resposta decorre de fatores corrigíveis (como falhas no manejo ou particularidades do caso) e não de verdadeira refratariedade da doença. Vários motivos podem levar a um falso rótulo de ERT, e identificá-los pode evitar tratamentos mais agressivos desnecessários ou a omissão de medidas simples que resolveriam o problema.[15]

Em primeiro lugar, deve-se considerar o diagnóstico diferencial. Quadros de outras doenças psiquiátricas podem simular, sobretudo nos estados iniciais, uma esquizofrenia resistente quando, na realidade, o tratamento está sendo inadequado por erro diagnóstico. Por exemplo, transtorno esquizoafetivo ou transtorno bipolar com sintomas psicóticos podem se apresentar de forma muito semelhante à esquizofrenia (com delírios e alucinações), mas nesses casos a presença dos sintomas afetivos exige a inclusão de estabilizadores do humor ou antidepressivos no esquema terapêutico.[7] Se tais comorbidades não forem reconhecidas, o paciente pode não melhorar apenas com antipsicóticos, criando a impressão de "resistência". Da mesma forma, causas clínicas ou neurológicas de sintomas psicóticos (p. ex., epilepsia do lobo temporal, encefalites, uso de substâncias psicoativas) devem ser investigadas. A persistência de sintomas pode ser mantida por uma condição clínica não tratada – como hipertireoidismo, lúpus, intoxicações – ou pelo uso contínuo de drogas ilícitas (*cannabis*, estimulantes) que pioram a psicose.[7] Logo, uma avaliação ampla – incluindo exame do estado mental completo, avaliação médica geral, exames toxicológicos e neuroimagem quando indicada – faz parte do protocolo diante de uma aparente ERT. Somente após excluir outras etiologias para os sintomas pode-se concluir que se trata de esquizofrenia resistente "verdadeira".

Superada a questão diagnóstica, o fator de pseudorresistência mais comum é a adesão inadequada ao tratamento. Pacientes que não tomam a medicação de forma regular, seja por esquecimentos, negação da doença, efeitos colaterais incômodos ou falta de acesso, obviamente não terão uma resposta satisfatória – mas isso não significa que a doença seja biologicamente refratária, e sim que o medicamento não está sendo adequadamente administrado. Estudos sugerem que uma proporção significativa de pacientes considerados "resistentes" apresenta, na verdade, baixa adesão ao regime prescrito.[3,5] Por isso, é mandatório verificar o uso correto das medicações antes de concluir falha terapêutica. Deve-se questionar diretamente o paciente e a família sobre a tomada dos comprimidos, verificar registros de dispensação na farmácia e, em certos casos, utilizar recursos objetivos como contagem de pílulas ou dosagem plasmática do antipsicótico para confirmar se o paciente atingiu os níveis adequados. As diretrizes do TRRIP recomendam que para definir ERT haja evidência de pelo menos 80% de adesão (ingestão das doses) em cada ensaio de antipsicótico, confirmada por múltiplas fontes, além de idealmente ter sido testada uma formulação injetável de longa ação para garantir adesão plena.[1] Ou seja, antes de considerar um caso resistente, é preciso ter certeza de que o paciente realmente recebeu o tratamento proposto na dose e tempo corretos – e a utilização de um antipsicótico injetável de longa ação (AILA) pode ser uma ferramenta para assegurar isso.[15]

Os AILA eliminam a necessidade de tomar comprimidos diariamente e mantêm níveis plasmáticos estáveis da medicação, garantindo tratamento contínuo mesmo em pacientes menos aderentes. No contexto de pseudorresistência, isso pode transformar um caso de "não resposta" em uma resposta positiva simplesmente por assegurar que o antipsicótico faça efeito de forma consistente. Dentre os AILA disponíveis, destaca-se o palmitato de paliperidona (injeção mensal ou trimestral), que tem sido bastante estudado. Análises mostram que a paliperidona injetável reduz significativamente o risco de falha terapêutica ou recaída em comparação aos antipsicóticos orais equivalentes, independentemente da duração da doença – incluindo em pacientes nos primeiros 2-3 anos de esquizofrenia.[16] Em um estudo, apenas cerca de 18% dos pacientes com até 3 anos de doença, tratados com palmitato de paliperidona, tiveram recaída em 12 meses, em comparação a 25% daqueles tratados com antipsicóticos orais.[17] Esse benefício de implementar o AILA mais cedo está associado à menor deterioração funcional e a melhores desfechos clínicos.[16] Portanto, diante de um paciente que não responde possivelmente por uso inconsistente da medicação, a introdução de um AILA (como palmitato de paliperidona) é altamente recomendada como estratégia inicial.[16,18]

Outro aspecto importante é assegurar que cada tentativa terapêutica anterior foi adequada em dose e duração. Às vezes, um paciente é rotulado como "resistente" após usar um antipsicótico em dose baixa ou por poucas semanas, o que na verdade configura um tratamento inadequado e não uma falha genuína. É preciso sempre perguntar-se: cada antipsicótico foi usado na dose terapêutica ótima? O paciente ficou um tempo suficiente com a medicação (pelo menos 6-8 semanas) para avaliar a resposta? A adesão foi confirmada?

Se qualquer resposta for negativa, devem-se corrigir essas falhas antes de passar adiante. Por exemplo, se o paciente tomou risperidona 2 mg por 4 semanas e abandonou, isso não conta como um ensaio adequado – seria necessário retratar adequadamente (p. ex., reiniciar e titular a dose para 4-6 mg, mantendo por ≥ 6 semanas com boa adesão) para então julgar a resposta. Muitas vezes, otimizar um tratamento subótimo leva ao sucesso, descaracterizando a suposta resistência.[17,18]

Em suma, na pseudorresistência, o foco é identificar e manejar fatores confundidores. É útil pensar em um fluxograma de avaliação antes de concluir ERT:

- Revisar o diagnóstico e comorbidades, garantindo tratar condições psiquiátricas ou clínicas concomitantes (p. ex., depressão, uso de drogas) que possam manter os sintomas.
- Verificar a adesão e as condições do tratamento – certificar-se de que as medicações foram tomadas corretamente (usar AILA se necessário), em doses adequadas e por tempo suficiente.

- Excluir causas de falsa não resposta, como interação medicamentosa (p. ex., indutores enzimáticos que baixem os níveis do antipsicótico) ou absorção prejudicada.
- Somente então, se ainda houver sintomas psicóticos importantes apesar de tudo otimizado, confirmar o diagnóstico de esquizofrenia resistente e prosseguir para tratamento com clozapina.

Seguindo esses passos, evita-se rotular precocemente um paciente como refratário quando ele poderia responder a ajustes do tratamento convencional. Em contrapartida, assegura-se que os casos realmente resistentes sejam identificados sem atrasos injustificados, podendo receber a clozapina no *timing* correto.

## SUPER-RESISTÊNCIA E ALTERNATIVAS TERAPÊUTICAS

Embora a clozapina seja o tratamento mais eficaz para ERT, cerca de 40-60% dos pacientes não apresentam resposta satisfatória mesmo com o uso adequado desse fármaco.[9] Essa condição é frequentemente chamada de super-resistência ao tratamento (ou esquizofrenia ultrarresistente), definida pela manutenção de sintomas graves apesar de um curso adequado de clozapina. Em geral, considera-se clozapina resistente quando, após pelo menos 3-6 meses de tratamento em dose terapêutica (p. ex., ≥ 400 mg/dia com nível sérico alvo > 350 ng/mL) e boa adesão, o paciente ainda preenche critérios de sintomas ativos moderados a graves.[1] Nesses casos, as perspectivas de melhora adicional são reduzidas, e o impacto da doença permanece muito alto – com sintomas psicóticos persistentes, frequentes exacerbações e necessidade de internações, levando a grave prejuízo funcional e a uma carga significativa para o paciente e sua família. A super-resistência representa, portanto, um enorme desafio clínico. Não surpreende que justamente essa população concentre grande parte dos custos e da morbidade associados à esquizofrenia.[12]

Diante de um quadro refratário, até mesmo, à clozapina, os clínicos recorrem a estratégias terapêuticas alternativas ou adjuvantes, embora a evidência científica para muitas delas seja limitada. Uma das abordagens com suporte mais consistente é a eletroconvulsoterapia (ECT) como adjuvante da clozapina. Diversos estudos controlados sugerem que adicionar ECT ao regime pode resultar em redução importante dos sintomas em uma parcela de pacientes com ERT ultrarresistente. Em um ensaio clínico randomizado clássico de Petrides et al.,[19] por exemplo, cerca de 50% dos pacientes refratários que receberam ECT associada à clozapina apresentaram resposta clínica significativa, em comparação com menos de 10% no grupo tratado apenas com clozapina. Revisões sistemáticas e metanálises também indicam benefícios da ECT nesses casos; contudo, o efeito médio tende a ser modesto, e alguns estudos apontam que a qualidade da evidência ainda é moderada a baixa.[20] Ou seja, a ECT pode ser eficaz em certos pacientes, mas nem todos responderão, e o nível de melhora pode variar. Apesar dessas limitações, os *guidelines* costumam recomendar um teste de ECT quando a clozapina isoladamente falha, dada a gravidade da situação e a falta de opções melhores. Vale lembrar que a combinação clozapina + ECT, embora aumente risco de efeitos colaterais, como *delirium* pós-ictal ou instabilidade autonômica, geralmente é segura sob monitoramento adequado.[12]

Outra classe de intervenções é a associação de outros fármacos à clozapina (potencialização). Várias combinações já foram testadas: antipsicóticos adicionais (p. ex., amissulprida, aripiprazol, risperidona), anticonvulsivantes/estabilizadores do humor (valproato, lamotrigina), antidepressivos e até anti-inflamatórios (como adição de minociclina ou anti-TNFα [fator de necrose tumoral alfa – do inglês *tumor necrosis factor alpha*]) em estudos experimentais). Infelizmente, os resultados dessas estratégias de politerapia foram em geral negativos. Metanálises amplas não encontraram evidências robustas de que qualquer coadjuvante farmacológico promova uma melhora sustentada dos sintomas positivos da esquizofrenia além daquela proporcionada pela clozapina.[20] Quando algum benefício foi observado, geralmente foi pequeno e de significado clínico questionável, ou derivado de estudos abertos com alto risco de viés. Assim, nenhuma medicação adjuvante alcançou *status* de recomendação forte em pacientes ultrarresistentes até o momento. Ainda assim, na prática clínica, muitas dessas combinações são tentadas de forma empírica em pacientes individuais na busca de qualquer ganho possível.[12,20]

Entre as combinações farmacológicas, uma abordagem promissora recentemente é o uso concomitante de um AILA com clozapina. A ideia é que o AILA garantiria níveis constantes de bloqueio dopaminérgico adicional, podendo potencializar a ação da clozapina ou cobrir mecanismos não totalmente supridos por ela. Um estudo retrospectivo multicêntrico de Bioque et al.[18] investigou a associação de clozapina com palmitato de paliperidona em 50 pacientes com ERT não respondedores. Após 6 meses de combinação houve melhora significativa dos sintomas, com diminuição do número e duração de internações, além de melhora funcional. Notavelmente, os efeitos colaterais não aumentaram de forma significativa; pelo contrário, alguns pacientes toleraram melhor a combinação do que a clozapina isolada (possivelmente por redução da dose média de clozapina requerida). Embora se trate de evidência limitada, é um sinal encorajador de que a associação clozapina + palmitato de paliperidona AILA pode ser efetiva e segura em casos selecionados.[18]

Além da ECT e politerapias farmacológicas, outras alternativas já exploradas incluem: estimulação magnética transcraniana repetitiva (EMTr) em regiões corticais associadas a sintomas (p. ex., EMTr dorsolateral pré-frontal para sintomas negativos) – até o momento, ainda sem resultados consistentes; terapias psicossociais intensivas, como a terapia cognitivo-comportamental (TCC) adaptada para sintomas persistentes – que pode ajudar no enfrentamento e na redução do sofrimento, mas não apresenta impacto robusto na redução dos sintomas psicóticos em si; treinamento e reabilitação cognitiva, visando melhorar as funções executivas e sociais; e, experimentalmente, técnicas de neuromodulação, como a estimulação elétrica transcraniana (tDCS, do inglês *transcranial direct current stimulation*) e a estimulação do nervo vago – ainda sem evidências conclusivas.[15]

Diante da falta de diretrizes firmes para esquizofrenia ultrarresistente, recomenda-se uma abordagem individualizada e sequencial. Ou seja, montar um plano de tratamento que inclua diversas etapas a serem testadas uma a uma (p. ex., otimização máxima da clozapina; se falhar, tentar ECT; se parcial, adicionar lamotrigina etc.), monitorando cuidadosamente a resposta a cada intervenção. Um painel internacional de especialistas sugeriu que, na ausência de evidência clara, utilizar as estratégias de potencialização mais promissoras de forma combinada/sequencial é razoável, sempre considerando preferências do paciente e tolerabilidade. Em paralelo, enfatiza-se que a melhor conduta diante da super-resistência é prevenir que ocorra, otimizando ao máximo a terapia com clozapina desde o início: doses personalizadas (p. ex., níveis plasmáticos seriados para guiar ajustes), manejo agressivo de efeitos adversos para manter adesão, e engajamento de cuidadores e paciente no tratamento para mantê-lo com clozapina pelo tempo necessário. Seguindo esses princípios, muitos pacientes com ERT eventualmente alcançam alguma melhora ou mesmo estabilidade.[1]

## USO DE CLOZAPINA EM PSICOSES AFETIVAS

Por fim, vale comentar sobre o uso *off-label* da clozapina em psicoses resistentes que não a esquizofrenia. A clozapina tem indicações formais apenas na esquizofrenia e transtorno esquizoafetivo (e risco suicida), mas, pela sua eficácia singular, vem sendo empregada também em casos graves de transtorno bipolar ou depressão psicótica resistentes. Evidências sugerem que a clozapina pode exercer potente efeito estabilizador do humor em transtornos afetivos. Estudos e séries de caso em transtorno bipolar refratário mostraram redução significativa de sintomas em episódios maníacos e mistos com o uso de clozapina, muitas vezes permitindo reduzir a polifarmácia nesses pacientes.[21] Houve também redução de taxas de reinternação psiquiátrica e de comportamentos suicidas em pacientes bipolares graves tratados com clozapina, indicando benefício funcional e na prevenção de desfechos ruins. Entretanto, apesar desses potenciais benefícios, pesquisas apontam que apenas cerca de 1,5% dos pacientes bipolares recebem clozapina em algum ponto do tratamento – possivelmente por receio dos médicos e falta de diretrizes específicas.[21] Em casos de psicose afetiva resistente (p. ex., mania psicótica crônica sem resposta a anticonvulsivantes + antipsicóticos), alguns especialistas recomendam considerar um ensaio terapêutico com clozapina, especialmente se há semelhança fenotípica com esquizofrenia (p. ex., sintomas psicóticos persistentes mesmo eutímico). No transtorno esquizoafetivo resistente, a clozapina também pode ser usada, às vezes em combinação com estabilizadores do humor. Deve-se ter cautela nesse cenário *off-label*, monitorando de perto efeitos colaterais e reconhecendo que a evidência ainda é incipiente – mas a clozapina pode se tornar um recurso valioso para pacientes afetivos que esgotaram as opções convencionais.[21]

## CONCLUSÃO

A ERT representa grande desafio no manejo da psicose; todavia, a experiência acumulada nas últimas décadas deixa claro que a clozapina permanece a pedra angular do tratamento nesse contexto. Nos estágios iniciais da psicose, identificar o fracasso terapêutico precocemente e escalar o tratamento de forma adequada – seguindo protocolos que incluem a clozapina na terceira linha – é crucial para melhorar o prognóstico a longo prazo. A clozapina, quando instituída no *timing* correto, pode propiciar taxas de remissão sintomática muito superiores às obtidas com outros antipsicóticos, além de possivelmente reduzir a mortalidade e o risco de suicídio dos pacientes.

É crucial que se superem as barreiras existentes ao uso da clozapina, especialmente no que diz respeito à introdução precoce do medicamento, uma vez que estudos sugerem que a resposta à clozapina está intimamente ligada ao tempo de sua introdução no tratamento. Isso implica na necessidade de desenvolver estratégias para identificar precocemente os pacientes com ERT e iniciar a clozapina de maneira oportuna, a fim de otimizar os desfechos a longo prazo. A escassez de estudos metodologicamente robustos sobre os "bons respondedores" à clozapina, que estimam um percentual de cerca de 20% dos pacientes, também destaca a necessidade de maior investigação sobre os fatores que determinam boa resposta ao tratamento, além de aprofundar o conhecimento sobre as trajetórias clínicas dos pacientes primariamente resistentes.[22,23]

Infelizmente, ainda se observa lacuna entre a evidência e a prática: mesmo pacientes que preenchem critérios de TRS frequentemente esperam anos e passam por múltiplos tratamentos ineficazes antes de receber a clozapina – período no qual acumulam danos decorrentes de sintomas ativos. No Brasil, por exemplo, estudos revelam franca subutilização da clozapina, a qual representa menos de 9% de todas as prescrições de antipsicóticos em esquizofrenia, proporção incongruente com os mais de 30% de pacientes que mereceriam o seu uso.[3] Essa realidade resulta em recaídas e internações evitáveis, prolongando o sofrimento do paciente e os custos para o sistema de saúde. Uma ação urgente é necessária para melhorar o acesso à clozapina e padronizar protocolos de identificação e manejo da ERT. Isso inclui treinar profissionais para reconhecer resistência, dissipar receios infundados quanto à clozapina, estruturar serviços para o monitoramento seguro (p. ex., disponibilidade de exames hematológicos) e envolver ativamente os familiares no suporte ao tratamento.

Perspectivas futuras no campo da psicose resistente incluem o desenvolvimento de modelos preditivos que permitam identificar já no primeiro episódio quais pacientes têm maior risco de evoluir para ERT. Pesquisas, como o projeto Schizophrenia Prediction of Resistance to Treatment (SPIRIT), vêm combinando dados clínicos e biológicos para criar escores de risco de ERT, visando à intervenção mais precoce e personalizada.[24] Além disso, há intensa investigação de novas terapias para casos ultrarresistentes – desde novas medicações (agonistas parciais de receptores N-metil-D-aspartato [NMDA], anti-inflamatórios, moduladores glutamatérgicos) até dispositivos de neuromodulação profunda (p. ex., estimulação cerebral profunda em alvos como o núcleo *accumbens*). Embora nenhuma dessas abordagens emergentes ainda tenha se tornado um tratamento estabelecido, o futuro reserva possibilidades promissoras para melhorar o cuidado desses pacientes.

Enquanto esses avanços não se concretizam, o manejo ótimo da ERT nos estágios iniciais da psicose depende de aplicar diligentemente o conhecimento atual: assegurar que o básico (diagnóstico, adesão, dose, duração) esteja correto; não hesitar em iniciar clozapina após duas falhas terapêuticas; monitorar e manejar efeitos adversos da clozapina para manter o paciente no tratamento; e, se necessário, recorrer a estratégias adjuvantes como AILA, ECT e abordagens psicossociais intensivas. Com intervenção precoce e adequada, muitos pacientes resistentes conseguem atingir estabilidade clínica, retomando atividades e projetos de vida antes interrompidos. A clozapina, em especial, oferece uma chance de recuperação a indivíduos que de outra forma permaneceriam presos a um curso deteriorante da esquizofrenia. Reafirma-se, portanto, sua importância essencial no tratamento da psicose resistente e a necessidade de superar os obstáculos em torno de seu uso. Somente assim será possível o impacto da ERT, mudando a trajetória de vidas marcadas pela esquizofrenia para um caminho de esperança e recuperação.

## REFERÊNCIAS BIBLIOGRÁFICAS


1. Howes OD, McCutcheon R, Agid O, Bartolomeis A, van Beveren NJM, Birnbaum ML, et al. Treatment-resistant schizophrenia: treatment response and resistance in psychosis (TRRIP) working group consensus guidelines on diagnosis and terminology. Am J Psychiatry. 2017;174(3):216-29.
2. Diniz E, Fonseca L, Rocha D, Trevizol A, Cerqueira R, Ortiz B, et al. Treatment resistance in schizophrenia: a meta-analysis of prevalence and correlates. Braz J Psychiatry. 2023;45(5):448-58.
3. Kane J, Honigfeld G, Singer J, Meltzer H. Clozapine for the treatment-resistant schizophrenic: a double-blind comparison with chlorpromazine. Arch Gen Psychiatry. 1988;45(9):789-96.
4. Correll CU, Solmi M, Croatto G, Schneider LK, Rohani-Montez SC, Fairley L, et al. Mortality in people with schizophrenia: a systematic review and meta-analysis of relative risk and aggravating or attenuating factors. World Psychiatry. 2022;21(2):248-71.
5. Stokes I, Griffiths SL, Jones R, Everard L, Jones PB, Fowler D, et al. Prevalence of treatment resistance and clozapine use in early intervention services. BJPsych Open. 2020;6(5):e107.
6. Yoshimura B, Yada Y, So R, Takaki M, Yamada N. The critical treatment window of clozapine in treatment-resistant schizophrenia: secondary analysis of an observational study. Psychiatry Res. 2017;250:65-70.
7. Lim CS, Donovan AL, Vyas CM, Daneshvari NO, Lissanu DS, Stern TA. Treatment-resistant schizophrenia: evaluation and management. Prim Care Companion CNS Disord. 2024;26(4):23f03692.
8. Bozzatello P, Bellino S, Rocca P. Predictive factors of treatment resistance in first episode of psychosis: a systematic review. Front Psychiatry. 2019;10:67.

9. Siskind D, McCartney L, Goldschlager R, Kisely S. Clozapine v. first- and second--generation antipsychotics in treatment-refractory schizophrenia: systematic review and meta-analysis. Br J Psychiatry. 2016;209(5):385-92.
10. Vermeulen JM, van Rooijen G, van de Kerkhof MPJ, Sutterland A, Correll CU, et al. Clozapine and long-term mortality risk in patients with schizophrenia: a systematic review and meta-analysis of studies lasting 1.1-12.5 years. Schizophr Bull. 2019;45(2):315-29.
11. Keepers GA, Fochtmann LJ, Anzia JM, Benjamin S, Lyness JM, Mojtabai R, et al. The American Psychiatric Association practice guideline for the treatment of patients with schizophrenia. Am J Psychiatry. 2020;177(9):868-72.
12. Correll CU, Agid O, Crespo-Facorro B, Bartolomeis A, Fagiolini A, Seppälä N, et al. A guideline and checklist for initiating and managing clozapine treatment in patients with treatment-resistant schizophrenia. CNS Drugs. 2022;36(7):659-79.
13. Massuda R, Gama CS, Belmonte-de-Abreu P, Elkis H, Lucena DF, Bressan R, et al. Clozapine prescription trends in Brazil in the last decade. Braz J Psychiatry. 2022;44(6):635-8.
14. Meltzer HY, Alphs L, Green AI, Altamura AC, Anand R, Bertoldi A, et al. Clozapine treatment for suicidality in schizophrenia: International Suicide Prevention Trial (InterSePT). Arch Gen Psychiatry. 2003;60(1):82-91.
15. Chakrabarti S. Clozapine-resistant schizophrenia: newer avenues of management. World J Psychiatry. 2021;11(8):429-48.
16. Alphs L, Benson C, Cheshire-Kinney K, Lindenmayer JP, Mao L, Rodriguez SC, et al. Real-world outcomes of paliperidone palmitate compared to daily oral antip sychotic therapy in schizophrenia: a randomized, open-label, review board-blinded 15-month study. J Clin Psychiatry. 2015;76(5):554-61.
17. Lopena OJ, Alphs LD, Sajatovic M, Turkoz I, Sun L, Johnston KL, et al. Earlier use of long-acting injectable paliperidone palmitate versus oral antipsychotics in patients with schizophrenia: an integrated patient-level post hoc analysis. J Clin Psychiatry. 2023;84(6):23m14788.
18. Bioque M, Parellada E, García-Rizo C, Amoretti S, Fortea A, Oriolo G, et al. Clozapine and paliperidone palmitate antipsychotic combination in treatment-resistant schizophrenia and other psychotic disorders: a retrospective 6-month mirror-image study. Eur Psychiatry. 2020;63(1):e71.
19. Petrides G, Malur C, Braga RJ, Bailine SH, Schooler NR, Malhotra AK, et al. Electroconvulsive therapy augmentation in clozapine-resistant schizophrenia: a prospective, randomized study. Am J Psychiatry. 2015;172(1):52-8.
20. Lähteenvuo M, Tanskanen A, Taipale H, Mehtälä J, Vattulainen P, Tiihonen J. Real--world effectiveness of pharmacologic treatments for clozapine-resistant schizophrenia. Am J Psychiatry. 2022;179(4):269–278. doi:10.1176/appi.ajp.2021.21020195.
21. Wilkowska A, Cubała WJ. Clozapine as a transformative treatment in bipolar patients. Neuropsychiatr Dis Treat. 2019;15:2901-5.

22. Griffiths K, Millgate E, Egerton A, MacCabe JH. Demographic and clinical variables associated with response to clozapine in schizophrenia: a systematic review and meta-analysis. Psychol Med. 2021;51(3):376-86.
23. Umbricht DS, Wirshing WC, Wirshing DA, McMeniman M, Schooler NR, Marder SR, et al. Clinical predictors of response to clozapine treatment in ambulatory patients with schizophrenia. J Clin Psychiatry. 2002;63(5):420-4.
24. Farooq S, Hattle M, Kingstone T, Ajnakina O, Dazzan P, Demjaha A, et al. Development and initial evaluation of a clinical prediction model for risk of treatment resistance in first-episode psychosis: Schizophrenia Prediction of Resistance to Treatment (SPIRIT). Br J Psychol. 2024;225(3):379-88.
25. Wang A, Bray MJ, Wan W, Blumberger DM, Mulsant BH, Kaster TS. Efficacy of electroconvulsive therapy augmentation in clozapine-resistant schizophrenia: a systematic review and meta-analysis. Schizophr Res. 2018;197:269-76.

# 14

# Intervenções psicoterapêuticas no primeiro episódio psicótico

Victor Oliveira de Carvalho
Mariana Brandão da Silva
Mariane Vargas Nunes Noto

## INTRODUÇÃO

O primeiro episódio psicótico (PEP) constitui, para a maioria dos indivíduos que o vivenciam, uma experiência absolutamente singular, disruptiva e potencialmente traumática. Frequentemente, o episódio desorganiza não apenas o funcionamento mental, mas também o curso de vida e a coesão das relações familiares e sociais, desafiando as narrativas identitárias e os recursos simbólicos do indivíduo. Diante dessa experiência, as intervenções psicoterapêuticas tornam-se instrumentos clínicos fundamentais, não apenas para o manejo dos sintomas, mas, sobretudo, um espaço clínico capaz de escutar o sofrimento, sustentar a perplexidade e favorecer a elaboração psíquica da experiência vivida. Este capítulo propõe uma análise aprofundada das psicoterapias no contexto do PEP, com foco em suas especificidades técnicas, fundamentos teóricos e interfaces com o modelo de cuidado integral e precoce.

As intervenções psicoterapêuticas no PEP ocupam papel central no cuidado integral e na recuperação funcional do indivíduo. Com a evolução das abordagens clínicas nas últimas décadas, observou-se crescente valorização das práticas psicossociais como parte fundamental de um modelo de tratamento mais amplo e personalizado. As psicoterapias, em sua diversidade de abordagens, oferecem ferramentas centrais do cuidado, contribuindo tanto para o manejo clínico quanto para a reconstrução de sentido.

# FUNDAMENTOS TEÓRICOS DAS INTERVENÇÕES PSICOTERAPÊUTICAS NO PRIMEIRO EPISÓDIO PSICÓTICO

## Perspectiva psicológica da psicose

A psicose não pode ser definida apenas como uma doença do cérebro, pois além de fatores biológicos estão envolvidos na sua gênese aspectos psicológicos e sociais. O modelo biopsicossocial propõe que fatores externos se somam à vulnerabilidade individual para desencadear um episódio psicótico. Evidências científicas demonstram que uma gama de fatores psicossociais está associada ao desenvolvimento da psicose e incluem:[1]

- Apego inseguro.
- Conflitos no ambiente familiar.
- Experiências de trauma e abuso.
- Migração e seus desdobramentos, como exclusão social, urbanização e desvantagens sociais.

Sintomas psicóticos fazem parte da experiência humana e existem em um *continuum* de gravidade. Para a maioria das pessoas que experimentam sintomas psicóticos, estes podem flutuar ao longo do tempo. Quando causam sofrimento psíquico intenso e levam à procura por tratamento, os sintomas podem indicar um transtorno psicótico subjacente.[1,2]

Um dos desenvolvimentos importantes nas abordagens psicológicas nas psicoses é a compreensão de que os sintomas, incluindo os delírios e alucinações, têm significado. Isto inclui considerar que os sintomas correspondem a uma visão de mundo e são compreensíveis neste contexto.[1]

As intervenções psicoterapêuticas no PEP baseiam-se em diferentes modelos teóricos que procuram compreender os fenômenos psicóticos para além da mera disfunção neurobiológica. Embora existam fortes evidências da eficácia dessas abordagens em quadros crônicos e resistentes, ainda são escassos os estudos rigorosos aplicados ao PEP.

Os objetivos gerais das abordagens psicoterápicas no PEP são:[3]

- Ajudar o paciente e a família a compreender e lidar com a experiência da psicose.
- Promover a recuperação sintomática e funcional e melhorar a qualidade de vida.
- Apoiar a busca de objetivos pessoais significativos para o paciente.

O objetivo do tratamento no PEP não busca apenas atingir a remissão de sintomas, mas também diminuir o impacto que o episódio psicótico pode ter em diversos aspectos da vida do indivíduo, especialmente nos seus relacionamentos interpessoais, no trabalho, no desenvolvimento acadêmico e em sua autoestima.[1] O desenvolvimento de uma aliança terapêutica positiva não apenas ajuda a envolver pacientes e famílias na terapia, mas também está relacionada à melhora dos sintomas e do funcionamento em pessoas com PEP.[3] A ênfase na colaboração, na tomada de decisão compartilhada e na autonomia, pode promover um vínculo de apoio, bem como um melhor envolvimento terapêutico.[3]

Diferentes modalidades terapêuticas têm demonstrado eficácia no PEP, incluindo:[3]

- Psicoterapia individual.
- Psicoterapia em grupo.
- Psicoterapia familiar.

## Psicoterapia individual

As terapias cognitivo-comportamentais (TCC) para esquizofrenia, por exemplo, têm sido estudadas em ensaios clínicos randomizados (ECR), mostrando eficácia na redução de sintomas positivos persistentes e na prevenção de recaídas, quando associadas ao tratamento medicamentoso.[4] A TCC para psicoses parte da premissa de que crenças disfuncionais, distorções cognitivas e estratégias de enfrentamento inadequadas podem contribuir para a manutenção dos sintomas.[5] O objetivo terapêutico, nesse contexto, é promover a reinterpretação dos eventos psicóticos e o fortalecimento de recursos adaptativos.[5]

Em contrapartida, as abordagens psicodinâmicas – historicamente marginalizadas no campo da psicose – vêm sendo progressivamente resgatadas por experiências clínicas que apontam sua relevância. O tratamento psicodinâmico busca favorecer a constituição de um espaço psíquico capaz de sustentar a ambiguidade, os afetos não nomeados e os estados de desintegração.[6] A integração entre essas abordagens permite uma escuta mais refinada e uma intervenção mais ajustada às necessidades de cada indivíduo.

A prática clínica mostra que é possível – e desejável – iniciar um trabalho psicoterapêutico já nos momentos iniciais do PEP, mesmo durante a internação, quando o paciente se encontra fragilizado. Nesses casos, a oferta de um espaço de escuta que legitime a experiência do paciente, como a escuta de um delírio ou uma vivência persecutória sem imediata recusa ou correção, já representa, para muitos, uma experiência radicalmente nova.

O estudo SoCRATES (*Study of Cognitive Reality Alignment Therapy in Early Schizophrenia*) propôs uma intervenção intensiva durante fase aguda do PEP, com 15-20 horas de TCC ao longo de 5 semanas, demonstrando que uma intervenção breve com TCC pode acelerar a melhora dos sintomas positivos e delírios, com efeitos pequenos, porém duráveis, até 18 meses após o tratamento, em comparação ao cuidado usual.[7]

Com a progressiva estabilização clínica, o foco terapêutico pode se deslocar para a elaboração das vivências psicóticas, a reconstrução de vínculos e a retomada de projetos de vida. A TCC oferece ferramentas concretas para lidar com pensamentos desadaptativos, interpretar as experiências psicóticas com menor grau de literalidade e desenvolver estratégias de enfrentamento.[5] Já as abordagens psicodinâmicas, quando inseridas em contextos de cuidado mais amplo, oferecem um espaço para a reconstrução da identidade e para o resgate de recursos psíquicos que haviam sido colapsados pelo adoecimento. O trabalho com os elementos traumáticos da psicose, assim como com a vergonha, a culpa e a perda de autonomia, exige escuta refinada, mas é frequentemente decisivo na retomada do curso de vida.

## PAPEL DA FAMÍLIA NA ABORDAGEM PSICOTERAPÊUTICA

A psicose, especialmente em seu primeiro episódio, não afeta apenas o indivíduo, mas toda a rede familiar e social que o cerca. O impacto da desorganização psíquica sobre os familiares costuma ser intenso, marcado por perplexidade, medo, culpa e sensação de impotência. Nesse sentido, as intervenções psicoterapêuticas voltadas à família são parte essencial do tratamento. Modelos com base em psicoeducação e em redução das tensões familiares têm se mostrado eficazes na diminuição de recaídas e na melhora da convivência,[8] como é mais bem discutido em outros capítulos deste livro.

Além do caráter informativo e educativo, as intervenções familiares devem considerar também os aspectos emocionais envolvidos. Frequentemente, pais e cuidadores carregam uma compreensão sobre o adoecimento que influenciam diretamente a forma como lidam com o paciente. O trabalho clínico com as famílias permite a elaboração de afetos complexos, a ressignificação de eventos passados e o fortalecimento da aliança terapêutica em torno de um projeto comum de cuidado.[9] Vale destacar que a participação da família no processo psicoterapêutico não implica necessariamente em sua presença em sessões individuais. Em muitos casos, sessões familiares periódicas, articuladas ao tratamento individual do paciente, já são suficientes para promover efeitos clínicos relevantes.

## GRUPOS TERAPÊUTICOS E PERSPECTIVAS DE RECUPERAÇÃO

Os grupos terapêuticos voltados a pessoas com experiência de psicose têm múltiplas funções: constituem espaços de acolhimento, de elaboração coletiva e de fortalecimento identitário. Participar de um grupo com outros indivíduos que passaram por experiências semelhantes permite romper com o isolamento, reduzir o estigma e resgatar a esperança de recuperação.[10]

Nos últimos anos, os modelos orientados por *recovery* – centrados na autonomia, no protagonismo do paciente e na reconstrução de projetos existenciais – têm ganhado espaço nos serviços de saúde mental.[11] Esses modelos, ao enfatizarem a singularidade de cada trajetória e o direito ao exercício da cidadania, estão profundamente alinhados com a lógica das psicoterapias no PEP.[11] A recuperação, nesses termos, não se mede apenas pela remissão dos sintomas, mas pela capacidade de reconstruir uma vida com sentido, vínculos e agência.

## MODELO DE INTERVENÇÕES CLÍNICAS

O padrão e o estilo das intervenções na psicose inicial diferem daqueles exigidos em estágios mais avançados desses transtornos. Gleeson e McGorry[12] propõem um modelo de intervenção que varia conforme a fase da psicose. Eles descrevem as intervenções apropriadas para as seguintes fases:

- Fase prodrômica: marcada por sinais e sintomas subclínicos, como isolamento social, queda no desempenho acadêmico ou profissional e comportamentos considerados estranhos ou excêntricos. A identificação precoce desses sinais precursores é fundamental para permitir uma intervenção oportuna e eficaz. Nesse estágio inicial, recomenda-se a utilização de intervenções psicológicas, como terapia de suporte, psicoeducação e monitoramento regular do estado mental do indivíduo. O envolvimento da família desempenha um papel essencial, tanto no fornecimento de apoio emocional quanto na redução do estigma associado à experiência psicótica, contribuindo para um ambiente mais acolhedor e protetor.[12]

- Primeiro episódio psicótico (PEP): a intervenção deve ser imediata e abrangente, com o objetivo de minimizar a duração de psicose não tratada. Assim que o episódio for identificado, o início do cuidado clínico é essencial para reduzir o impacto da psicose sobre o funcionamento e a qualidade de vida. O tratamento deve ser combinando o uso de medicamentos antipsicóticos com intervenções psicológicas, o que auxilia os pacientes a desenvolver estratégias de enfrentamento, compreender melhor sua condição e lidar com os sintomas de forma mais adaptativa. Paralelamente, a psicoeducação de pacientes e familiares sobre a natureza da psicose, seus sintomas e possibilidades terapêuticas é um componente fundamental. Esse processo favorece a adesão ao tratamento, reduz a ansiedade diante do diagnóstico e fortalece a rede de apoio, promovendo uma abordagem mais integrada e eficaz desde os estágios iniciais.[12]
- *Recovery* e recaída – período crítico: recaídas são comuns durante os primeiros 5 anos após o PEP, caracterizando o "período crítico". Após o PEP, é fundamental garantir um suporte contínuo ao longo dos anos subsequentes para promover a superação. Tanto o acompanhamento psicológico quanto o tratamento farmacológico devem ser mantidos de forma consistente, pois a continuidade do cuidado desempenha um papel vital na prevenção de recaídas e na promoção de um curso clínico mais estável. Durante essa fase, o monitoramento atento de sinais precoces de recaída é indispensável, permitindo a implementação de intervenções preventivas. Estratégias como a terapia familiar e o suporte comunitário tornam-se especialmente relevantes, não apenas para reduzir o risco de novos episódios, mas também para fortalecer os recursos de enfrentamento do paciente e sua rede de apoio, favorecendo um processo de reabilitação mais sustentável.[12]

## POR QUE OS TRATAMENTOS PSICOLÓGICOS SÃO NECESSÁRIOS NOS ESTÁGIOS INICIAIS?

Embora a terapia farmacológica represente a base do tratamento na psicose inicial, é amplamente reconhecido que ela, por si só, não garante a recuperação plena na maioria dos pacientes. As intervenções psicológicas e psicossociais desempenham um papel complementar e indispensável em múltiplas dimensões do cuidado, indo além da remissão sintomática e promovendo a reabilitação funcional, social e subjetiva.[12] Na Tabela 1 resumimos os principais benefícios das abordagens psicológicas:[12]

TABELA 1 Objetivos das intervenções psicológicas na psicose inicial

| Tópico | Objetivo da intervenção psicológica |
|---|---|
| Estabelecimento da aliança terapêutica | Construir vínculo terapêutico estável e confiável, facilitando o engajamento e a continuidade do tratamento |
| Suporte emocional e combate ao estigma | Acolher experiências perturbadoras e reduzir o impacto emocional e social do estigma |
| Promoção de compreensão e adesão | Ajudar o paciente a entender a psicose e aderir ao tratamento medicamentoso e psicológico |
| Abordagem de sintomas e comorbidades | Tratar sintomas positivos, depressão, ansiedade, uso de substâncias e esquemas desadaptativos |
| Redução da resistência ao tratamento | Melhorar resposta em casos com baixa remissão sintomática, especialmente com o uso de TCC |
| Fortalecimento do enfrentamento e adaptação | Apoiar o paciente na reconstrução da identidade e enfrentamento da crise psicótica |
| Melhora do funcionamento cognitivo | Desenvolver funções cognitivas essenciais à recuperação funcional e autonomia |
| Reabilitação relacional e interpessoal | Melhorar habilidades sociais e padrões relacionais comprometidos pela psicose ou fatores pré-mórbidos |
| Apoio à família | Oferecer suporte emocional, psicoeducação e estratégias de manejo familiar durante o curso da doença |
| Promoção do *recovery* | Favorecer o retorno ao trabalho ou aos estudos, prevenindo exclusão social e perda de funcionalidade |
| Redução do risco de suicídio e agressividade | Prevenir mortalidade precoce e comportamentos violentos por meio de suporte emocional e intervenções específicas |
| Prevenção de recaídas | Identificar precocemente sinais de descompensação e promover estratégias preventivas |
| Manejo do uso de substâncias | Reduzir os prejuízos associados ao uso de álcool e drogas com estratégias integradas e motivacionais |

*(continua)*

TABELA 1 Objetivos das intervenções psicológicas na psicose inicial (*continuação*)

| Tópico | Objetivo da intervenção psicológica |
|---|---|
| Prevenção da transição para psicose | Intervir em indivíduos em risco elevado para evitar ou adiar o desenvolvimento de psicose franca |

TCC: terapia cognitivo-comportamental.
Fonte: adaptada de Gleeson e McGorry.[12]

## LINHAS TEÓRICAS

As abordagens psicoterapêuticas para o PEP incluem uma variedade de métodos, como a TCC, psicoeducação, terapia de suporte, intervenções baseadas em *mindfulness*, terapias psicodinâmicas, terapia familiar e terapia de grupo.[13] Cada uma dessas abordagens oferece benefícios específicos e pode ser combinada para atender às necessidades individuais dos pacientes, promovendo recuperação mais eficaz e melhor qualidade de vida. A seguir, são exemplificadas duas linhas distintas.

### Análise do comportamento no primeiro episódio psicótico

Quais caminhos conduzem à intervenção? A análise do comportamento, fundamentada no behaviorismo radical de Skinner,[14,15] oferece uma perspectiva funcional sobre a psicose ao entender os sintomas como comportamentos que ocorrem em relação a contingências ambientais.[16] No contexto do PEP, essa abordagem busca compreender os comportamentos psicóticos – como verbalizações delirantes ou retraimento social – a partir das interações entre o indivíduo e seu ambiente, considerando variáveis históricas e contextuais.[17]

O conceito central dessa abordagem é a análise funcional, a qual investiga a função de determinado comportamento, identificando as condições sob as quais ele se mantém.[14] Em vez de rotular os sintomas como disfuncionais em si, a análise do comportamento foca em como eles operam e para que servem naquele contexto específico. Por exemplo, uma fala delirante pode ser mantida por evitação de demandas sociais, enquanto o isolamento pode funcionar como escape de interações ansiogênicas.[14]

Com base nessa compreensão, o terapeuta pode planejar intervenções como o treinamento de habilidades sociais, utilizando técnicas de modelagem e reforço diferencial, para promover novos repertórios comportamentais mais adaptativos.[18] Além do trabalho direto com o paciente, a abordagem enfatiza intervenções no ambiente, incluindo psicoeducação familiar, com o objetivo de modificar contingências reforçadoras, ampliar a rede de apoio e promover generalização dos ganhos terapêuticos.[18] A análise do comportamento, portanto, oferece um modelo pragmático e integrativo para intervenção no PEP, compreendendo o comportamento psicótico como produto de múltiplas determinações – biológicas, históricas e sociais – e promovendo mudanças a partir da reorganização das interações entre o indivíduo e seu ambiente.[14]

## Psicanálise e o manejo do primeiro episódio psicótico

Embora Freud tenha produzido importantes contribuições teóricas para a compreensão da psicose,[19,20] ele considerava, em sua época, que a psicanálise não era indicada para o tratamento desses quadros.[19] Acreditava que a fragilidade do Eu e a ausência de repressão simbólica nas psicoses poderiam tornar a intervenção interpretativa iatrogênica. No entanto, seu trabalho sobre o caso Schreber[21] e os estudos sobre a formação do delírio como tentativa de reconstrução da realidade[20,22] abriram caminho para reformulações posteriores.

Foi Jacques Lacan quem, baseado na releitura do caso Schreber, sistematizou a ideia da foraclusão como o mecanismo estrutural específico da psicose.[23] Diferente da repressão típica da neurose, a foraclusão consiste na exclusão radical de um significante fundamental do campo simbólico – particularmente o Nome-do-Pai –, gerando uma falha na constituição do indivíduo e na sua inscrição na linguagem e na realidade. Essa operação simbólica deficitária estaria na base da irrupção do delírio e das alucinações, vistos não como sintomas a serem decifrados, mas como tentativas de recomposição de um mundo em colapso.[24]

As contribuições de Wilfred Bion foram fundamentais para ampliar a compreensão psicanalítica do funcionamento mental primitivo e dos estados psicóticos. Bion descreveu como, em pacientes psicóticos, a psique pode se fragmentar, levando à evacuação de elementos da percepção sensorial, da consciência e da própria capacidade de pensar, o que resulta em alteração global da constituição psíquica e da apreensão da realidade. Consequentemente, o manejo clínico de pacientes psicóticos, na perspectiva bioniana, depende da capacidade do analista de atuar como continente para esses estados mentais brutos e de metabolizar as experiências emocionais insuportáveis e dolorosas do paciente, auxiliando na sua transformação em pensamento simbólico.[25]

Autores como Calligaris,[26] Soler[27,28] e Bollas[29] aprofundaram esse campo clínico, apontando que, após o PEP, o indivíduo se encontra diante de um abalo radical em sua organização subjetiva, que incide sobre o que Soler chama de "sentimento de vida".[27] O manejo psicanalítico nesses casos prioriza o trabalho de escuta sustentada, centrado no vínculo transferencial e na reconstrução simbólica.[28] Bollas,[29] por exemplo, alerta para os riscos do isolamento pós-crise e defende a importância de oferecer ao indivíduo tempo, presença e palavras. Ele propõe uma escuta ampliada, em que se favorece a historicização da crise, incentivando o paciente a narrar os eventos que precederam o colapso, restaurando gradualmente a coesão do Eu e o laço com a realidade compartilhada. Essa reconstrução narrativa não apenas reforça os alicerces simbólicos da subjetividade, como também atua preventivamente contra o trauma e novas rupturas.[29]

Em suma, a clínica psicanalítica no PEP não visa a interpretação tradicional, mas sim a sustentação de um espaço simbólico em que o indivíduo possa reorganizar-se discursivamente. Trata-se de acolher a singularidade da experiência psicótica e acompanhar, com escuta e cuidado, os caminhos que ela encontra para reatar com o mundo e consigo mesmo.[6,28]

## DESAFIOS E LIMITAÇÕES NA PRÁTICA CLÍNICA COM PSICOSE INICIAL

Apesar dos avanços, a prática psicoterapêutica com pacientes em PEP apresenta diversos desafios. Entre eles, destacam-se a carência de profissionais com formação específica, a dificuldade de engajamento de pacientes e familiares, e a fragmentação entre os dispositivos de cuidado. Além disso, a adesão dos próprios serviços à lógica de intervenção precoce ainda é heterogênea e, muitas vezes, o foco permanece na estabilização medicamentosa. Há também limites epistemológicos importantes: compreender a psicose como uma experiência ainda esbarra na tendência de tratá-la como um diagnóstico rígido. Superar tais desafios implica em fortalecer a formação dos profissionais, ampliar os recursos terapêuticos disponíveis e sustentar, nos serviços, uma escuta ética e comprometida com a singularidade do indivíduo.

## CONCLUSÃO

As intervenções psicoterapêuticas no PEP ocupam um lugar estratégico, não apenas por seu impacto potencial na remissão sintomática e na prevenção de recaídas, mas, sobretudo, por sua capacidade de recontextualizar a experiência psicótica dentro da estrutura da linguagem e dos vínculos afetivos. No entanto, apesar da importância reconhecida da intervenção precoce no curso da doença, ainda existe uma preocupante lacuna nos estudos sobre intervenções psicoterapêuticas.

Diferentes abordagens psicoterapêuticas oferecem ferramentas potentes quando utilizadas com escuta clínica refinada e sensibilidade à singularidade do paciente. O desafio está em articular tais práticas em serviços que reconheçam a centralidade da dimensão subjetiva da psicose, sem ceder ao reducionismo biológico ou à padronização protocolar. Sustentar a psicoterapia no PEP é, portanto, mais do que ofertar um recurso clínico: é afirmar uma ética do cuidado centrada no indivíduo, capaz de escutar o abismo e nele encontrar um caminho possível de reconstrução.

## REFERÊNCIAS BIBLIOGRÁFICAS


1. Hughes A, Macneil C, Francey S, Fraser R, Hughes F, Purcell R. Psychological interventions: why, how and when to use in early psychosis. Parkville: Orygen, The National Centre of Excellence in Youth Mental Health; 2015.
2. Haddock G, Lewis S. Psychological interventions in early psychosis. Schizophr Bull. 2005;31(3):697-704.
3. Wright A, Browne J, Mueser KT, Cather C. Evidence-based psychosocial treatment for individuals with early psychosis. Child Adolesc Psychiatr Clin N Am. 2020;29(1):211-23.
4. Edwards J, Harris MG, Bapat S. Developing services for first-episode psychosis and the critical period. Br J Psychiatry Suppl. 2005;(48):s91-7.
5. Turkington D, Dudley R, Warman DM, Beck AT. Cognitive-behavioral therapy for schizophrenia: a review. J Psychiatr Pract. 2004;10(1):5-16.
6. Leclaire S. Em busca dos princípios para uma psicoterapia das psicoses. In: Katz CS, Safouan M, Mannoni O, Aulagnier P, Leclaire S. Psicose, uma leitura psicanalítica. 2ed. São Paulo: Escuta; 1991.
7. Lewis S, Tarrier N, Haddock G, Bentall R, Kinderman P, Kingdon D, et al. Randomised controlled trial of cognitive-behavioural therapy in early schizophrenia: acute-phase outcomes. Br J Psychiatry Suppl. 2002;(43):s91-7.
8. Pharoah F, Mari J, Rathbone J, Wong W. Family intervention for schizophrenia. Cochrane Database Syst Rev. 20108;(12):CD000088.
9. Leff J, Kuipers L, Berkowitz R, Eberlein-Vries R, Sturgeon D. A controlled trial of social intervention in the families of schizophrenic patients. Br J Psychiatry. 1982;141:121-34.
10. Davidson L, Bellamy C, Guy K, Miller R. Peer support among persons with severe mental illnesses: a review of evidence and experience. World Psychiatry. 2012;11(2):123-8.

11. Waldheter EJ, Fireman O, Mamani AW, Mueser KT. Interventions targeting recovery in first-episode psychosis: a systematic review. Clin Psychol Rev. 2019;73:101770.
12. Gleeson JFM, McGorry PD. Psychological interventions in early psychosis: a treatment handbook. Chichester: John Wiley & Sons; 2004.
13. Gleeson JFM, Killackey E, Krstev H. Psychotherapy and first-episode psychosis: the state of the science. Aust N Z J Psychiatry. 2005;39(4):220-5.
14. Skinner BF. Ciência e comportamento humano. 17.ed. São Paulo: Martins Fontes; 2007.
15. Skinner BF. Can psychology be a science of mind? Am Psychol. 1990;45(11):1206-10.
16. Baum WM. Compreender o behaviorismo: comportamento, cultura e evolução. 2ed. Porto Alegre: Artmed; 2007.
17. Borges NB. Terapia analítico-comportamental: da teoria à prática clínica. In: Wielenska RC. (org.) Sobre comportamento e cognição: desafios, soluções e questionamentos. Vol. 24. Santo André: ESETec; 2009. pp. 231-9.
18. Bellack AS, Mueser KT, Gingerich S, Agresta J. Social skills training for schizophrenia: a step-by-step guide. 2ed. New York: Guilford Press; 2004.
19. Freud S. O eu e o id. "Autobiografia" e outros textos (1923-1925)São Paulo: Companhia das Letras; 2011.
20. Freud S. A perda da realidade na neurose e na psicose (1924). São Paulo: Companhia das Letras; 2011.
21. Freud S. Observações psicanalíticas sobre um caso de paranoia relatado em autobiografia ("O caso Schreber"), artigos sobre técnica e outos textos (1911-1913). São Paulo: Companhia das Letras; 2010.
22. Freud S. Construções na análise. São Paulo: Companhia das Letras; 2018. (Original work published 1937).
23. Lacan J. O Seminário, livro 3: as psicoses (1955-1956). 2.ed. Rio de Janeiro: Zahar; 1988.
24. Lacan J. De uma questão preliminar a todo tratamento possível da psicose (1957-1958). In: Lacan J. Escritos. Rio de Janeiro: Zahar; 1998. p.537-90.
25. Bion W. R. (1957). Diferenciação entre a personalidade psicótica e a personalidade não psicótica. In: Bion W. R. Estudos psicanalíticos revisados. Rio de Janeiro: Imago; 1944.
26. Calligaris C. Introdução a uma clínica diferencial das psicoses. 2ed. São Paulo: Zagodoni; 2013.
27. Soler C. O inconsciente a céu aberto da psicose. Rio de Janeiro: Zahar; 2007.
28. Soler C. As lições da psicose. São Paulo: Aller Editora; 2016.
29. Bollas C. When the sun bursts: the enigma of schizophrenia. New Haven: Yale University Press; 2015.

15

# Cognição, funcionalidade e reabilitação nos estágios iniciais da psicose

Ana Olívia Fonseca
Soeli Aparecida Paula Lima
Teresa Alice Alves de Souza

## INTRODUÇÃO

Os estágios iniciais da psicose são uma janela importante para intervir com tratamentos eficazes. Nessa fase, observa-se que a intervenção precoce pode mudar o curso do tratamento clínico e funcional do indivíduo afetado, diminuindo o risco de progressão para um processo crônico. Na prática clínica, a atenção tende a ser dominada por sintomas psicóticos positivos (p. ex., delírios e alucinações), mas outros sintomas igualmente importantes, como déficits cognitivos, são amplamente negligenciados, apesar de seu impacto significativo na vida cotidiana e no funcionamento.

Estudos mostram que mudanças cognitivas aparecem antes do primeiro episódio psicótico (PEP) e permanecem ao longo do curso da doença.[1] Esses déficits podem dificultar desde atividades do dia a dia a escolhas práticas, mesmo quando são diretas. O objetivo deste capítulo é investigar o papel da cognição no início da psicose, a relação entre o desempenho cognitivo e o resultado funcional, e potenciais estratégias de reabilitação por meio de uma revisão de descobertas recentes e direções futuras.

As mudanças cognitivas são uma característica central da esquizofrenia e tendem a aparecer antes do diagnóstico de psicose. Múltiplos estudos longitudinais mostram que indivíduos com alto risco clínico já apresentam comprometimento significativo em domínios como atenção, memória de trabalho, velocidade de processamento e habilidades executivas.[2,3] Essas limitações são amplamente estáveis e não mudam rapidamente após o PEP, o que fortalece o argumento de se tratar de uma condição de origem neurodesenvolvimental.[4]

Os déficits permanecem estáveis ao longo do tempo, em oposição aos sintomas psicóticos, como os sintomas positivos; isso é clinicamente importante porque revela que a cognição não apenas determina como um indivíduo percebe a realidade, mas também a sua capacidade de retomar a vida cotidiana. De fato, Wykes[5] et al. estudaram como a disfunção executiva e os déficits de memória verbal estão entre os determinantes críticos do resultado funcional em pacientes com esquizofrenia (mais significativos do que os sintomas psicóticos).

É importante destacar que os déficits cognitivos nas fases iniciais de doenças mentais não se apresentam de maneira uniforme e específica para cada paciente. Os pacientes apresentam um perfil cognitivo amplamente heterogêneo nesta fase, o que representa uma consideração importante para o planejamento efetivo do tratamento. Ignorar essa diversidade é ignorar uma das dimensões mais complexas, porém tratáveis. Identificar esses padrões cognitivos logo no início pode impactar diretamente em que tipo de tratamento é adotado, quando introduzi-lo e como: presencialmente, *online*, em grupo ou individualmente.

## FUNCIONALIDADES E IMPACTOS COGNITIVOS

A funcionalidade ilustra de forma indelével até que ponto uma pessoa é capaz de se engajar no mundo com independência e propósito socialmente integrado. O comprometimento funcional, em especial nos estágios iniciais da psicose, geralmente precede o episódio psicótico agudo e pode até persistir quando os sintomas positivos desaparecem.[1] Tal cenário nos leva a considerar que o nível de utilidade funcional não é apenas um resultado da psicose, mas também uma parte central do próprio transtorno (Tabela 1).

Estudos consistentes mostram que a função cognitiva é um dos melhores preditores de funcionamento em pacientes com esquizofrenia.[6] As deficiências nas funções executivas, memória e velocidade de processamento afetam diretamente o desempenho acadêmico, a entrada no mercado de trabalho e a manutenção das relações sociais. Em contraste com a melhoria relativamente rápida dos sintomas positivos com medicamentos antipsicóticos, o tratamento da cognição e da funcionalidade exige abordagens direcionadas e vigilância contínua.[7]

Além disso, os modelos de funcionalidade padrão tendem a focar em marcadores de alto nível que não são muito específicos para os detalhes da

TABELA 1 Domínios cognitivos associados ao desempenho funcional na psicose inicial

| | **Desempenho acadêmico** | **Manutenção no trabalho** | **Relacionamentos interpessoais** | **Autonomia** | **Engajamento terapêutico** |
|---|---|---|---|---|---|
| Atenção sustentada | 3 | 2 | 2 | 2 | 2 |
| Memória de trabalho | 2 | 3 | 2 | 2 | 1 |
| Velocidade de processamento | 3 | 3 | 1 | 2 | 2 |
| Funções executivas | 2 | 3 | 3 | 3 | 2 |
| Aprendizagem verbal | 2 | 1 | 1 | 1 | 3 |
| Raciocínio e resolução de problemas | 2 | 2 | 3 | 2 | 1 |

A tabela ilustra a influência dos principais domínios cognitivos (eixo vertical) sobre as diferentes áreas da funcionalidade (eixo horizontal). Os valores variam de 0 (nenhum impacto) a 3 (alto impacto), com base em achados recorrentes na literatura científica. Funções executivas, velocidade de processamento e atenção sustentada são especialmente críticas para o desempenho acadêmico, laboral e para a autonomia no cotidiano.

vida cotidiana. Um paciente pode apresentar melhora clínica de acordo com medidas psiquiátricas padronizadas, mas ainda enfrentar desafios para retornar aos estudos ou manter relacionamentos estáveis.

A desconexão mencionada entre o alívio de sintomas e o avanço funcional tem sido um tema de crítica de programas de intervenção precoce como a iniciativa do *Recovery After an Initial Schizophrenia Episode* (RAISE) (Instituto Nacional de Saúde Mental), nos Estados Unidos, que oferece cuidados integrados em várias cidades para aqueles que sofrem seu PEP, e o P*ersonalized Real-time Intervention for Motivational Enhancement* (PRIME), uma plataforma digital que garante um fornecimento contínuo de suporte para ajudar a estabelecer metas que impulsionem a motivação e o engajamento terapêutico naqueles que tiveram um PEP.[8,9]

Reconhecer o que causa essa desconexão é o primeiro passo em direção a soluções mais integrativas que podem incorporar cognição, motivação e contexto social. Pode ser, segundo este ponto de vista, que a funcionalidade não seja vista como um resultado por si só, mas como alvo terapêutico contínuo mediado por múltiplas variáveis.

## AVALIAÇÃO COGNITIVA E FUNCIONAL

Avaliar de maneira sistemática os aspectos cognitivos e a funcionalidade em indivíduos que estão experimentando o início da psicose é fundamental para projetar intervenções eficazes voltadas para o indivíduo. Ainda assim, permanece um descompasso entre o conhecimento científico atual e sua tradução na prática clínica (Quadro 1).

A *MATRICS Consensus Cognitive Battery* (MCCB) é a medida de cognição mais frequentemente utilizada em uma ampla variedade de estudos clínicos e científicos. Foi desenvolvido por um painel multicultural de especialistas e validado para aplicação em outros contextos, incluindo uma versão brasileira.[10,11] No ponto de partida do curso da doença, a MCCB possui sensibilidade para identificar déficits subclínicos. Consiste em sete domínios cognitivos, incluindo velocidade de processamento, atenção/vigilância, memória de trabalho, aprendizado verbal, aprendizado visual, raciocínio e resolução de problemas, além de cognição social. Em contraste, a avaliação breve da cognição na esquizofrenia (BACS, do inglês *brief assessment of cognition in schizophrenia*) é uma ferramenta de diagnóstico mais curta que pode fornecer uma alternativa aos testes tradicionais, pois é sensível à precisão diagnóstica e fácil de usar na prática clínica.[12]

QUADRO 1 Principais instrumentos utilizados na avaliação cognitiva e funcional de indivíduos nos estágios iniciais da psicose

| Domínio | Instrumento | Descrição | Duração |
|---|---|---|---|
| Cognição | MCCB | Sete domínios cognitivos: padrão-ouro em pesquisa | ~ 60 min |
| Cognição | BACS | Aplicação breve em contexto clínico | ~ 30 min |
| Funcionalidade (capacidade) | UPSA | Avalia habilidades práticas simuladas | ~ 30 min |
| Funcionalidade (desempenho real) | GAF/PSP | Escalas globais de observação clínica | Variável |

BACS: *brief assessment of cognition in schizophrenia*, é uma versão mais breve, adequada para uso clínico de rotina. GAF: *global assessment of functioning* e PSP: *personal and social performance scale*, são escalas observacionais que medem o desempenho funcional global. MCCB: MATRICS [do inglês *measurement and treatment research to improve cognition in schizophrenia*] *Consensus Cognitive Battery*, é uma bateria padronizada que avalia sete domínios cognitivos centrais na esquizofrenia. UPSA: UCSD *performance-based skills assessment*, avalia a capacidade funcional em tarefas simuladas da vida real.

No que diz respeito à funcionalidade em si, é necessário ter clareza entre a avaliação da capacidade funcional e o desempenho funcional real. A avaliação de habilidades baseada em desempenho da Universidade da Califórnia em San Diego (UCSD – UPSA, do inglês *UCSD performance-based skills assessment*) tem sido instrumental na avaliação da capacidade de realizar atividades de vida diária em um ambiente simulado. Globalmente, a avaliação global do funcionamento (GAF, do inglês *global assessment of functioning*) ou o desempenho pessoal e social (PSP, do inglês *personal and social performance*) proporcionam uma impressão geral do funcionamento adaptativo em uma única dimensão. No entanto, a inerente subjetividade destes últimos e a sensibilidade limitada o tornaram de utilidade marginal como único indicador clínico.[13]

Há um movimento recente em direção à integração não apenas das narrativas subjetivas dos pacientes, medidas ecológicas e fontes mais novas de dados digitais (como atividade em redes sociais e dados de geolocalização) para descrever objetivos clínicos tradicionais com uma visão mais rica, quantitativa e próxima das mudanças na função do mundo real – operando como a vida cotidiana. Essas tecnologias podem complementar as abordagens-padrões com um olhar atento para a vida diária do paciente.

## REABILITAÇÃO COGNITIVA E INTERVENÇÕES PSICOSSOCIAIS

A reabilitação cognitiva é uma abordagem formal que busca melhorar o funcionamento cognitivo por meio de estratégias projetadas para recuperar ou compensar déficits cognitivos específicos em indivíduos com diferentes graus de distúrbios mentais ou neurológicos. Seus principais objetivos não são apenas otimizar o desempenho em avaliações neuropsicológicas, mas também incentivar mudanças permanentes que se traduzam em melhorias concretas na vida do paciente. Esta abordagem é especialmente promissora na fase inicial da esquizofrenia, onde a plasticidade do cérebro ainda é alta e o impacto na vida funcional ainda não está consolidado.[14]

Uma das abordagens mais bem-identificadas e comprovadas é a terapia de remediação cognitiva (TRC), desenvolvida por Wykes et al.[5] O tratamento incorpora a repetição de exercícios cognitivos com estratégias de autorregulação e ampla aplicação.[15] A TRC foi incorporada em programas de intervenção precoce na Europa e provou oferecer benefícios terapêuticos consistentes, particularmente valiosos por sua conjunção com abordagens psicológicas e ambientes facilitadores em escolas ou locais de trabalho.

Revisões sistemáticas e metanálises demonstraram benefícios cognitivos significativos do treinamento cognitivo em relação à memória de curto prazo, a habilidades de concentração e à tomada de decisão, bem como um impacto positivo do treinamento cognitivo sobre as capacidades funcionais e qualidade de vida.[16] No entanto, com disparidades na prática e o desafio de traduzir esses ganhos cognitivos em momentos rotineiros, permanecem as barreiras para a ampla integração dessas práticas nos serviços públicos.

As abordagens psicológicas e sociais desempenham um papel crucial como parte integrante do tratamento integrado que também podem ser oferecidas a pessoas que precisam de assistência psicológica. Além disso, o treinamento de habilidades sociais em grupo e o apoio ao emprego, quando adicionados à psicoeducação familiar, contribuem significativamente para a melhoria geral na saúde das pessoas atendidas. Combinado com terapia cognitivo-comportamental (TCC) para a recuperação mental e emocional dos pacientes, estas linhas de ação aumentam consideravelmente os resultados positivos obtidos, proporcionando um ambiente adequado para a recuperação total das habilidades funcionais afetadas.

A personalização do plano é indispensável ao tratamento, uma vez que cada paciente tem necessidades únicas em relação ao nível e tipo de intervenção necessários para o seu processo de cura individualizado.

Certas abordagens terapêuticas devem ser adaptadas com base nos diferentes perfis cognitivos dos pacientes, e uma avaliação preliminar dos déficits deve ser realizada para orientar decisões sobre o programa adequado, de acordo com a duração e o formato (presencial/*online*; individual/grupo). Esses fatores centrados no paciente são especialmente notáveis nas fases iniciais do tratamento, onde a adesão e a participação ativa do paciente podem ser facilmente capturadas.

As tecnologias digitais estão sendo frequentemente utilizadas como um complemento para a recuperação cognitiva e funcional no início da psicose. Nesse sentido, aplicativos de treinamento cognitivo e plataformas interativas são usados para aumentar a acessibilidade de intervenções personalizadas e para melhorar a adesão aos tratamentos disponíveis, particularmente em pacientes jovens. Embora essas ferramentas tenham ajudado efetivamente em alguns domínios, é preciso lembrar que nem todas as abordagens promissoras de reabilitação são digitais.

A qualidade da mediação, a estrutura do programa e o vínculo ainda são os pontos cruciais de sucesso de qualquer forma utilizada. O programa de enriquecimento instrumental de Feuerstein (FIE, do inglês *Feuerstein's instrumental enrichment*)[17] é introduzido neste contexto como uma alternativa potencial para indivíduos com esquizofrenia em fase inicial. Consiste em um programa presencial e mediado, com base na teoria de modificabilidade cognitiva estrutural, a qual inclui uma série de instrumentos padronizados a serem usados como programa presencial e mediado, que pode aprimorar as funções cognitivas, realizando tarefas estruturadas e usando estratégias metacognitivas.

O FIE visa aumentar não apenas o desempenho em testes neuropsicológicos, mas também promover autonomia e funcionalidade no dia a dia. Em um estudo aberto conduzido em um centro de PEP no Brasil, foi utilizado o FIE como ponto de referência. O objetivo da intervenção foi melhorar a vida funcional desses pacientes, enquanto a cognição e os resultados clínicos foram objetivos secundários, refletindo a importância desses indicadores, ao mesmo tempo que se reconhecem as limitações daqueles enfatizados em estudos biomédicos tradicionais.

Além disso, no âmbito de *softwares* baseados em TRC, um dos *softwares* mais proeminentes que se destaca é o CIRCuiTS (assistente para reabilitação computadorizada interativa da cognição – treinamento para esquizofrenia, do inglês *Computerised Interactive Remediation of Cognition – a Training for Schizophrenia*), uma abordagem baseada em evidências em vários domínios cognitivos. Trata-se de uma estratégia *online* de treinamento cognitivo e generalização funcional que foi validada em ensaios clínicos randomizados (ECR) e está sendo atualmente implementada nos serviços de intervenção precoce no Reino Unido.[15] Ele permite personalizar o percurso de aprendizagem, avaliação instantânea e *feedback*, além de poder funcionar em conjunto com outras intervenções psicossociais.

Assim, diferentes tipos de intervenção – seja presencial, pela *web* ou híbrida – sugerem a necessidade de ofertas terapêuticas heterogêneas, adaptadas às necessidades individuais de cada paciente, considerando seu perfil pessoal, estado motivacional e meios de vida. A reabilitação cognitiva não se limita a um método, mas trata-se de incorporar estratégias comprovadamente eficazes em serviços com uma abordagem funcional e centrada na pessoa para o dia a dia.

## DESAFIOS E PERSPECTIVAS FUTURAS

Mesmo com os avanços no tratamento e a melhor compreensão da psicose em estágio inicial, ainda existem grandes obstáculos a serem enfrentados em relação à cognição e à funcionalidade. Essa lacuna entre o alívio dos sintomas e a verdadeira recuperação funcional representa importante barreira clínica frequentemente negligenciada por equipes de saúde e políticas públicas focadas em resultados clínicos tradicionais.

Um dos inúmeros desafios da medicina, hoje em dia, reside na ausência de uma utilização sistemática da avaliação cognitiva nos serviços de saúde mental. De fato, apesar da existência de instrumentos válidos e de fácil implementação para o propósito específico de triagem cognitiva, a avaliação cognitiva raramente é incluída de forma sistemática em procedimentos rotineiros de intervenção precoce. Da mesma forma, a funcionalidade é frequentemente medida em escalas amplas e insensíveis que, infelizmente, não capturam as facetas mais importantes da vida diária dos pacientes – esperando que eles retomem os estudos, mantenham relacionamentos ou gerenciem tarefas diárias simples.

Além dessa discrepância entre as evidências científicas e a prática clínica, há também o debate sobre se essas evidências são, de fato, suficientes. O esboço, embora insatisfatório, de programas bem-sucedidos de recuperação cognitiva, como TRC e CIRCuiTS, ou mesmo FIE, é limitado em termos de alcance a ambientes especiais – instituições acadêmicas ou privadas – não se orientando para a realidade da saúde mental pública.

Ainda existe uma lacuna em termos de educação e desenvolvimento profissional no domínio da avaliação neurocognitiva e tratamento de recuperação; isso obviamente limita o reconhecimento público dessas práticas no âmbito profissional como um todo. Para resolver este desafio atual, deve-se buscar implementar, promover e desenvolver uma formação multidisciplinar mais robusta e acessível aos profissionais da área, garantindo que materiais educacionais estejam disponíveis para todos e que sejam criados protocolos de intervenção a serem replicados com fidelidade e flexibilidade em todos os níveis do sistema.

Por fim, mas não menos importante, tanto as abordagens metodológicas de campo quanto as novas formas de adaptar o digital à pessoa, usando dados ambientais e inteligência artificial (IA) para supervisionar intervenções e otimizar seu impacto, ainda precisam ser desenvolvidas. Contudo, dito tudo isso, é imperativo que todo progresso tecnológico sirva a um sólido valor ético, seja orientado para a funcionalidade e ouça atentamente as experiências dos usuários.

## CONCLUSÃO

Na fase inicial da psicose, os domínios cognitivos e funcionais são centrais para a conceituação de como eles são determinantes e interligados mais exatamente. É imperativo, em termos de autonomia dos indivíduos com este transtorno, qualidade de vida e integração social, conhecer suas conexões, medi-las adequadamente e intervir de maneira precoce e personalizada.

A literatura é consistente em indicar que os déficits cognitivos não apenas precedem o episódio psicótico, mas também influenciam o resultado funcional dos indivíduos afetados. Essa abordagem é nova no tratamento dessas pessoas, ao combinar avaliação sistemática e uso de ferramentas reconhecidas com intervenções de saúde mental baseadas em evidências.

Para atender as diversas facetas dos déficits cognitivos e dos prejuízos funcionais dos indivíduos, várias intervenções (p. ex., controle de reabilitação terapêutica [CRT], CIRCuiTS e FIE) estão disponíveis tanto presencial quanto digitalmente. Os serviços de saúde precisam desenvolver estratégias integradas e flexíveis, considerando a trajetória individual de cada pessoa. No final, a reabilitação é mais do que simplesmente um método; é uma obrigação ética e clínica em relação ao direito à funcionalidade.

## REFERÊNCIAS BIBLIOGRÁFICAS

1. Fusar-Poli P, Deste G, Smieskova R, Barlati S, Yung AR, Howes O, et al. Cognitive functioning in prodromal psychosis: a meta-analysis. Arch Gen Psychiatry. 2012;69(6):562-71.

2. Bora E, Lin A, Wood SJ, Yung AR, McGorry PD, Pantelis C. Cognitive deficits in youth with familial and clinical high risk to psychosis: a systematic review and meta-analysis. Acta Psychiatr Scand. 2014;130(1):1-15.
3. Seidman LJ, Giuliano AJ, Meyer EC, Addington J, Cadenhead K, Cannon TD, et al. Neuropsychology of the prodrome to psychosis in the NAPLS consortium: relationship to family history and conversion to psychosis. Arch Gen Psychiatry. 2010;67(6):578-88.
4. Mesholam-Gately RI, Giuliano AJ, Goff KP, Faraone SV, Seidman LJ. Neurocognition in first-episode schizophrenia: a meta-analytic review. Neuropsychology. 2009;23(3):315-36.
5. Wykes T, Huddy V, Cellard C, McGurk SR, Czobor P. A meta-analysis of cognitive remediation for schizophrenia: methodology and effect sizes. Am J Psychiatry. 2011;168(5):472-85.
6. Green MF, Horan WP, Lee J. Social cognition in schizophrenia. Nat Rev Neurosci. 2015;16(10):620-31.
7. Fett AKJ, Viechtbauer W, Dominguez MG, Penn DL, van Os J, Krabbendam L. The relationship between neurocognition and social cognition with functional outcomes in schizophrenia: a meta-analysis. Neurosci Biobehav Rev. 2011;35(3):573-88.
8. Kane JM, Robinson DG, Schooler NR, Mueser KT, Penn DL, Rosenheck RA, et al. Comprehensive versus usual community care for first-episode psychosis: 2-year outcomes from the NIMH RAISE early treatment program. Am J Psychiatry. 2016;173(4):362-72.
9. Schlosser D, Campellone T, Kim D, Truong B, Vergani S, Ward C, et al. Feasibility of PRIME: a cognitive neuroscience informed mobile app intervention to enhance motivation in recent onset schizophrenia. Schizophr Bull. 2018;44(2):456-66.
10. Nuechterlein KH, Green MF, Kern RS, Baade LE, Barch DM, Cohen JD, et al. The MATRICS Consensus Cognitive Battery, part 1: test selection, reliability, and validity. Am J Psychiatry. 2008;165(2):203-13.
11. Fonseca AO, Berberian AA, Meneses-Gaya C, Gadelha A, Vicente MO, Nuechterlein KH, et al. The Brazilian standardization of the MATRICS consensus cognitive battery (MCCB): Psychometric study. Schizophr Res. 2017;185:148-53.
12. Keefe RSE, Goldberg TE, Harvey PD, Gold JM, Poe MP, Coughenour L. The brief assessment of cognition in schizophrenia: reliability, sensitivity, and comparison with a standard neurocognitive battery. Schizophr Res. 2004;68(2-3):283-97.
13. Velligan DI, Prihoda TJ, Ritch JL, Maples NJ, Bow-Thomas CC, Dassori AM. A comparison of commonly used measures of functional ability in schizophrenia. Schizophr Res. 2003;63(1-2):133-41.
14. Vita A, Barlati S. Recovery from schizophrenia: is it possible? Curr Opin Psychiatry. 2018;31(3):246-55.
15. Reeder C, Pile V, Crawford P, Cella M, Rose D, Wykes T. The CIRCuiTS project: implementation of a computerized cognitive remediation therapy for schizophrenia. Schizophr Bull. 2017;43(Suppl 1):S101.

16. Vita A, Barlati S, Ceraso A, Nibbio G, Ariu C, Deste G, et al. Effectiveness, core elements, and moderators of response of cognitive remediation for schizophrenia: a systematic review and meta-analysis of randomized clinical trials. JAMA Psychiatry. 2021;78(8):848-58.
17. Fonseca AO, Gomes JS, Novaes RACB, Dias CL, Rodrigues MEMA, Gadelha A, et al. Feuerstein Instrumental Enrichment Program for people with schizophrenia after the first episode of psychosis: protocol for an open-label intervention study. JMIR Res Protoc. 2024;13:e57031.

# 16

# Intervenções familiares no primeiro episódio psicótico: estratégias e impactos no tratamento

Tamiris Esteves Nagem
Elaine Mota de Jesus

## INTRODUÇÃO

Os primeiros 5 anos após o primeiro episódio psicótico (PEP) são considerados um período crítico para o prognóstico do transtorno psicótico. Estima-se que 85% dos pacientes apresentem recaídas nesse período, o que aumenta o risco de cronificação, comportamento suicida, prejuízo no funcionamento psicossocial e deterioração das relações familiares.[1,2] A manutenção do tratamento com antipsicóticos, combinada a intervenções familiares, pode reduzir esse risco e melhorar o curso e o desenvolvimento do transtorno. Em particular, adolescentes e jovens adultos que vivenciam o PEP frequentemente ainda residem com suas famílias, o que potencializa os efeitos positivos das intervenções familiares na prevenção de recaídas e no suporte às transições para independência.[1]

As intervenções familiares podem variar desde sessões de psicoeducação, que visam fornecer informações sobre a doença e estratégias de enfrentamento, até abordagens mais profundas, como a terapia familiar sistêmica, que busca transformar padrões de comunicação e de interação dentro da família. A família, enquanto grupo, desempenha um papel estruturante na formação dos indivíduos. No entanto, essa mesma estrutura pode, em determinadas circunstâncias, tornar-se um fator de alienação. Portanto, qualquer conflito, dificuldade ou desafio enfrentado por um de seus membros têm o potencial de reverberar em toda a estrutura familiar, impactando o funcionamento e as interações entre os demais.[3] Dessa forma, serviços de intervenção aos estágios iniciais dos transtornos psicóticos devem propor uma abordagem que vá além do atendimento exclusivo ao paciente em processo de adoecimento, estendendo seu cuidado e suporte também aos familiares, que desempenham papel fundamental no enfrentamento e na compreensão dos desafios impostos pela doença.

Ao longo da prática clínica, observa-se o surgimento de diversas dúvidas e questionamentos, os quais se apresentam de maneira singular para cada indivíduo. Entre as indagações mais recorrentes, destacam-se aquelas referentes à identificação dos fatores desencadeantes da crise, à maneira como o tratamento será conduzido e ao prognóstico esperado, além de outras incertezas inerentes à complexidade de cada caso. É comum, por exemplo, que surjam dúvidas sobre como lidar com manifestações específicas, como alucinações, delírios e comportamento desorganizado, sintomas estes que frequentemente afetam o ambiente familiar, ampliando o impacto da crise. Cada caso apresenta particularidades, tornando essencial um espaço de escuta e de troca de experiências.

Ademais, os familiares precisam se adaptar rapidamente ao papel inesperado de cuidadores, para o qual geralmente se sentem despreparados. Relatos comuns incluem sentimentos de culpa e autorrecriminação, como a sensação de ter demorado para buscar ajuda, ignorado sinais da doença ou mesmo contribuído para seu desenvolvimento.[2]

Diante desse cenário, uma parte essencial do tratamento são grupos de acolhimento dedicado exclusivamente aos familiares, com o intuito de oferecer um ambiente acolhedor e orientador, destinado àqueles que se encontram diretamente envolvidos e que acompanham de perto as complexidades dessa nova realidade. O atendimento em grupo possibilita um espaço de troca de experiências e a construção coletiva de saberes, permitindo que, por meio do diálogo e da mediação de um terapeuta, os participantes possam desenvolver uma compreensão mais aprofundada da nova condição imposta pela doença. Assim, o grupo busca não apenas oferecer suporte emocional, mas também proporcionar ferramentas e elaborações que possibilitem aos familiares enfrentarem os desafios cotidianos, contribuindo para desenvolver uma compreensão mais ampla da nova condição.

Cuidadores de indivíduos com psicose recente costumam apresentar níveis elevados de sofrimento, ansiedade e sintomas depressivos, em comparação àqueles que cuidam de pessoas com transtornos mentais crônicos. Essa diferença pode ser atribuída à inexperiência em lidar com a situação e ao desconhecimento sobre os estágios iniciais da psicose. As reações emocionais, combinadas à sobrecarga, podem exaurir os cuidadores e prejudicar o processo de recuperação do paciente.[2,4]

Muitas vezes, os familiares sentem a necessidade de controlar os comportamentos do parente e sacrificam suas próprias necessidades para promover a recuperação. Essa dinâmica pode levar ao aumento da "emoção expressa" (EE), caracterizada por críticas, hostilidade e superenvolvimento emocional, que comprometem a reabilitação da pessoa e intensificam o sofrimento dos cuidadores.[4]

Diante do impacto negativo da psicose nos pacientes e em suas famílias, as diretrizes clínicas internacionais recomendam intervenções familiares durante as fases iniciais da doença.[5] Essas intervenções incluem psicoeducação e suporte emocional, aplicados de forma individual ou em grupo, para ensinar habilidades práticas, oferecer suporte e auxiliar os cuidadores no enfrentamento dos desafios diários. Tais práticas aliviam o sofrimento dos familiares, aumentam sua capacidade de adaptação e promovem melhores resultados para os pacientes.[6] Por meio das interações e dos vínculos estabelecidos no grupo, os participantes têm a oportunidade de reconfigurar sua subjetividade, criando novas narrativas pessoais e coletivas que promovem o crescimento emocional e a saúde psíquica.[3]

Um estudo qualitativo identificou cinco principais habilidades desenvolvidas pelos cuidadores após a participação em intervenções familiares: compreender e aceitar a doença, reconhecer sinais de recaída, aprimorar a comunicação, planejar e resolver problemas de forma estruturada, e promover maior independência tanto para o cuidador quanto para o paciente (Tabela 1). Essas estratégias, aplicadas por diferentes profissionais, abrangem desde a psicoeducação até a terapia familiar, contribuindo significativamente para o bem-estar da família e o manejo eficaz da psicose.[7]

Revisões anteriores sustentam o uso de intervenções familiares para diminuir o risco de recaída e proporcionar benefícios aos cuidadores de pessoas com psicose. No entanto, há menos estudos que avaliam especificamente a eficácia dessas intervenções nos desfechos dos cuidadores durante as fases iniciais da psicose. Uma revisão sistemática recente sobre intervenção familiar para cuidadores de indivíduos com psicose inicial analisou intervenções que incluíram suporte mútuo e psicoeducação, abrangendo ensino sobre a psicose, desenvolvimento de habilidades de enfrentamento e compartilhamento entre pares. Os resultados indicaram que, em comparação ao cuidado psiquiátrico usual, as intervenções familiares foram mais eficazes na redução da sobrecarga dos cuidadores em todos os períodos de acompanhamento. A curto prazo, essas intervenções melhoraram a experiência dos cuidadores, enquanto a longo prazo aumentaram a utilização de suporte formal e o funcionamento familiar.[4]

Nas psicoses iniciais, as intervenções familiares podem ter impacto limitado na redução da EE. Isso pode ser explicado pelos sentimentos intensos de

TABELA 1 Metas para a psicoeducação familiar

| Metas | Ações |
|---|---|
| Validar a existência da psicose | • Facilitar a aceitação do transtorno pela família<br>• Compreender as limitações impostas pelo transtorno ao paciente<br>• Estabelecer expectativas realistas em relação ao paciente<br>• Minimizar a sensação de responsabilidade ou culpa do paciente |
| Reduzir as emoções negativas dos familiares | • Aliviar sentimentos de culpa, ansiedade, depressão, raiva e isolamento<br>• Mostrar a pacientes e familiares que não estão sozinhos<br>• Incentivar uma abordagem colaborativa no enfrentamento do problema |
| Obter a cooperação da família no plano de tratamento | • Explicar intervenções farmacológicas e não farmacológicas<br>• Ajudar os familiares a reforçar a participação do paciente no tratamento |
| Melhorar as habilidades familiares para o acompanhamento do transtorno | • Identificar sinais precoces de recaída e mudanças nos sintomas persistentes<br>• Orientar sobre como agir para prevenir recaídas, buscando apoio da equipe de tratamento<br>• Acompanhar a adesão ao tratamento e monitorar os efeitos colaterais dos medicamentos |

Fonte: adaptada de Yacubian e Lotufo Neto.[8]

perda e luto enfrentados pelos cuidadores, que dificultam o engajamento em atividades preventivas ou mudanças no comportamento de cuidado. Em casos crônicos, os cuidadores geralmente estão mais preparados para lidar com esses desafios. Ademais, a exclusão da terapia familiar – uma abordagem mais intensiva e possivelmente mais eficaz na redução da EE –, em alguns estudos revisados, pode ter contribuído para os efeitos limitados observados neste aspecto.[4]

Os autores destacam a importância da realização de estudos comparativos entre diferentes tipos de intervenções familiares para determinar quais abordagens são mais eficazes, bem como a avaliação de custo-benefício das intervenções. Além disso, sugerem examinar os efeitos das intervenções familiares em diferentes estágios da psicose e os mecanismos terapêuticos das intervenções familiares individuais. Além disso, períodos mais longos de acompanhamento após a intervenção seriam úteis, pois os benefícios das intervenções familiares parecem aumentar ou surgir com o tempo, e os efeitos a longo prazo (5-10 anos) da intervenção familiar ainda são desconhecidos.[4]

Pesquisas anteriores demonstraram que intervenções familiares para psicose são eficazes na redução de recaídas, no aprimoramento do funcionamento social e na mitigação da gravidade dos sintomas psicóticos em estágios mais avançados da doença. No entanto, a eficácia dessas intervenções na prevenção de futuras recaídas nas fases iniciais foi menos estudada. Camacho-Gomez e Castellvi[1] conduziram uma revisão sistemática para avaliar a efetividade das intervenções familiares na prevenção de um segundo episódio psicótico e de outros desfechos relacionados a recaídas (sintomas psicóticos, duração da hospitalização e funcionalidade), em pacientes com PEP, nos primeiros 5 anos de início da doença. A revisão incluiu apenas ensaios clínicos randomizados comparando intervenções familiares ao tratamento usual ou ao tratamento usual combinado com outras intervenções psicossociais ativas. Os resultados sugerem que a intervenção familiar é eficaz na redução das taxas de recaída, na duração da hospitalização e nos sintomas psicóticos, além de aumentar a funcionalidade em pacientes com PEP por até 24 meses.

Outras estratégias de intervenções familiares têm sido estudadas, dentre elas cabe mencionar o *open dialogue* (OD), isto é, diálogos abertos, uma abordagem que combina a terapia familiar sistêmica e incorpora princípios psicodinâmicos. O objetivo é criar um espaço onde a tomada de decisão seja transparente e os usuários dos serviços possam encontrar novas formas de expressar suas experiências. Nesta abordagem, é realizado um acompanhamento em conjunto, envolvendo tanto o paciente quanto o familiar. Esse formato se torna especialmente relevante em casos nos quais o familiar encontra dificuldades de comunicação, pois o atendimento compartilhado oferece um espaço seguro e mediado para o diálogo, contribuindo para a construção de uma compreensão mútua mais sólida. Apesar de resultados iniciais serem interpretados como promissores, a variabilidade nos modelos de OD, a heterogeneidade das medidas de resultado e a falta de consistência nas estratégias de implementação impedem conclusões definitivas sobre sua eficácia. Atualmente, a evidência em apoio a OD é de baixa qualidade, sendo necessários ensaios clínicos randomizados para obtenção de conclusões mais sólidas[9] (Tabela 2).

## CONCLUSÃO

Apesar dos benefícios comprovados, a implementação de intervenções familiares enfrenta desafios, como a resistência inicial dos familiares em

TABELA 2 Princípios norteadores da prática de diálogos abertos

| **Princípios** | **Descrição** |
|---|---|
| Ajuda imediata *(immediate help)* | Enfatiza a importância de oferecer ajuda imediata aos pacientes e suas famílias logo após o surgimento de uma crise de saúde mental. Isso envolve a mobilização rápida de profissionais para garantir que o paciente e a família recebam o apoio necessário em tempo hábil, evitando o agravamento da situação |
| Perspectiva de rede social *(a social network perspective)* | Envolve a inclusão de todas as pessoas significativas na vida do paciente, como familiares, amigos e outros membros da comunidade, no processo de tratamento. Isso busca aproveitar o apoio social disponível para o paciente, facilitando a recuperação por meio da interação e do apoio mútuo |
| Flexibilidade e mobilidade *(flexibility and mobility)* | Características centrais da abordagem, permitindo que o tratamento seja adaptado às necessidades do paciente e da família em momentos distintos |
| Continuidade psicológica *(psychological continuity)* | Refere-se à consistência e à continuidade do cuidado ao longo do tempo, assegurando que o paciente receba acompanhamento contínuo, sem interrupções no processo terapêutico. Isso ajuda a criar um vínculo estável e confiável entre paciente, família e equipe de saúde |
| Tolerância à incerteza *(tolerance of uncertainty)* | Destaca a capacidade dos profissionais e familiares de aceitarem que o tratamento de psicose não possui soluções imediatas ou previsíveis. A abordagem fomenta uma atitude de paciência e compreensão durante os momentos de incerteza, reconhecendo que a recuperação pode ser um processo longo e não linear |
| Diálogo *(dialogue)* | O diálogo é o elemento central, no qual todas as partes envolvidas (paciente, familiares e profissionais) participam ativamente de discussões abertas sobre a situação do paciente, suas experiências e os cuidados necessários. Este processo visa criar um entendimento compartilhado e promover a resolução colaborativa de problemas |

Fonte: adaptada de Bergström et al.[10]

participar do tratamento, a falta de recursos financeiros e humanos nos serviços de saúde, e a necessidade de treinamento especializado para os profissionais. No entanto, a presença da família no tratamento favorece a adesão dos pacientes aos protocolos terapêuticos e cria um ambiente de apoio emocional fundamental para reestruturação do indivíduo em seu funcionamento psicossocial, contribuindo para melhora na convivência familiar e social. Assim, o envolvimento familiar se configura como elemento fundamental, potencializando os efeitos do tratamento e possibilitando a melhoria da qualidade de vida e da integração social dos pacientes.

Recomenda-se, portanto, que os profissionais de saúde adotem abordagem colaborativa com as famílias, oferecendo suporte emocional e psicoeducação desde as fases iniciais do tratamento, avaliando regularmente o impacto das intervenções familiares e adaptando as estratégias conforme as necessidades específicas de cada família.

## REFERÊNCIAS BIBLIOGRÁFICAS

1. Camacho-Gomez M, Castellvi P. Effectiveness of family intervention for preventing relapse in first-episode psychosis until 24 months of follow-up: a systematic review with meta-analysis of randomized controlled trials. Schizophr Bull. 2020;46(1):98-109.
2. Onwumere J, Bebbington P, Kuipers E. Family interventions in early psychosis: specificity and effectiveness. Epidemiol Psychiatr Sci. 2011;20(2):113-9.
3. Kaës R. Um singular plural: a psicanálise à prova do grupo. São Paulo: Edições Loyola; 2011.
4. Ma CF, Chien WT, Bressington DT. Family intervention for caregivers of people with recent-onset psychosis: a systematic review and meta-analysis. Early Interv Psychiatry. 2018;12(4):535-60.
5. International Early Psychosis Association Writing Group. International clinical practice guidelines for early psychosis. Br J Psychiatry Suppl. 2005;48:s120-4.
6. Chien WT, Thompson DR, Lubman DI, McCann TV. A randomized controlled trial of clinician-supported problem-solving bibliotherapy for family caregivers of people with first-episode psychosis. Schizophr Bull. 2016;42(6):1457-66.
7. Nilsen L, Frich JC, Friis S, Norheim I, Røssberg JI. Participants' perceived benefits of family intervention following a first episode of psychosis: a qualitative study. Early Interv Psychiatry. 2016;10(2):152-9.
8. Yacubian J, Lotufo Neto F. Psicoeducação familiar. Fam Saúde Desenv. 2001;3(2):98-108.
9. Freeman AM, Tribe RH, Stott JCH, Pilling S. Open dialogue: a review of the evidence. Psychiatr Serv. 2019;70(1):46-59.
10. Bergström T, Seikkula J, Alakare B, Mäki P, Köngäs-Saviaro P, Taskila JJ, et al. The family-oriented open dialogue approach in the treatment of first-episode psychosis: nineteen-year outcomes. Psychiatry Res. 2018;270:168-75.

# 17

# Psicoeducação no primeiro episódio psicótico

Mariane Vargas Nunes Noto
Paula Maria Serafim

## INTRODUÇÃO

O primeiro episódio psicótico (PEP) é uma vivência desafiadora tanto para os pacientes e seus familiares como para os profissionais envolvidos em seus cuidados. Um elemento essencial no processo de superação do episódio envolve a elaboração e compreensão desta experiência e de seu tratamento, de preferência de uma forma que possa ajudar no engajamento ao tratamento a longo prazo.[1] A psicoeducação entra como um dos elementos-chaves no processo, compondo uma abordagem psicoterapêutica mais ampla.

A psicoeducação é uma intervenção terapêutica estruturada que combina elementos da psicologia e da educação para ajudar pacientes e seus familiares a compreenderem melhor uma condição de saúde mental, seus sintomas, tratamentos e estratégias de enfrentamento. Esse processo, que é colaborativo e facilitador, visa empoderar o indivíduo e sua rede de apoio por meio do conhecimento, promovendo adesão ao tratamento, redução de estigma e melhora na qualidade de vida, sendo associado a melhores desfechos terapêuticos.[2]

Muitos jovens e seus familiares, ao iniciar o tratamento, têm pouca ou nenhuma experiência com transtornos mentais. A psicoeducação sobre as fases iniciais da psicose é uma ferramenta importante no tratamento dessa população. Mais do que simplesmente fornecer informações, esse processo busca ampliar o entendimento sobre a experiência individual com a psicose. Cada experiência será única e é fundamental acessar as necessidades de cada indivíduo e sua família, promover o *insight* e, dessa forma, melhorar a evolução da psicose.[3]

## IMPORTÂNCIA DA PSICOEDUCAÇÃO

Existem evidências na literatura que apontam que a psicoeducação pode ajudar a melhorar desfechos clínicos, melhorar o prognóstico, diminuir as taxas de recaída, melhorar os sintomas, aumentar a adesão à medicação, reduzir as taxas de busca por serviços de emergência e internação e promover bem-estar e qualidade de vida.[3] Obter informações claras e baseadas em evidências científicas pode ampliar a participação no tratamento, diminuir preconceitos e estigma, diminuir medos e incertezas, e fornecer a base para a tomada de decisão compartilhada. Desta forma, amplia a aliança terapêutica entre paciente e família, melhora a comunicação com a equipe de tratamento e promove maior autonomia ao paciente.[3]

O impacto da psicoeducação é ainda mais relevante no contexto do PEP, pois, neste momento, tanto o paciente quanto seus familiares enfrentam uma nova realidade, muitas vezes permeada por medo e confusão. Neste cenário, a falta de informações e crenças equivocadas sobre transtornos psiquiátricos podem agravar a resistência ao tratamento.[4] Uma metanálise recente, que avaliou intervenções familiares no PEP – das quais 23 das 36 intervenções incluíam a psicoeducação – encontrou melhores desfechos para os pacientes e seus familiares quando estas abordagens foram implementadas. Para os cuidadores, foram evidenciados menor sofrimento psicológico, menor sobrecarga do cuidador e menos componentes de emoção expressa (comentários críticos e envolvimento emocional excessivo) em comparação com o cuidado usual. Para os pacientes, foram observadas taxas reduzidas de hospitalização em comparação com o cuidado usual.[5]

Um número pequeno de estudos avaliou a eficácia da psicoeducação para pacientes no início de um quadro psicótico. Karpenko[6] avaliou o impacto de intervenções psicoeducativas breves em grupos de pacientes com PEP internados em um serviço de emergência. No estudo, 158 pacientes receberam psicoeducação em grupo, enquanto 79 pacientes no grupo-controle receberam apenas o tratamento convencional. Os resultados indicaram que os pacientes que participaram das sessões psicoeducativas apresentaram maior adesão à medicação e menor taxa de readmissões hospitalares. Esses achados reforçam a importância de incorporar a psicoeducação como uma prática sistemática no atendimento dos estágios iniciais dos transtornos psicóticos.[6]

## ADESÃO AO TRATAMENTO NO PRIMEIRO EPISÓDIO

O médico pode avaliar cada caso de forma individualizada, diagnosticar corretamente e prescrever a medicação adequada. No entanto, se o paciente não seguir o tratamento devidamente, de nada adiantará. Existe grande lacuna entre a eficácia esperada do tratamento e os desafios que impedem sua plena implementação. Medicamentos de última geração, por mais eficazes que sejam, perdem seu propósito se a baixa adesão ao tratamento não for resolvida.[4]

Ao longo dos anos, diversas estratégias foram desenvolvidas para melhorar a adesão ao tratamento no PEP. A introdução de medicamentos com menos efeitos colaterais, uso de doses mais baixas nesta população, o avanço das formulações injetáveis de longa duração e a implementação de programas educacionais têm desempenhado um papel essencial nesse processo. Essas abordagens, cada vez mais incorporadas aos protocolos psiquiátricos, visam não apenas garantir a continuidade do tratamento, mas também proporcionar ao paciente uma compreensão mais profunda sobre sua condição, aumentando seu engajamento e qualidade de vida.[4]

A falta de adesão ao tratamento pode comprometer significativamente a eficácia de qualquer intervenção terapêutica, muitas vezes resultando no fracasso de tratamentos que poderiam proporcionar uma melhora substancial na qualidade de vida dos pacientes. Em um estudo de revisão, Cardoso e Galera[7] analisaram 52 pesquisas sobre adesão ao tratamento psicofarmacológico e identificaram diversos fatores que influenciam a continuidade do tratamento, categorizando-os em três grupos principais:

1. Fatores do paciente: *insight* comprometido pela gravidade dos sintomas, déficits cognitivos, características psicopatológicas, uso de substâncias e fatores sociodemográficos.
2. Fatores relacionados à medicação: complexidade do regime terapêutico e percepção do custo-benefício.
3. Fatores externos: suporte familiar, aliança terapêutica, apoio social e o papel dos profissionais envolvidos no tratamento.[7]

A superação dessas barreiras exige uma abordagem mais ampla, que vá além da responsabilização do paciente pela descontinuidade do tratamento. É fundamental que os profissionais compreendam que a adesão envolve múltiplos fatores e que estratégias como uma comunicação eficiente e o fortalecimento da relação terapêutica podem impactar positivamente esse processo. A psicoeducação desempenha um papel fundamental ao permitir que esses aspectos sejam discutidos de maneira aberta entre os pacientes, os familiares e a equipe de saúde.[8]

Apesar de sua eficácia, a psicoeducação ainda não é aplicada de maneira universal e consistente nos serviços de saúde mental. Hamann et al.[9] observaram que, em uma unidade psiquiátrica com preocupação declarada sobre a baixa adesão ao tratamento, apenas 30% dos pacientes internados receberam informações sobre suas medicações diretamente de seus médicos assistentes. Esse dado evidencia a necessidade de estruturar a psicoeducação como uma rotina institucional.

Os serviços especializados no atendimento ao PEP devem adotar uma abordagem institucional mais comprometida com a psicoeducação, garantindo que todos os membros da equipe se sintam responsáveis por sua implementação. Para isso, é fundamental incluí-la nas discussões clínicas, estabelecer diretrizes formais para seu uso e facilitar sua aplicação por meio de recursos tecnológicos, infraestrutura adequada e integração nos protocolos de tratamento.[3]

## MÉTODOS E ABORDAGENS

A psicoeducação foi introduzida na década de 1980 como parte do tratamento da esquizofrenia e, posteriormente, foi definida como um processo que abrange discussões sobre etiologia, progressão, prognóstico e manejo dos transtornos mentais. Seus principais objetivos incluem garantir um conhecimento básico sobre a doença, prevenir recaídas, oferecer estratégias de enfrentamento e auxiliar na gestão de crises. Além de transmitir informações, essa abordagem fortalece o vínculo terapêutico, proporcionando compreensão e pertencimento ao paciente, reduzindo tanto o estigma quanto o isolamento. Dessa forma, atende a um direito fundamental: o direito à informação sobre a própria saúde.[2]

A psicoeducação deve ser um processo dinâmico e adaptável, levando em conta as características culturais, sociais e familiares de cada paciente. Além disso, é essencial reconhecer que cada indivíduo tem diferentes lacunas de conhecimento, que podem ser influenciadas por experiências anteriores com o sistema de saúde, dificuldades na identificação com o conteúdo exposto ou mesmo contradições entre as informações recebidas e a vivência pessoal da doença.[3] A psicoeducação deve ser ajustada à fase clínica que o paciente se encontra. Durante os períodos mais agudos, quando a cognição e a atenção estão prejudicadas, as informações devem ser objetivas e focadas nas necessidades imediatas, como estratégias para lidar com a crise. Conforme o paciente evolui para uma fase mais estável, conteúdos mais complexos podem ser gradualmente introduzidos, trabalhando principalmente a prevenção de racaídas.[3]

Uma estratégia eficaz dentro da psicoeducação é o modelo explicativo, que incentiva pacientes e familiares a compartilharem suas próprias percepções sobre a doença e o tratamento. O método fortalece o protagonismo do paciente, proporcionando um espaço de escuta ativa, no qual as experiências são valorizadas sem interrupções ou correçoes imediatas.[3] Existem diferentes modelos de psicoeducação descritos na literatura, os quais são aplicados levando em conta os recursos humanos e materiais disponíveis em cada localidade de tratamento:[2]

- Modelo de informação: o foco é fornecer às famílias conhecimento sobre doenças psiquiátricas e seu gerenciamento.
- Modelo de treinamento de habilidades: concentra-se no desenvolvimento de certas habilidades para que os pacientes ou membros da sua família possam gerenciar a doença de forma mais eficaz.
- Modelo de suporte: envolve principalmente obter ajuda de grupos de suporte para envolver os membros da família ou pacientes em compartilhar seus sentimentos.
- Modelo abrangente: usa uma combinação dos três modelos anteriores.

## FORMAS DE PSICOEDUCAÇÃO

Intervenções psicoeducacionais podem ser realizadas de formas variadas, incluindo:[2]

- Individual: um profissional atende um paciente e/ou uma família.
- Em grupo: familiares ou pacientes participam de sessões em conjunto com um grupo de participantes.
- Misto: uma combinação das duas modalidades.
- Outras metodologias: fórum virtual *online*, grupos virtuais.
- Psicoeducação passiva: materiais são fornecidos aos pacientes/familiares na forma de panfletos, material de áudio/vídeo.

## OBJETIVOS DA PSICOEDUCAÇÃO NO PRIMEIRO EPISÓDIO PSICÓTICO

Apesar das diferentes modalidades de psicoeducação existentes, a maioria das abordagens apresenta objetivos gerais em comum, que são descritos a seguir (Figura 1).

- Educação sobre a doença:
  - O espectro dos sintomas da psicose.
  - Possíveis causas e mecanismos da psicose.
  - Diagnóstico (incluindo o conceito de instabilidade diagnóstica nas fases iniciais da psicose).
  - Como a psicose afeta o indivíduo e sua família.

  Entender o conceito de psicose, é uma das maiores dificuldades no processo de psicoeducação. Dessa forma, é crucial trabalhar com pacientes e familiares, de forma que seja possível construir um conceito de psicose útil no seu processo de recuperação. Não existe uma única metodologia para explorar esse conceito. O crucial é que o profissional deixe claro para a equipe de cuidados que esta experiência é familiar e que o serviço tem experiência no seu tratamento e pode ajudar na sua recuperação.[3]

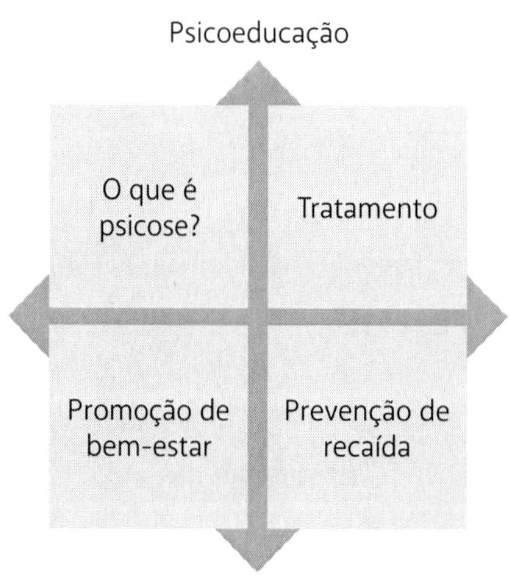


FIGURA 1 Componentes da psicoeducação no primeiro episódio psicótico.

- Tratamento (farmacológico e psicossocial).

  O envolvimento dos pacientes na tomada de decisões, incluindo suas preferências de tratamento, tem sido considerado uma das melhores práticas em saúde. É importante abordar a variedade de tratamentos disponíveis. Deve ser apresentada uma abordagem de tratamento holística, que inclua abordagens psicossociais além da terapia medicamentosa.[3]
- Recaída: como reconhecer os sinais de alerta precoce e plano de prevenção de recaída.

  Além de aumentar a adesão ao tratamento medicamentoso, a psicoeducação auxilia os pacientes a reconhecerem sinais de alerta e a buscarem ajuda em momentos críticos, como em situações de ideação suicida ou diante de fatores estressores. A abordagem também promove um modelo de cuidado mais ativo e colaborativo, no qual o paciente se torna agente da própria recuperação.[3]
- Estratégias para promoção de bem-estar e manejo de estresse.

  Um episódio psicótico pode interromper a trajetória do desenvolvimento e causar um senso de perda de identidade e impacto sobre o futuro. Ajudar o indivíduo a se reconectar com seu senso de identidade, sua vida, seus interesses e com projetos de vida importantes é um dos objetivos da psicoeducação.[3]

## DESAFIOS DA PSICOEDUCAÇÃO NO PRIMEIRO EPISÓDIO PSICÓTICO

### Instabilidade no diagnóstico

O diagnóstico psiquiátrico não é simples nas fases iniciais da psicose. No PEP, os sintomas frequentemente são heterogêneos e o quadro clínico pode se alterar ao longo do tempo. Isso requer comunicação aberta para garantir que os pacientes e familiares não sintam que o diagnóstico está sendo modificado arbitrariamente no futuro, ou que houve um erro no diagnóstico. Termos como "psicose inicial", "episódio psicótico agudo" ou "PEP" podem assegurar essa incerteza inicial, e diagnósticos mais específicos podem ser discutidos ao longo do tratamento. Ao demonstrar que os sintomas iniciais são reconhecidos, que os clínicos sabem que está impactando a vida da pessoa, e que eles podem dar "um nome", pode ajudar os pacientes a reconhecer que algo não vai bem e ajudar a superar a incerteza diagnóstica nas fases iniciais do tratamento.[3]

## Ausência de *insight*

O conceito de *insight* refere-se à capacidade dos pacientes de reconhecerem sua doença e se engajarem no tratamento e não pode ser reduzido a um sintoma ou mecanismo psicológico; ele envolve relações dinâmicas com esses aspectos e com fatores pessoais e contextuais.[10] O *insight* pode influenciar significativamente os resultados de pacientes em tratamento. Pacientes com níveis mais baixos de *insight* tendem a ter um prognóstico mais pobre, incluindo uma pior qualidade de vida, dificuldades em relacionamentos sociais, trabalho e resultados vocacionais. Isso decorre, em parte, da recusa em buscar tratamento, o que aumenta a probabilidade de recaídas. O *insight* também pode influenciar a aceitação de terapias psicossociais, mas por si só não garante adesão aos medicamentos nem o envolvimento com os serviços de saúde mental.[11]

Em contrapartida, pacientes com bom *insight* podem, por diversos motivos, não aderir ao tratamento prescrito, como preferências por cuidados alternativos ou presença de efeitos colaterais. A relação entre *insight* e adesão ao tratamento, portanto, é complexa, e o *insight* não é uma garantia de adesão ou de melhores resultados no tratamento.[11] Um estudo investigou como o *insight* e a adesão à medicação se relacionam em pacientes com PEP ao longo de 3 anos. Os resultados mostraram que quase um terço dos pacientes manteve uma boa percepção da doença e adesão ao tratamento durante todo o estudo. No final, mais de 75% dos pacientes estavam tomando a medicação corretamente. Os pacientes que começaram com baixa adesão e percepção melhoraram primeiro na adesão à medicação e, depois, no *insight*. Além disso, os pacientes com boa percepção e adesão apresentaram melhores resultados na recuperação funcional e qualidade de vida. O estudo conclui que a adesão à medicação melhora antes do *insight* e que desenvolver o *insight* pode ajudar na adesão ao tratamento.[12]

A ausência de *insight* pode ser decorrente da fase aguda do próprio transtorno psicótico. Desde que haja uma boa resposta ao tratamento, deve se atenuar ao longo do tempo. Apesar de alguma forma de psicoeducação já ser possível mesmo nos indivíduos com sintomas agudos, uma abordagem de psicoeducação mais compreensiva tem melhores resultados quando realizada após a melhora clínica.[1] A ausência de *insight* também pode ser decorrente de um mecanismo de defesa psicológico, a negação. A negação persistente, mesmo quando delírios e outros sintomas diminuíram, é geralmente protetora e, portanto, precisa ser respeitada. O que é necessário nesses casos é uma cuidadosa avaliação do modelo explicativo e conjunto de significados contidos ou anexados à experiência psicótica e seu tratamento pelo paciente. Desta forma, o conhecimento empático da pessoa auxilia o clínico a fornecer informações de forma não ameaçadora e a apresentar opções terapêuticas ligadas a problemas reconhecidos pela própria pessoa.[1]

## Estigma

O estigma em torno da saúde mental também desempenha um papel crucial nesse cenário. Alguns autores descrevem o conceito de "autoestigma", que se refere à percepção negativa que os próprios indivíduos com transtornos mentais têm sobre sua condição. Esses pacientes, frequentemente, internalizam crenças sociais que os rotulam como loucos, irresponsáveis ou instáveis. O próprio termo "doença mental" carrega uma conotação negativa, reforçando a visão de que esses indivíduos devem ser temidos ou até mesmo vistos como um fardo para a sociedade.[13] O profissional que realiza a psicoeducação deve acessar preconceitos criados por eventuais informações que o paciente e/ou familiar podem ter obtido por meio de informações buscadas na internet, com familiares que já apresentaram algum transtorno mental ou o estigma social ao qual ele está inserido.[3]

## CONCLUSÃO

A psicoeducação é uma modalidade de tratamento eficaz no PEP (Quadro 1). O fortalecimento das habilidades de enfrentamento, comunicação e resolução de problemas beneficia não apenas o paciente, mas também seus familiares, proporcionando maior bem-estar e adaptação à nova realidade. Mesmo que algumas evidências empíricas ainda sejam limitadas, a expe

QUADRO 1 Princípios da psicoeducação

- Psicoeducação é um processo contínuo e colaborativo.
- Sempre que possível incluir os familiares.
- Acessar as necessidades de cada indivíduo/família.
- Considerar conhecimento prévio/preencher lacunas.
- Considerar a fase da doença.
- Considerar o contexto cultural.
- Reduzir estigma e trabalhar para normalizar as experiências.
- Acessar o nível de *insight* para melhor estratégia de intervenção.
- Fornecer uma mensagem de otimismo e esperança.

riência clínica tem demonstrado, de maneira consistente, a eficácia da psicoeducação no manejo do PEP.[14,15]

## REFERÊNCIAS BIBLIOGRÁFICAS


1. McGorry PD. Psychoeducation in first-episode psychosis: a therapeutic process. Psychiatry. 1995;58(4):313-28.
2. Sarkhel S, Singh OP, Arora M. Clinical practice guidelines for psychoeducation in psychiatric disorders general principles of psychoeducation. Indian J Psychiatry. 2020;62(Suppl 2):S319-23.
3. Creek R, Fraser S, O'Donoghue B, Hughes F, Crlenjak C. A shared understanding: psychoeducation in early psychosis. Australia: Orygen, The National Centre of Excellence in Youth Mental Health; 2015.
4. Colom F, Vieta E. Non-adherence in psychiatric disorders: misbehavior or clinical feature? Acta Psychiatr Scand. 2002;105(3):161-3.
5. Gleeson JFM, Ludwig K, Stiles BJ, Piantella S, McNab C, Cotton S, et al. Systematic review and meta-analysis of family-based interventions for early psychosis: carer and patient outcomes. Schizophr Res. 2025;276:57-78.
6. Karpenko OA. Impact of psychoeducation on compliance of inpatients with first episode psychosis. Zh Nevrol Psikhiatr Im S S Korsakova. 2020;120(6. Vyp. 2):92-8.
7. Cardoso L, Galera SAF. Adesão ao tratamento psicofarmacológico. Acta Paul Enferm. 2006;19(3):343-8.
8. O'Connor PJ. Improving medication adherence: challenges for physicians, payers, and policy makers. Arch Intern Med. 2006;166(17):1802-4.
9. Hamann J, Mischo C, Langer B, Leucht S, Kissling W. Physicians' and patients' involvement in relapse prevention with antipsychotics in schizophrenia. Psychiatr Serv. 2005;56(11):1448-50.
10. Gronholm PC, Thornicroft G, Laurens KR, Evans-Lacko S. Mental health-related stigma and pathways to care for people at risk of psychotic disorders or experiencing first-episode psychosis: a systematic review. Psychol Med. 2017;47(11):1867-79.
11. Murri MB, Amore M. The multiple dimensions of insight in schizophrenia-spectrum disorders. Schizophr Bull. 2019;45(2):277-83.
12. Elowe J, Ramain J, Solida A, Conus P, Golay P. Dynamics between insight and medication adherence in first-episode psychosis: study of 3-year trajectories. Eur Psychiatry. 2022;65(1):e49.
13. Corrigan PW, Penn DL. Lessons from social psychology on discrediting psychiatric stigma. Am Psychol. 1999;54(9):765-76.
14. Lansverk SS, Kane CF. Psychoeducational approaches to medication adherence in patients with schizophrenia. Issues Ment Health Nurs. 1998;19(6):537-50.
15. Lincoln TM, Wilhelm K, Nestoriuc Y. Effectiveness of psychoeducation for relapse, symptoms, knowledge, adherence and functioning in psychotic disorders: a meta-analysis. Schizophr Res. 2007;96(1-3):232-45.

18

# Contribuições da terapia ocupacional nos estágios iniciais das psicoses

Pâmela Pilar
Gabriela Cruz de Moraes

## O ADOECER NO COTIDIANO

Adoecer significa apresentar um corpo com suas estruturas e funções prejudicadas, gerando limitações na funcionalidade e podendo produzir uma desordem no cotidiano da pessoa adoecida: seja pelas dificuldades encontradas na realização das atividades básicas e instrumentais de vida diária, seja no abandono de seus papéis ocupacionais anteriores e na imposição de novos, como por exemplo o de "ser doente" ou "ser paciente"; ou ainda, podendo ocorrer rupturas com os projetos de vida que antes haviam sido planejados.

Dessa maneira, o adoecer não significa somente perceber a manifestação de sintomas, mas também estar parcial ou totalmente impossibilitado de exercer suas atividades, comprometendo a capacidade de independência, autonomia e participação social, promovendo um impacto na rotina do indivíduo.

Por rotina, entendem-se as atividades que compõem o dia a dia de cada indivíduo, que quando impactadas pelo adoecimento sofrem mudanças em relações preestabelecidas com o social, com a identidade e a autopercepção de quem está passando pelo processo de adoecimento.

Portanto, a experiência do adoecimento apresenta marcas em qualquer indivíduo, transformando sua relação com o mundo, com suas atividades e consigo mesmo.

Pode-se pensar, então, que, quando um indivíduo é atingido pelo adoecimento, ele perde o referencial da própria existência, restando uma pergunta importante: *onde vou existir?* Há, então, uma reorganização desse cotidiano que precisa ser cuidada.

Aqui, serão abordadas as implicações do adoecimento nas psicoses iniciais e sua relação com o cotidiano; para isso, faz-se uso da compreensão de Galheigo,[1] que configura o cotidiano de acordo com as condições concretas de existência de um indivíduo, moldado pela cultura, pelas histórias de vida e pelas relações sociais. Abrangendo experiência, memória, sentimentos e afetos, ele consolida a concretude da vida e da realidade. Reflete oportunidades, desafios, decisões e mecanismos de resistência, possibilitando a invenção de novos modos de ser e viver, constituindo uma dimensão essencial da experiência humana. Ou seja, cotidiano é o conceito que compreende o significado que cada indivíduo atribui às suas atividades e relações e a compreensão de como essas perspectivas compõem a sua forma de estar no mundo. Trata-se de uma dimensão subjetiva e inquestionável, mutável com o desenrolar da vida de cada um e de todos nós, alinhada ao contexto social e às particularidades que esse contexto traz para cada pessoa.

## EXPERIÊNCIA DO PRIMEIRO EPISÓDIO PSICÓTICO

O primeiro episódio psicótico (PEP) é caracterizado por sintomas como delírios, alucinações e comprometimento funcional e social, sendo os anos iniciais considerados a fase mais agressiva da doença.[2] Além disso, as psicoses iniciais frequentemente estão associadas a sintomas depressivos, déficits neurocognitivos e dificuldades na cognição social.[3,4]

Na maioria dos casos acontece no período da adolescência e início da idade adulta, fase da vida em que as pessoas ainda estão em processo de amadurecimento cognitivo, emocional, estabelecendo projetos de vida, em busca de encontrar seu pertencimento no mundo.

O indivíduo adoecido enfrenta não apenas os efeitos clínicos e psíquicos da psicose, mas também o impacto dessa condição no cotidiano. Como afirmam McGorry e Edwards,[2] a experiência do PEP pode ser profundamente perturbadora para os jovens, representando uma ameaça ao desenvolvimento de sua identidade, às relações interpessoais e às expectativas em relação à educação e à vida profissional. Esse impacto pode comprometer, estagnar ou até mesmo desestruturar o desenvolvimento psicossocial, representando uma ruptura significativa no curso de vida do indivíduo, afetando sua identidade, autonomia e participação social.

Além disso, familiares, amigos e demais pessoas do convívio também vivenciam as consequências da crise. O estigma ainda presente em relação aos transtornos mentais dificulta a compreensão da doença e do tratamento, enquanto que a sobrecarga do papel de cuidador pode gerar sofrimento emocional. A percepção de mudanças no comportamento do indivíduo adoecido, a incerteza sobre o futuro e outros desafios contribuem para tornar esse momento ainda mais complexo.

Portanto, tanto o indivíduo quanto sua família podem experimentar ansiedade, estigmatização e sensação de ameaça, podendo haver negação e baixa conscientização sobre a doença.

A compreensão das psicoses tem evoluído, superando a concepção de uma condição irreversível e adotando abordagens mais esperançosas. A detecção e o tratamento precoces, o manejo dos déficits cognitivos, a atuação multidisciplinar e o combate ao estigma têm sido fundamentais para melhores desfechos terapêuticos,[5,6] tornando-se essencial que a equipe de saúde promova uma base sólida no acompanhamento, construindo confiança e oferecendo intervenções cuidadosas.

A partir deste paradigma, a intervenção precoce nas psicoses propõe um conjunto de estratégias voltadas para a identificação rápida da doença, o início imediato do tratamento medicamentoso e o suporte multidisciplinar. Essas medidas visam evitar atrasos no cuidado, prevenir recaídas e ampliar as chances de recuperação, considerando não apenas a remissão dos sintomas, mas também o restabelecimento da funcionalidade e a melhoria da qualidade de vida.

Entre os principais objetivos da intervenção precoce às psicoses estão: garantir o vínculo rápido do paciente com uma equipe de saúde logo após o surgimento dos sintomas; facilitar a tomada de decisão compartilhada; e construir um plano de tratamento personalizado, podendo incluir terapias, manejo medicamentoso, educação e suporte familiar, além de apoio para o retorno ao trabalho e à educação; considerando as preferências e necessidades de cada paciente.[7]

Neste contexto, a terapia ocupacional pode contribuir no cuidado do indivíduo e na relação entre o adoecimento e seu cotidiano, reconhecendo que cada pessoa vivencia esse evento de maneira particular.

Para a terapia ocupacional, a vida de um indivíduo se organiza a partir da dinâmica entre suas ocupações, características individuais, habilidades e desempenho. A interação desses aspectos com o ambiente influencia sua identidade ocupacional, saúde, bem-estar e participação na vida social.[8]

Os terapeutas ocupacionais avaliam esses diversos aspectos, considerando a história ocupacional, os padrões de vida diária, os interesses, os valores e as necessidades do indivíduo. A partir desse reconhecimento, identificam o que é significativo para o indivíduo, os desafios enfrentados e as experiências que podem auxiliar no processo de recuperação.[8]

Aqui, elucida-se a atuação da terapia ocupacional na intervenção precoce ao PEP em dois cenários: avaliação do contexto e *recovery*.

## Avaliação do contexto: compreendendo quem é o indivíduo

Ao acolher um paciente em seu PEP, além de identificar dados objetivos, como características demográficas, perfil epidemiológico e condição socioeconômica, é essencial reconhecer quem é essa pessoa para além do diagnóstico, ou seja, compreender quem está assumindo, naquele momento, o papel de adoecido e de indivíduo em cuidado.

Cada indivíduo que chega ao serviço de saúde em decorrência de PEP compartilha a experiência de vivenciar algo inédito e desestabilizador. No entanto, é fundamental compreender o que, especificamente, o traz ao tratamento – ouvindo suas queixas, expectativas e demandas de cuidado. Isso inclui entender sua percepção sobre a condição atual, seu conhecimento acerca da psicose e suas crenças em relação ao adoecimento, ao uso de medicamentos e ao tratamento como um todo.

Para isso, torna-se necessária a construção de uma história que permita conhecer o indivíduo em sua singularidade, considerando suas experiências anteriores, os papéis ocupacionais que desempenhava, suas habilidades e dificuldades. Não obstante, é necessário compreender os elementos que compõem seu contexto de vida e o impacto do adoecimento no seu cotidiano.

De acordo com a AOTA,[8] o contexto abrange os fatores que circundam e influenciam o indivíduo, indo além dos ambientes físicos e sociais. Envolve aspectos como fase da vida, ritmos diários e sazonais, história de vida, costumes, crenças e padrões de comportamento aceitos socialmente, todos essenciais para a construção da identidade e a escolha das atividades.

Compreender como contextos e ambientes interferem no acesso às ocupações e impactam a qualidade e a satisfação do desempenho é um passo essencial. Dessa forma, é possível identificar as modificações no ambiente decorrentes do adoecimento e analisar sua experiência a partir da singularidade do indivíduo. Isso inclui considerar fatores individuais, bem como barreiras existentes que possam dificultar sua participação ativa na vida cotidiana.

A avaliação de contexto realizada pelo terapeuta ocupacional inclui sessões individuais com o indivíduo que está sendo assistido, mas também pode incluir sessões com os familiares para entender o funcionamento no dia a dia. A duração das avaliações depende de cada situação, mas no geral são breves e duram em média de 2 a 4 sessões.

Do ponto de vista prático, a avaliação de contexto deve incluir uma etapa de levantamento do perfil ocupacional do indivíduo,[8] o que implica compreender o seu funcionamento antes do adoecimento, entendendo, assim, seu perfil de interesses, habilidades e projetos. Essa compreensão é fundamental para identificar ocupações significativas, bem como facilitar o envolvimento deste indivíduo no processo de tratamento, gerando intervenções mais eficientes.[9]

Para uma avaliação mais abrangente, o terapeuta ocupacional pode incluir uma etapa chamada de análise do desempenho ocupacional.[8,10] Essa etapa compreende a observação do indivíduo no seu próprio contexto. Para isso é necessário o acompanhamento por algumas semanas, de forma a possibilitar a coleta de informações sobre seu funcionamento no dia a dia, no retorno às atividades ou na inserção de novas atividades na rotina. Essas informações serão importantes para delimitar as necessidades de adaptações e traçar um plano de tratamento mais alinhado às necessidades do indivíduo.

Além disso, a avaliação do contexto pode colaborar para que a equipe de saúde tenha mais clareza e conhecimento das particularidades de cada paciente, contribuindo para a construção de um projeto terapêutico personalizado, identificando prioridades e definindo estratégias que envolvam aspectos como manejo dos sintomas, rede de suporte, retomada de projetos de vida, entre outros.

## *Recovery*: empoderar-se de sua condição

*Recovery* é uma abordagem impulsionada pelo movimento de usuários dos serviços de saúde mental nos Estados Unidos na década de 1970, que buscavam restabelecimento, autonomia e protagonismo em seu processo de recuperação.[11]

Essa abordagem propõe um modelo que valoriza a experiência e o conhecimento das pessoas com transtornos mentais e de seus cuidadores no planejamento e desenvolvimento das ações de cuidado. Dessa forma, busca-se promover maior empoderamento pessoal e político após o diagnóstico de transtorno mental grave, desafiando a lógica tradicional que enxergava essas condições como irreversíveis e associadas à deterioração cognitiva, funcional e à alienação.[12]

No campo da saúde mental, o termo *recovery* ainda não possui uma tradução exata para o português, mas alguns estudiosos adotam a palavra "superação" para expressar seu significado.[13] Superar a doença não significa, necessariamente, alcançar a cura, mas sim ressignificar a experiência vivida, gerenciando a manutenção e/ou adaptação da própria vida.[14]

A terapia ocupacional, dentro da perspectiva do *recovery*, desempenha o papel de promover um espaço de confiança, no qual o indivíduo possa se reconhecer, imaginar novas possibilidades e perceber seu potencial a partir de suas produções. Apenas o próprio indivíduo é capaz de identificar as ocupações que dão sentido à sua vida, bem como estabelecer metas e prioridades alinhadas às suas necessidades e desejos. No entanto, o terapeuta ocupacional desempenha um papel ao facilitar esse processo, orientando as intervenções de maneira estratégica para estimular o engajamento do indivíduo em atividades significativas. Dessa forma, promove-se a participação ativa na vida cotidiana, reforçando a autonomia e a construção de um percurso autêntico de existência.[8]

Nesse contexto, o cotidiano adquire caráter emancipatório,[1] pois é nele que se consolidam experiências, resistências e novas formas de existir, criando oportunidades para a transformação da realidade e a construção de narrativas mais plurais e libertadoras. O eixo emancipatório, portanto, refere-se a princípios e processos que estimulam a consciência crítica e possibilitam a superação de condições opressivas ou limitantes. Assim, configura-se como expressão da autonomia e da (re)descoberta de si no mundo, permitindo que o indivíduo ressignifique sua trajetória e amplie suas possibilidades de ação, alinhando-se aos princípios do *recovery* ao favorecer o protagonismo e a construção de novos sentidos para a vida.

## CONCLUSÃO

O processo terapêutico ocupacional em sua contribuição nos estágios iniciais das psicoses espera como desfecho principal a justiça ocupacional, aquela em que todas as pessoas tenham acesso e oportunidade de participar de ocupações significativas e enriquecedoras, assim como os demais membros da sociedade. Isso inclui a oferta de recursos e oportunidades que possibilitem tanto a inclusão social quanto a participação em atividades que atendam às necessidades pessoais de saúde e bem-estar.[8]

## REFERÊNCIAS BIBLIOGRÁFICAS


1. Galheigo SM. Terapia ocupacional, cotidiano e a tessitura da vida: aportes teórico-conceituais para a construção de perspectivas críticas e emancipatórias. Cad Bras Ter Ocup. 2020;28(1):5-25.
2. McGorry PD, Edwards J. Intervenção precoce nas psicoses. São Paulo: Janssen-Cilag; 2002.
3. Coentre R, Talina MC, Góis C, Figueira ML. Depressive symptoms and suicidal behavior after first-episode psychosis: a comprehensive systematic review. Psychiatry Res. 2017;253:240-8.
4. Stouten LH, Veling W, Laan W, van der Helm M, van der Gaag M. Psychosocial functioning in first-episode psychosis and associations with neurocognition, social cognition, psychotic and affective symptoms. Early Interv Psychiatry. 2017;11(1):23-36.
5. Lally J, Ajnakina O, Stubbs B, Cullinane M, Murphy KC, Gaughran F, et al. Remission and recovery from first-episode psychosis in adults: systematic review and meta-analysis of long-term outcome studies. Br J Psychiatry. 2017;211(6):350-8.
6. McGorry P, Bates T, Birchwood M. Designing youth mental health services for the 21st century: examples from Australia, Ireland and the UK. Br J Psychiatry Suppl. 2013; 54:S30-5.
7. Mueser KT, Penn DL, Addington J, Brunette MF, Gingerich S, Glynn SM, et al. The NAVIGATE Program for first-episode psychosis: rationale, overview, and description of psychosocial components. Psychiatr Serv. 2015;66(7):680-90.
8. Gomes MD, Teixeira L, Ribeiro J. Enquadramento da prática da terapia ocupacional: domínio & processo. 4.ed. Bethesda: American Occupational Therapy Association (AOTA); 2021.
9. Moraes GC, Lima FVS. Avaliação e intervenção em terapia ocupacional. In: Noto CS, Bressan RA. Esquizofrenia: avanços no tratamento multidisciplinar. 2.ed. Porto Alegre: Artmed; 2012.
10. Tito JC, Moraes GC. Diagnóstico situacional: uma possibilidade de avaliação em terapia ocupacional. Rev CETO. 2007;10:48-52.
11. Orsi JA, Malinowski FRL, Kagan S, Weingarten R, Villares CC, Bressan RA, et al. Evaluation of ongoing participation of people with schizophrenia in a mutual support group as a complementary intervention to outpatient psychiatric treatment. Psychiatr Q. 2021;92(3):1283-96.
12. Pincus HA, Spaeth-Rublee B, Sara G, Goldner EM, Prince PN, Ramanuj P, et al. A review of mental health recovery programs in selected industrialized countries. Int J Ment Health Syst. 2016;10:73.
13. Miranda AMP, Pimentel FA, Villares CC. Anjos de uma asa só: processos de superação na esquizofrenia em um grupo de ajuda mútua. Nova Perspect Sist. 2014;23(48):64-79.
14. Assis JC, Villares CC, Bressan RA. Entre a razão e a ilusão: desmistificando a esquizofrenia. 3.ed. São Paulo: Grua Livros; 2023.

19

# Pobreza, racismo e exclusão: os determinantes sociais da psicose

Fernando Rocha Loures Malinowski
Tamiris Esteves Nagem

## INTRODUÇÃO

Os determinantes sociais da saúde (DSS) englobam fatores ambientais, sociais e estruturais que influenciam a incidência, a prevalência e o prognóstico das doenças, além de contribuírem para as desigualdades em saúde. Eles correspondem às condições em que os indivíduos nascem, crescem, trabalham, vivem e envelhecem, bem como a sistemas mais amplos que moldam as circunstâncias da vida cotidiana.[1]

Evidências apontam a influência dos DSS na etiologia da psicose, incluindo adversidades na infância, isolamento social, racismo (discriminação racial/étnica), condições precárias de moradia (urbanização e baixo *status* socioeconômico), migração (imigrantes, refugiados e asilados), fragmentação social, situação de rua, insegurança alimentar e encarceramento.[1,2]

Esses fatores podem influenciar a idade de início da psicose em indivíduos vulneráveis e agravar as condições crônicas frequentemente associadas aos transtornos psicóticos. Entretanto, a maioria deles não deve ser considerada uma causa direta de transtornos mentais graves, mas sim elementos que contribuem para o surgimento ou agravamento da patologia subjacente, em um processo de influência mútua.[1]

O conceito de *social gradient* sugere que indivíduos de classes socioeconômicas mais baixas tendem a sofrer maior marginalização, ficando mais expostos a redes sociais restritas e ambientes adversos, resultando em impacto negativo cumulativo na saúde ao longo da vida. Em contrapartida, o fenômeno do *social drift* descreve como pessoas com esquizofrenia frequentemente enfrentam dificuldades como menor escolaridade, desemprego ou subemprego e falta de moradia.[1]

Pesquisas em animais e seres humanos sugerem que a exposição à adversidade social pode resultar em uma maior sensibilização do sistema dopaminérgico mesolímbico, o que é particularmente relevante, dado o papel da dopamina no desenvolvimento de experiências psicóticas.[2,3] Além disso, existem indícios de que a psicose está associada a uma ativação mais intensa do eixo hipotálamo-hipófise adrenal[2,4] e que adversidades na infância podem provocar alterações na estrutura e função cerebral em áreas relacionadas à esquizofrenia, como o hipocampo, o corpo caloso e a amígdala.[2,5]

Um avanço importante na compreensão da esquizofrenia foi a identificação de que fatores genéticos e ambientais frequentemente interagem para moldar os desfechos na vida adulta, incluindo o desenvolvimento de sintomas psicóticos.[2,6] Com base nisso, é plausível que, a partir de um nível semelhante de vulnerabilidade genética, uma maior exposição à adversidade social ao longo da vida, na ausência de fatores de suporte, possa aumentar as taxas populacionais de psicose.[2]

Ao longo do texto, serão abordados com maior ênfase os seguintes DSS na psicose: adversidades na infância, urbanização, racismo e migração.

## ADVERSIDADES NA INFÂNCIA

A adversidade na infância abrange diversos tipos de experiências negativas, como maus-tratos infantis (abuso físico, emocional, sexual, negligência ou exploração), vitimização por pares (p. ex., *bullying*), perda ou separação dos pais, traumas associados à guerra, desastres naturais e exposição à violência doméstica ou comunitária.[7]

Sideli et al.[7] realizaram uma revisão sistemática de 121 estudos e examinaram fatores genéticos, sociais, psicológicos e psicopatológicos que podem influenciar a relação entre adversidades na infância e o desenvolvimento de psicose. Os resultados indicam que adversidades cumulativas têm um impacto negativo na regulação emocional, com um mecanismo que conecta o estresse repetido à psicose. Além disso, traumas precoces moldam a interpretação de interações interpessoais ao longo da vida, aumentando o apego inseguro, preocupações excessivas com relacionamentos, dificuldade em confiar nos demais e isolamento social.

Dentre as adversidades na infância que aumentam o risco de psicose não afetiva na idade adulta, o abuso emocional mostrou a associação mais significativa, seguido por abuso físico, abuso sexual e, por último, negligência.[8]

## URBANIZAÇÃO

O estresse social tem sido identificado como um dos principais fatores responsáveis pelas taxas mais altas de incidência de transtornos psicóticos em áreas urbanas. No entanto, uma limitação da literatura científica é que muitos estudos se baseiam predominantemente em registros de saúde, concentrando-se apenas nos transtornos psicóticos que recebem tratamento, o que não reflete a lacuna no acesso ao cuidado. Como os serviços de saúde são mais acessíveis nas áreas urbanas, isso pode distorcer a relação entre urbanização e psicose. Outra limitação é que esses estudos foram realizados quase exclusivamente na Europa Ocidental.[9]

A incidência de esquizofrenia tem sido crescente à medida que os níveis de urbanização aumentam, sendo esta medida em termos de tamanho ou densidade populacional. O risco de desenvolver esquizofrenia em áreas altamente urbanizadas foi estimado em 2,37 vezes maior do que em regiões rurais.[10] Embora fatores como a maior prevalência de abuso de substâncias ou o maior número de minorias étnicas – ambos associados ao risco de esquizofrenia – possam influenciar essa correlação, pesquisas que controlaram diversas variáveis de confusão fortaleceram essa associação. Aspectos como os efeitos da vizinhança, fragmentação social, privação socioeconômica e outras diferenças estruturais entre a vida urbana e rural parecem oferecer explicações plausíveis para a relação entre urbanização e psicose.[10]

A fragmentação social é considerada um dos principais indicadores de estresse comunitário, sendo definida como a interrupção das conexões entre os indivíduos e a sociedade. Essa fragmentação tem sido medida por diversas características das áreas urbanas, como a porcentagem de inquilinos privados, pessoas solteiras, famílias monoparentais, indivíduos divorciados e aqueles que mudaram de endereço no último ano (instabilidade residencial).[9]

O primeiro episódio psicótico (PEP) e a incidência de transtornos psicóticos não afetivos são mais prevalentes em bairros com menor nível socioeconômico. Além disso, a duração da psicose não tratada (DUP, do inglês *duration of untreated psychosis*), um fator preditivo de pior resposta ao tratamento, também está associada a condições de moradia adversas.[11]

As favelas são uma das manifestações mais evidentes da exclusão social nas áreas urbanas. Malinowski et al.[11] realizaram um estudo no Brasil com o objetivo de explorar como a vida em favelas impacta alguns marcadores clínicos de pacientes com PEP. A pesquisa analisou uma amostra de 190 pacientes em São Paulo e revelou que viver em uma área de favela estava positivamente correlacionado com uma pontuação mais alta na escala de síndrome positiva e negativa (PANSS, do inglês *positive and negative syndrome scale*), além de maior gravidade dos sintomas negativos e de desorganização. Também foram encontradas associações estatisticamente significativas entre menor renda, níveis educacionais mais baixos e escores mais elevados na escala de sintomas positivos e negativos. Além disso, observou-se relação entre a maior DUP e indivíduos de raça parda ou preta, sendo importante destacar que a maioria dos moradores de favelas é negra.[11]

## RACISMO

Diversos estudos indicam taxas mais altas de transtornos psicóticos do espectro da esquizofrenia em comunidades marginalizadas, especialmente entre indivíduos negros, em comparação com brancos não hispânicos. O risco aumentado provavelmente é consequência dos DSS relacionados à condição de grupo marginalizado, o que leva a isolamento social, fragmentação social, adversidades na infância e desvantagens socioeconômicas.[2]

Pessoas com alto risco clínico para psicose relatam níveis mais elevados de percepção de discriminação, o que está fortemente associado a sintomas negativos e ideação persecutória. Grupos raciais e étnicos marginalizados também enfrentam maior estigma relacionado à saúde mental, o que pode agravar o curso da doença ao atrasar o início do tratamento e aumentar os ciclos de descontinuação terapêutica, resultando em recaídas nos sintomas psicóticos.[2]

A população negra é frequentemente mais afetada por pobreza, desemprego e acesso inadequado à saúde, fatores que aumentam o risco de desfechos negativos em saúde mental, incluindo psicose. Além disso, o legado do colonialismo e da escravidão perpetua desigualdades sociais e racismo estrutural, agravando ainda mais as disparidades em saúde mental.[11]

O racismo e a sensação de exclusão a ele associada são reconhecidos como DSS, com efeitos prejudiciais à saúde mental de migrantes e outros grupos racializados. De acordo com modelos teóricos de estresse e enfrentamento, a exposição ao racismo pode comprometer funções como metacognição e processamento emocional. Assim, o racismo pode gerar estresse traumático, o que, por sua vez, aumenta o risco de desenvolver transtorno de estresse pós-traumático (TEPT) e psicose.[12]

Para pessoas negras e racializadas, a experiência do racismo pode se manifestar de diferentes formas de trauma, tanto interpessoal quanto vicário

– incluindo homicídios, agressões graves, brutalidade policial e genocídio – muitos dos quais são estruturais e têm impactos profundos na saúde.[12]

## MIGRAÇÃO

Migrantes e indivíduos pertencentes a minorias étnicas frequentemente vivem em áreas urbanas e em condições precárias de moradia, com alta rotatividade residencial. Eles podem estar expostos a experiências de discriminação, as quais têm sido associadas a risco aumentado de transtornos psicóticos.[9] No entanto, diversos estudos indicam que o maior efeito de densidade étnica – ou seja, a proporção de pessoas da mesma etnia no bairro – exerce um efeito protetor sobre o risco de transtornos psicóticos entre minorias étnicas. A hipótese é de que esse efeito protetor esteja relacionado ao suporte social e à redução do estresse de aculturação.[9]

O efeito cumulativo das desvantagens sociais antes, durante e após a migração tem sido associado a um aumento significativo nas chances de psicose em migrantes, independentemente da etnia ou do tempo de permanência no país de destino.[13]

Há evidências de que certos grupos de migrantes apresentam um risco maior de psicose em comparação com a população local.[13] Selten et al.[14] realizaram uma metanálise que constatou que o risco de transtorno psicótico não afetivo entre migrantes de primeira e segunda geração provenientes de países fora da Europa é aproximadamente três vezes maior do que o da população local europeia. Não há evidências de que essas diferenças possam ser explicadas por uma maior incidência da doença nos países de origem, pois estudos realizados na Jamaica, em Trinidad, Barbados e no Suriname encontraram taxas de incidência de psicose inferiores às observadas entre migrantes desses países no Reino Unido e na Holanda.[13]

Refugiados apresentam um risco maior de desenvolver transtornos psicóticos não afetivos em comparação com outros migrantes da mesma região de origem, sugerindo que traumas pré-migratórios podem ser fatores determinantes desse risco.[13]

Desvantagens sociais e adversidades em diferentes fases da migração estão associadas a um aumento das chances de psicose em migrantes de primeira geração, mesmo quando outros fatores de risco são controlados. Além disso, a discrepância entre as expectativas relacionadas à migração e as realizações efetivamente alcançadas está associada a um aumento do risco de psicose em migrantes de primeira geração. As desvantagens sociais antes e depois da migração parecem estar mais fortemente associadas ao risco de psicose do que às adversidades enfrentadas durante o processo migratório.[13]

A Tabela 1 descreve os principais DSS relacionados à psicose, com mecanismo relacional sugerido e exemplo clínico.

TABELA 1 Principais determinantes sociais da saúde relacionados à psicose, mecanismo relacional sugerido e exemplo clínico

| Determinante social | Mecanismo sugerido | Exemplo clínico |
|---|---|---|
| Adversidade na infância | Sensibilização do sistema dopaminérgico mesolímbico[2,3]<br>Ativação do eixo hipotálamo-hipófise-adrenal[2,4]<br>Alterações na estrutura e função cerebral em áreas relacionadas à esquizofrenia, como o hipocampo, o corpo caloso e a amígdala[2,5] | Dentre as adversidades na infância que aumentam o risco de psicose não afetiva na idade adulta, o abuso emocional mostrou a associação mais significativa[8] |
| Urbanização | Estresse social: um dos principais fatores responsáveis pelas taxas mais altas de incidência de transtornos psicóticos em áreas urbanas, tendo como principal indicador a fragmentação social[10] | O PEP e a incidência de transtornos psicóticos não afetivos são mais prevalentes em bairros com menor nível socioeconômico[11] |
| Racismo | O risco aumentado provavelmente é consequência dos DSS relacionados à condição de grupo marginalizado, o que pode levar a isolamento social, fragmentação social, adversidades na infância e desvantagens socioeconômicas[2]<br>A exposição ao racismo pode comprometer funções como metacognição e processamento emocional[12] | O racismo pode gerar estresse traumático, o que, por sua vez, aumenta o risco de desenvolver TEPT e psicose[12] |

*(continua)*

TABELA 1 Principais determinantes sociais da saúde relacionados à psicose, mecanismo relacional sugerido e exemplo clínico (*continuação*)

| Determinante social | Mecanismo sugerido | Exemplo clínico |
|---|---|---|
| Migração | Efeito cumulativo das desvantagens sociais antes, durante e após a migração tem sido associado a um aumento significativo nas chances de psicose[13] | Refugiados apresentam um risco maior de desenvolver transtornos psicóticos não afetivos em comparação com outros migrantes da mesma região de origem, sugerindo que traumas pré-migratórios podem ser fatores determinantes desse risco[13] |

## ESTRATÉGIAS DE MITIGAÇÃO

As estratégias mais eficazes para promover e prevenir problemas de saúde mental devem focar nos determinantes sociais desde os primeiros anos de vida, já que metade dos transtornos mentais se manifestam antes dos 18 anos, sendo uma janela de intervenção importante para interromper a transmissão intergeracional de problemas relacionados aos determinantes sociais.[15]

Dada a forte relação entre pobreza, desvantagem socioeconômica e saúde mental, políticas que melhorem a condição socioeconômica de grupos vulneráveis podem ter grande impacto na saúde mental pública. A desigualdade econômica afeta a saúde mental da população de modo geral, sugerindo que a reduzir pode trazer benefícios universais.[15]

Uma revisão sistemática de 136 estudos descobriu que incrementos na renda individual e familiar melhoraram a saúde mental e o bem-estar, enquanto diminuições tiveram o efeito oposto, sendo o efeito maior quando indivíduos foram retirados da pobreza.[16]

Intervenções que alterem ambientes sociais ou físicos, como a mudança de famílias para bairros com menor pobreza, demonstraram reduzir sintomas de angústia e depressão.[15] Um exemplo de um ensaio clínico randomizado para tirar pessoas da pobreza é o *Moving to Opportunity*, realizado em cinco cidades dos Estados Unidos, no qual famílias de bairros de alta pobreza foram randomizadas para receber vales-moradia para se mudarem para bairros de baixa pobreza. Após 3 anos de acompanhamento, houve evidências de redução dos sintomas de angústia/ansiedade entre os pais no grupo de intervenção e redução dos sintomas depressivos/ansiosos nas crianças, embora esses resultados tenham sido restritos a meninos e crianças mais novas (8-13 anos).[15,17]

Além disso, uma revisão sistemática também encontrou evidências de que intervenções psicossociais com refugiados têm mostrado redução de sintomas de TEPT,[15,18] embora esses efeitos possam não ser sustentados a longo prazo. Intervenções comunitárias que aumentam o capital social e ajudam os refugiados a se integrar à nova comunidade também têm mostrado bons resultados na melhoria da saúde mental; no entanto, a base de evidências ainda precisa ser fortalecida, já que houve qualidade variável e pequeno número de estudos incluídos nessas revisões.[15]

A relação entre os determinantes sociais e a saúde mental é bem-estabelecida, com a pobreza desempenhando um papel fundamental. Nesse sentido, as intervenções devem priorizar políticas voltadas para a redução da pobreza, que está ligada a diversos fatores sociais que afetam a saúde mental, como insegurança alimentar, falta de acesso a serviços de saúde, estigma, dentre outros.[15] No entanto, grande parte das pesquisas sobre esse tema baseia-se em estudos observacionais, que podem apresentar vieses de seleção e de confusão.

Para avançar no entendimento dessa relação são necessários métodos mais rigorosos de inferência causal, que ajudem a esclarecer como os determinantes sociais afetam a saúde mental ao longo do tempo. Pesquisas interdisciplinares e experimentais, envolvendo diferentes áreas do conhecimento, são essenciais para testar e validar intervenções mais eficazes, controlando vieses e considerando a complexidade das interações entre os determinantes sociais.[15]

## CONCLUSÃO

A compreensão dos determinantes sociais da psicose é essencial para uma abordagem mais abrangente e eficaz no cuidado a pacientes com transtornos psicóticos. Fatores como adversidade na infância, urbanização, racismo e migração não apenas influenciam o risco e o curso da doença, mas também impactam o acesso ao tratamento e os desfechos clínicos. A psiquiatria contemporânea precisa ir além da abordagem biomédica tradicional e considerar o contexto social como parte fundamental da avaliação e intervenção. Estratégias de mitigação, como políticas públicas voltadas à redução da desigualdade e programas de suporte psicossocial, podem ajudar a minimizar esses impactos e promover o cuidado mais equitativo. Incorporar essa visão na prática clínica é passo crucial para melhorar a saúde mental da população e reduzir as disparidades associadas à psicose.

## REFERÊNCIAS BIBLIOGRÁFICAS

1. Jester DJ, Thomas ML, Sturn ET, Harvey PD, Keshavan M, Davis BJ, et al. Review of major social determinants of health in schizophrenia spectrum psychotic disorders: I. clinical outcomes. Schizophr Bull. 2023;49(4):837-50.
2. Morgan C, Hutchinson G. The social determinants of psychosis in migrant and ethnic minority populations: a public health tragedy. Psychol Med. 2010;40(5):705-9.
3. Di Forti M, Lappin JM, Murray RM. Risk factors for schizophrenia: all roads lead to dopamine. Eur Neuropsychopharmacol. 2007;17(Suppl 2):S101-7.
4. Pariante CM, Dazzan P, Danese A, Morgan KD, Brudaglio F, Morgan C, et al. Increased pituitary volume in antipsychotic - free and antipsychotic - treated patients of the AEsop first - onset psychosis study. Neuropsychopharmacology. 2005;30(10):1923-31.
5. Teicher MH, Andersen SL, Polcari A, Anderson CM, Navalta CP, Kim DM. The neurobiological consequences of early stress and childhood maltreatment. Neurosci Biobehav Rev. 2003;27(1-2):33-44.
6. van Os J, Hanssen M, Bak M, Bijl RV, Vollebergh W. Do urbanicity and familial liability coparticipate in causing psychosis? Am J Psychiatry. 2003;160(3):477-82.
7. Sideli L, Murray RM, Schimmenti A, Corso M, La Barbera D, Trotta A, Fisher HL. Childhood adversity and psychosis: a systematic review of bio-psycho-social mediators and moderators. Psychol Med. 2020;50(11):1761-82.
8. Varchmin L, Montag C, Treusch Y, Kaminski J, Heinz A. Traumatic events, social adversity and discrimination as risk factors for psychosis – an umbrella review. Front Psychiatry. 2021;12:665957.
9. Pignon B, Szöke A, Ku B, Melchior M, Schürhoff F. Urbanicity and psychotic disorders: facts and hypotheses. Dialogues Clin Neurosci. 2023;25(1):122-38.
10. Vassos E, Pedersen CB, Murray RM, Collier DA, Lewis CM. Meta-analysis of the association of urbanicity with schizophrenia. Schizophr Bull. 2012;38(6):1118-23.
11. Malinowski F, Ziebold C, Noto C, Cavalcante DA, Belangero SI, Bressan R, et al. Slum living predicts psychosis severity in first-episode patients. Nat Cities. 2024;1(9):576-86.
12. Lazaridou FB, Schubert SJ, Ringeisen T, Kaminski J, Heinz A, Kluge U. Racism and psychosis: an umbrella review and qualitative analysis of the mental health consequences of racism. Eur Arch Psychiatry Clin Neurosci. 2023;273(5):1009-22.
13. Tarricone I, D'Andrea G, Jongsma HE, Tosato S, Gayer-Anderson C, Stilo SA, et al. Migration history and risk of psychosis: results from the multinational EU-GEI study. Psychol Med. 2022;52(14):2972-84.

14. Selten JP, van der Ven E, Termorshuizen F. Migration and psychosis: a meta-analysis of incidence studies. Psychol Med. 2020;50(2):303-13.
15. Kirkbride JB, Anglin DM, Colman I, Dykxhoorn J, Jones PB, Patalay P, et al. The social determinants of mental health and disorder: evidence, prevention and recommendations. World Psychiatry. 2024;23(1):58-90.
16. Thomson RM, Igelström E, Purba AK, Shimonovich M, Thomson H, McCartney G, et al. How do income changes impact on mental health and wellbeing for working-age adults? A systematic review and meta-analysis. Lancet Public Health. 2022;7(6):e515-28.
17. Leventhal T, Brooks-Gunn J. Moving to opportunity: an experimental study of neighborhood effects on mental health. Am J Public Health. 2003;93(9):1576-82.
18. Nosè M, Ballette F, Bighelli I, Turrini G, Purgato M, Tol W, et al. Psychosocial interventions for post-traumatic stress disorder in refugees and asylum seekers resettled in high-income countries: systematic review and meta-analysis. PLOS One. 2017;12(2):e0171030.

20

# Intervenções digitais

Raphael de Oliveira Cerqueira
Ives Cavalcante Passos

## INTRODUÇÃO

Nas últimas décadas, as tecnologias digitais se tornaram cada vez mais integradas à vida diária em todo o mundo. A inovação, particularmente na esfera digital, está acontecendo em uma escala sem precedentes e a incorporação de tecnologias digitais na medicina tem avançado significativamente nos últimos anos, acompanhando o crescimento das tecnologias de informação e comunicação, sendo a pandemia pela covid-19 um momento de expansão significativa. Mesmo assim, sua aplicação para melhorar a saúde das populações permanece ainda pouco explorada, e há imenso campo para o uso de soluções de saúde digital.

O uso de tecnologias digitais na área da saúde tem se tornado um campo de grande interesse na área da saúde pública, uma vez que emprega formas rotineiras e inovadoras de tecnologia da informação e comunicação para atender às necessidades em saúde, podendo favorecer um maior acesso a estratégias de saúde, bem como complementar o tratamento convencional, sendo potencial mecanismo para melhorar a saúde em países de baixa e média renda.[1]

Este tópico é de extrema importância quando discutido no contexto de transtornos mentais graves (TMG). Pessoas com TMG, como esquizofrenia e transtorno bipolar, têm uma expectativa de vida significativamente reduzida em comparação à população geral. A aplicação de intervenções digitais pode contribuir no enfrentamento deste problema de saúde pública. Propõe-se que elas podem auxiliar no manejo dos sintomas, promover hábitos saudáveis e abordar o uso de substâncias, melhorar a coordenação do cuidado, o treinamento clínico e a tomada de decisão.[2]

Este capítulo explora algumas das intervenções digitais que têm sido estudadas no contexto das psicoses iniciais. A análise se baseará nas pesquisas mais recentes, discutindo as suas possíveis aplicações e limitações, bem como sua possível integração ao tratamento tradicional. Ainda que não existam intervenções validadas e regulamentadas no Brasil, este capítulo se propõe a explorar alguns rumos que a ciência tem tomado nesta área.

## SAÚDE DIGITAL E INTEGRAÇÃO NOS CUIDADOS EM SAÚDE MENTAL

O termo saúde digital inclui o conceito de *eHealth* (isto é, uso das tecnologias no âmbito da saúde e áreas relacionadas) e áreas emergentes, como o uso de *big data* e inteligência artificial (IA). A saúde móvel (*mHealth*) é um subcampo da *eHealth*, que compreende o uso de tecnologias móveis e sem fio para a saúde pública.[3]

O campo da *mHealth* consiste, portanto, no uso de dispositivos como celulares, *tablets*, *wearables*, dentre outros, para melhorar os resultados de saúde, os serviços de saúde e a pesquisa em saúde, incluindo uso de aplicativos de bem-estar (destinados a monitoramento de hábitos, atividades físicas e sono, meditação, dentre outros) e de terapêutica digital. As intervenções digitais, em geral, exigem a prescrição de um profissional de saúde, sendo submetidas a órgãos regulatórios, e podem fazer parte do tratamento como intervenção única ou associada a outras medidas, como psicoterapia e uso de medicamentos, dentro do campo da Psiquiatria. Alguns tratamentos digitais já têm sido explorados internacionalmente, tais como EndeavorRx (transtorno de déficit de atenção e hiperatividade – TDAH em crianças) e Modia (transtorno por uso de opioides). Em 2017, a *U. S. Food and Drug Administration* (FDA) recebeu a primeira tecnologia neste sentido para regulamentação, que foi o reSET, uma terapia digital da *Pear Therapeutics* para o tratamento do transtorno por uso de substâncias psicoativas, aprovada em 2017. A FDA posteriormente criou o Programa de Pré-Certificação de *Software* (Pre-Cert), com o objetivo de agilizar o processo de avaliação das tecnologias submetidas para fins similares. Posteriormente, foi desenvolvido em 2020 o Centro de Excelência em Saúde Digital para coordenar pesquisas, apoiar desenvolvedores e reformular sua abordagem regulatória para essas tecnologias – embora nem todos os desenvolvedores tenham seguido por esta via de regulamentação, que exige sobre questões de rotulagem, segurança e qualidade, mas não há processo específico.[4]

No contexto do primeiro episódio psicótico (PEP), essas ferramentas têm se mostrado promissoras tanto para o monitoramento de sintomas e adesão quanto para intervenções terapêuticas complementares. Tecnologias como aplicativos móveis, plataformas de psicoeducação, IA, monitoramento remoto e realidade virtual (RV) estão sendo cada vez mais estudadas como estratégias auxiliares na abordagem clínica da psicose inicial. Considerando-se que este é um período crítico do curso longitudinal dos transtornos psicóticos e uma janela terapêutica essencial para intervenções eficazes, a otimização do cuidado deve ser um objetivo constante. Como discutido ao longo deste livro, o PEP costuma acometer, majoritariamente, indivíduos no final da adolescência e início da vida adulta, ou seja, jovens, um grupo amplamente conectado às tecnologias. De fato, pacientes em fases iniciais da psicose demonstram interesse no uso de tecnologias para acesso a informações relacionadas à saúde mental, como medicação, acessos a educação e trabalho, estratégias de suporte à tomada de decisão, dentre outras.[5] Em uma análise feita com pacientes em PEP, identificou-se que a internet é o recurso mais utilizado por pacientes deste grupo na busca de informações em saúde mental, muitas vezes em busca de compreensão sobre as mudanças iniciais, como preocupações e delírios. Adicionalmente, 74% dos pacientes relataram perceber mudanças em seus próprios hábitos de uso das redes sociais durante as manifestações iniciais, percepção essa que também foi notada por terceiros em 24% dos casos.[6]

As intervenções digitais oferecem suporte acessível 24 horas por dia, funcionando como complemento à terapia presencial.[5] Elas permitem que os usuários busquem ajuda entre as sessões e podem servir como porta de entrada para o cuidado em saúde mental, especialmente para aqueles que ainda não se sentem prontos para buscar os tradicionais, sendo bem-aceitas por jovens, que frequentemente preferem a comunicação por texto, como a utilizada em *chatbots*.[7] Os *chatbots* de IA generativa, ao estilo do ChatGPT, têm sido uma promessa como adjuvante aos tratamentos em saúde mental, como uma estratégia de se garantir ainda mais uma abordagem personalizada no cuidado do indivíduo. Um destes exemplos é um *chatbot* criado e ajustado por especialistas, o Therabot, que se propõe a ser um terapeuta virtual projetado para fornecer suporte emocional, orientação e estratégias de enfrentamento por meio de conversas baseadas em texto. Na busca de se avaliar a eficácia de tal estratégia, foi realizado um ensaio clínico randomizado (ECR) com um total de 210 adultos, os quais apresentavam sintomas clinicamente significativos em três condições avaliadas, que eram o transtorno depressivo maior (TDM), transtorno de ansiedade generalizada (TAG) ou em alto risco para transtornos alimentares (AR-TA). Os participantes foram aleatoriamente direcionados para intervenção ativa (uso de Therabot por 4 semanas) ou servir de controle, na lista de espera. Nos três grupos avaliados (TDM, TAG e AR-TA), houve melhora dos sintomas em comparação ao grupo-controle, em 4 semanas e 8 semanas (pós-intervenção) de acompanhamento, com participantes apresentando bom engajamento na proposta, e a aliança terapêutica, avaliada por meio do *Working Alliance Inventory*, foi comparável à observada na terapia ambulatorial.[8]

Apesar do potencial dessas intervenções, ainda existem limitações importantes, como dificuldades na adesão a essas tecnologias, heterogeneidade nas plataformas disponíveis, falta de regulamentação específica e lacunas na validação científica de algumas abordagens. Além disso, a privacidade e a segurança dos dados são aspectos críticos a serem considerados na implementação clínica dessas ferramentas e serão discutidas mais à frente, neste capítulo.

## EVIDÊNCIAS E APLICAÇÕES CLÍNICAS

O avanço das tecnologias digitais na saúde mental tem possibilitado o desenvolvimento de novas estratégias para o manejo de transtornos psiquiátricos, incluindo o PEP. No contexto do PEP, essas intervenções são particularmente relevantes, pois visam otimizar a adesão ao tratamento, fornecer suporte psicossocial e ampliar o acesso a estratégias terapêuticas, fatores essenciais para melhorar o prognóstico da psicose inicial em um momento crítico da história da doença. Algumas estratégias que têm sido desenvolvidas serão expostas a seguir; entretanto, a maioria das intervenções se concentram em pacientes captados em ambiente de pesquisa, sendo poucos os estudos em um *setting* de mundo real.[9]

### Monitoramento digital de sintomas e fenótipos digitais

Os aplicativos para *smartphones* representam uma das ferramentas mais acessíveis e de fácil uso no suporte ao tratamento. Esses aplicativos podem ser utilizados para registrar sintomas, fornecer lembretes para medicação e monitorar efeitos adversos, permitindo que tanto o paciente quanto a equipe assistencial acompanhem a evolução do quadro. Nesse sentido, algumas plataformas utilizam técnicas de gamificação para aumentar o engajamento do usuário, enquanto outras permitem a interação com profissionais de saúde para ajustes terapêuticos em tempo real. Estudos demonstram que aplicativos bem-estruturados podem melhorar a adesão ao tratamento e auxiliar na detecção precoce de recaídas. O monitoramento de dados ativos e dados passivos, por meio de dispositivos vestíveis (*wearables*) (p. ex., relógios inteligentes e sensores biométricos), permite a coleta de diversos dados em tempo real, tanto para monitoramento dos sintomas, via questionários autopreenchidos, e coleta de dados sem o envolvimento ativo do indivíduo, como variáveis comportamentais e fisiológicas.

No estudo de Lewis et al.,[10] foi avaliado um subgrupo de pacientes de um serviço de intervenção precoce em psicose, utilizando-se o aplicativo de *smartphone* ClinTouch, que enviava notificações ao longo do dia para que o indivíduo classificasse a gravidade de seus sintomas. Identificou-se que houve redução significativa nos sintomas psicóticos após 12 semanas de monitoramento, embora o valor preditivo positivo dos sinais precoces de recaída ainda fosse limitado, estimado em 29%.[10] Para o grupo de indivíduos ligado ao serviço de saúde mental comunitário não houve diferença nos sintomas.

Variáveis comportamentais (p. ex., padrão de sono, atividade física) e fisiológicas (p. ex., frequência cardíaca e sua variabilidade, atividade eletrodérmica, temperatura) podem ser utilizadas para criar fenótipos digitais, fornecendo dados sequenciais e em tempo real, e ser correlacionadas ao estado psicopatológico e ao risco de recaída subsequente.[11,12]

Estudos recentes têm avaliado inclusive a possibilidade de informações produzidas nas redes sociais poderem ser associadas aos dados clínicos e isso contribuir no processo de tomada de decisão. Em uma amostra de 223 pacientes, com idades entre 15 e 35 anos, foram incluídos 79 pacientes com diagnóstico de transtorno do espectro da esquizofrenia (TEE), 74 com transtornos do humor (TH) e 70 voluntários. Dados do Facebook foram avaliados nos 18 meses anteriores à primeira hospitalização. No total, foram analisadas 3.404.959 mensagens e 142.390 imagens por meio de técnicas de aprendizado de máquina (*machine learning*), obtendo-se neste modelo de predição uma área sob a curva de 0,76 na diferenciação entre pacientes com TEE e grupo-controle. Comparando-se ao grupo-controle, diferentes alterações foram observadas em pacientes com TEE, incluindo aspectos da linguagem, tanto na forma (p. ex., uso de menos pontuações e pontos finais, maior adoção de linguagem informal e abreviações, além de maior propensão ao uso de segunda pessoa no singular), quanto no conteúdo (mais palavras relacionadas à percepção, como ouvir, ver e sentir, palavrões e palavras relacionados à raiva, bem como maior propensão a expressar emoções negativas), bem como nas imagens compartilhadas (fotos com dimensões de altura e largura significativamente menores do que as dos controles saudáveis). Mais próximo da internação, aumentou o uso de pontuações e no uso de palavrões próximo à hospitalização no grupo de pacientes com TEE.[13]

A combinação dessas informações com IA pode viabilizar modelos preditivos a fim de alertar a equipe assistencial sobre possíveis pioras clínicas antes que se manifestem plenamente ou, pelo contrário, pode indicar a estabilidade clínica, embora os modelos ainda possuam acurácia limitada e sejam heterogêneos.[12,14,15] Ainda que os estudos em pacientes se apresentando em estágios iniciais da psicose sejam limitados, eles acabam por sinalizar possíveis associações entre variáveis desta natureza e a psicopatologia, sendo uma área incipiente de investigação.[15] Estudos já têm sugerido a maior relação entre sintomas psicóticos e maior atividade eletrodérmica, alterações na variabilidade de frequência cardíaca e em ciclo sono-vigília, dentre outros.[16-18]

## Estratégias de adesão

Sendo a adesão medicamentosa um dos grandes desafios ao tratamento neste grupo, algumas propostas contemporâneas para o uso de tecnologias para auxiliar pacientes a lembrar de tomar medicações têm sido propostas. Em um ECR conduzido por D'Arcey et al.,[19] pesquisadores propuseram o envio semanal de mensagens de texto SMS a pacientes vivenciando um PEP, questionando sobre bem-estar geral e sofrimento, comparecimento às consultas e adesão à medicação. Estratégias comportamentais nas seções de "dicas" e mensagens com abordagens positivas constavam na intervenção. O grupo-controle recebia pouco conteúdo e clinicamente irrelevante, solicitando apenas que confirmasse o recebimento da mensagem e um agradecimento por completar a pesquisa. Foi considerado como desfecho primário a maior assiduidade no serviço especializado em psicoses iniciais, e como desfechos secundários a atitude relacionada à medicação e o maior engajamento no tratamento. Não houve diferença significativa neste estudo para o desfecho primário, porém para alguns que, por vezes, tinham atitude negativa diante da medicação e eram pouco engajados no tratamento, houve melhor adesão e atitudes relacionadas à medicação. Visando desfechos semelhantes, o desenvolvimento de aplicativos que contribuam com melhor decisão compartilhada entre médicos e pacientes, maiores engajamento e adesão ao tratamento vem sendo desenvolvido.[20] Apesar de tais estratégias buscarem favorecer a adesão, ela não é garantida, por exemplo, no tratamento farmacológico. Uma proposta de monitoramento objetivo é o uso de comprimidos digitais, que possuem sensor ingerível embutido no comprimido, registrando se o medicamento foi tomado, que poderia ser uma estratégia alternativa para se conhecer a real adesão em pacientes psicóticos, sendo a informação transmitida ao *smartphone* e entregue ao médico.[21]

## Psicoeducação digital para pacientes e familiares

A psicoeducação é um tópico fundamental no manejo da psicose inicial e as plataformas digitais são um meio eficiente para fornecer informações sobre a doença, o tratamento e estratégias de enfrentamento. Plataformas em *sites* eletrônicos e em aplicativos podem ser direcionadas tanto para pacientes quanto para familiares, ajudando a reduzir o estigma e aumentar a adesão ao tratamento. Além disso, algumas dessas ferramentas incluem sessões interativas de suporte psicológico, orientando o paciente no manejo dos sintomas e promovendo o autocuidado, podendo consistir em uma alternativa acessível para o suporte contínuo entre os atendimentos. Há evidências de que tais intervenções podem contribuir em maior conhecimento sobre a doença e o tratamento, além de aumentar a esperança envolvida no tratamento.[5]

O aplicativo Horyzons Canada (HoryzonsCa) foi desenhado para incrementar engajamento social, compartilhamento de experiências entre pares, sanar dúvidas clínicas e implementar intervenções psicossociais. Em um primeiro estudo, avaliaram a viabilidade, a aceitabilidade e a segurança deste aplicativo, sendo que os resultados foram favoráveis.[22] Nesta plataforma, tanto os conteúdos centrados em potencialidades e com funcionalidade similar à de rede social mostraram-se seguros e bem-aceitos na sua implementação. Apesar de ser somente o início da tecnologia no cuidado em saúde mental, o seu uso tem se mostrado muito promissor para entregar um cuidado personalizado, imediato e com desfechos favoráveis.

## Intervenções digitais baseadas em terapia cognitivo-comportamental (TCC)

Sintomas na esfera da cognição e motivação são centrais no contexto das psicoses iniciais, pois podem comprometer a adesão medicamentosa, além de serem preditores de funcionamento social e ocupacional. Os tratamentos farmacológicos disponíveis atualmente possuem eficácia limitada neste sentido, sendo estratégias psicossociais as mais bem-aceitas. Em vista disso, intervenções tecnológicas baseadas em conceitos e técnicas cognitivo-comportamentais têm sido desenvolvidas. Os estudos focados em PEP ainda são limitados; entretanto, alguns estudos para pacientes com transtornos psicóticos, de forma geral, têm sido conduzidos.

Em um ECR de 2023, conduzido por Fisher et al.,[23] aplicou-se um treinamento direcionado de habilidades cognitivas e sociais-cognitivas e o uso de aplicativo de *smartphone,* chamado *Personalized Real-time Intervention for Motivational Enhancement* (PRIME), a pacientes com transtornos psicóticos, com idades entre 18 e 35 anos. O treinamento consistia de dois módulos: auditivo (focado em processamento auditivo, memória de trabalho e controle cognitivo) e cognição social (focado na melhora da percepção afetiva, teoria da mente e reconhecimento de pistas sociais). O controle ativo foi realizado por um grupo que fez uso de jogos comerciais, sem objetivo terapêutico, servindo de controle para o tempo de tela e o engajamento na proposta. Ambos os grupos utilizaram os programas aproximadamente 2 horas por semana durante 16 semanas. Paralelamente, foi oferecido o aplicativo PRIME, que fornece suporte motivacional em tempo real por meio de mensagens breves, com uma linguagem colaborativa e técnicas baseadas em TCC, com ativação comportamental e psicoeducação, visando aumentar o engajamento e reduzir sintomas negativos. Neste estudo, observou-se melhora cognitiva global, melhor reconhecimento emocional, motivação e funcionalidade social e ocupacional. Em ambos os grupos houve melhora da cognição global; entretanto, no grupo de treinamento de habilidades associado ao PRIME, identificou-se melhora do reconhecimento emocional, motivação, sintomas depressivos e negativos, sendo uma estratégia, em geral, com boa adesão e satisfação pelos usuários.

Junto dos avanços tecnológicos, o uso da RV também tem sido explorado no contexto e habilidades cognitivas e sociais. Pesquisas iniciais focam na aceitabilidade e segurança, que parecem favoráveis.[24] O uso da RV também se mostra uma estratégia atrativa no campo da neurocognição, por permitir maior aplicabilidade das habilidades em ambientes que simulam a realidade. Outros estudos focados em sociabilidade e funcionamento laboral também trazem dados promissores, considerando a capacidade de personalização da RV para avaliar mais adequadamente os pacientes e melhorar a compreensão de emoções, cognição e comportamento. O uso da RV como tratamento adjuvante se mostra como uma estratégia superior.[25]

## DESAFIOS E CONSIDERAÇÕES PARA A IMPLEMENTAÇÃO CLÍNICA

A escolha da intervenção digital no PEP deve ser guiada por critérios clínicos, cognitivos e sociais, garantindo que a ferramenta seja adequada ao perfil do paciente e complementando seu plano terapêutico, bem como seu nível de evidência de eficácia e aceitação pelo paciente. Como discutido, a intervenção digital deve ser integrada ao tratamento convencional, garantindo que sua implementação seja supervisionada pela equipe assistencial e adaptada às necessidades individuais do paciente. Portanto, não deve ser vista como estratégia isolada e sem direcionamentos.

Estudos em diferentes condições têm proposto que as estratégias guiadas podem ser mais efetivas e abrangem algum grau de envolvido do seu prescritor, enquanto as não guiadas são automatizadas, sem qualquer suporte humano e associadas a menor engajamento e impacto efetivo nos desfechos clínicos. O cuidado de intervenções digitais deve ser considerado como parte de um *continuum* de cuidado, podendo representar uma ação inicial ou uma estratégia preventiva para os casos que forem indicadas.[26,27]

O uso de intervenções digitais na saúde mental, ainda que promissor, levanta uma série de pontos éticos-legais que devem ser considerados no seu desenvolvimento e aplicação. É necessário que as intervenções disponibilizadas sejam respaldadas por evidências científicas robustas, a fim de se evitar desinformação e más práticas, podendo comprometer a segurança do paciente, além de tais intervenções não serem isentas de efeitos adversos. Este é um ponto importante, uma vez que a evolução digital não necessariamente acompanha a capacidade de validação científica das tecnologias produzidas, o que pode representar um risco relevante para sua adoção na prática clínica. Adicionalmente, a ausência de regulação específica para muitas dessas tecnologias – especialmente aplicativos móveis e plataformas *online* – levanta preocupações quanto à qualidade, à confiabilidade das informações fornecidas e à proteção dos dados dos usuários. Inclusive, recentemente foi identificado que pacientes com transtornos psicóticos, por exemplo, podem apresentar eventos adversos relacionados às intervenções digitais, como alterações de humor, piora de sintomas psicóticos, interrupção do tratamento medicamentoso, dentre outros.[5,28]

O uso de tais tecnologias, ainda, pode gerar ampla gama de dados sensíveis dos pacientes, sendo necessário discutir a privacidade e segurança dos dados coletados, uma vez que a coleta, armazenamento e compartilhamento de informações sensíveis exigem protocolos rigorosos, de acordo com a Lei Geral de Proteção de Dados Pessoais (LGPD), no caso do Brasil, a fim de se evitar violações e uso indevido.[29] O consentimento informado é outro aspecto importante, pois os indivíduos podem não ter compreensão clara de como será feito o uso de seus dados, bem como as limitações associadas a tais intervenções. Um desafio adicional, em especial no contexto de países de baixa e média renda, como o Brasil, é a ampla desigualdade social e de acesso às tecnologias, podendo culminar em acesso desigual às tecnologias e às propostas terapêuticas digitais.[30]

Para além disso, há o risco de uma substituição inadequada do atendimento humano, face a face, por um cuidado que deve ser complementar. *Chatbots* e serviços de IA podem criar falsas expectativas no usuário, ao simularem empatia, sem real compreensão das demandas trazidas, além de eventualmente poderem fornecer recomendações não validadas, uma vez que é quase impossível simular todas as possíveis interações ao longo do desenvolvimento e implantação de tecnologias com essa característica. Nesse sentido, é essencial que não só os especialistas de tecnologia estejam envolvidos no processo de elaboração de tais tecnologias, mas também os profissionais de saúde, gestores de políticas públicas e os próprios pacientes.[30]

## CONCLUSÃO

As intervenções digitais vêm se consolidando como estratégias de potencial promissor no manejo dos pacientes em estágios iniciais da psicose, oferecendo soluções inovadoras para o monitoramento de sintomas e adesão, psicoeducação e reabilitação, promoção da adesão ao tratamento, psicoeducação e reabilitação funcional. Ao ampliar o acesso, personalizar a intervenção e permitir o acompanhamento contínuo, essas tecnologias podem contribuir significativamente para o aprimoramento dos cuidados durante o período crítico. No entanto, sua implementação requer critérios técnicos rigorosos, integração adequada com o tratamento convencional e atenção às particularidades de cada paciente e seu contexto.

Apesar dos avanços, persistem desafios importantes relacionados à validação científica, à adesão dos usuários e a questões éticas. O uso responsável dessas ferramentas demanda supervisão profissional, avaliação crítica contínua e reflexão ética, a fim de garantir que seu potencial terapêutico seja plenamente realizado sem comprometer a qualidade, a segurança e a centralidade do cuidado. À medida que novas evidências surgem e tecnologias evoluem, é papel do psiquiatra manter-se atualizado, avaliando com discernimento quais recursos digitais podem, de fato, agregar valor ao tratamento de cada paciente.

## REFERÊNCIAS BIBLIOGRÁFICAS


1. World Health Organization. WHO guideline Recommendations on digital interventions for health system strengthening. Geneva: World Health Organization; 2019.
2. Naslund JA, Aschbrenner KA. Digital technology for health promotion: opportunities to address excess mortality in persons living with severe mental disorders. Evid Based Mental Health. 2018;22(1):17-22.
3. Källander K, Tibenderana JK, Akpogheneta OJ, Strachan DL, Hill Z, ten Asbroek AHA, et al. Mobile health (mHealth) approaches and lessons for increased performance and retention of community health workers in low- and middle-income countries: a review. J Med Internet Res. 2013;15(1):e17.
4. American Psychological Association. Digital mental health technologies. APA. 2023.
5. Lal S, Dell'Elce J, Tucci N, Fuhrer R, Tamblyn R, Malla A. Preferences of young adults with first-episode psychosis for receiving specialized mental health services using technology: a survey study. JMIR Ment Health. 2015;2(2):e18.
6. Birnbaum ML, Rizvi AF, Faber K, Addington J, Correll CU, Gerber C, et al. Digital trajectories to care in first-episode psychosis. Psychiatr Serv. 2018;69(12):1259-63.
7. Bond RR, Mulvenna MD, Potts C, O'Neill S, Ennis E, Torous J. Digital transformation of mental health services. Npj Ment Health Res. 2023;2(1):13.
8. Heinz MV, Mackin DM, Trudeau BM, Bhattacharya S, Wang Y, Banta HA, et al. Randomized trial of a generative ai chatbot for mental health treatment. NEJM AI. 2025;2(4).
9. Cohen M, Roe D, Savir T, Baumel A. Blended care in psychosis – a systematic review. Schizophr Res. 2024;267:381-91.
10. Lewis S, Ainsworth J, Sanders C, Stockton-Powdrell C, Machin M, Whelan P, et al. Smartphone-enhanced symptom management in psychosis: open, randomized controlled trial. JMIR J Med Internet Res. 2020;22(8):e17019.
11. Davies G, Haddock G, Yung AR, Mulligan LD, Kyle SD. A systematic review of the nature and correlates of sleep disturbance in early psychosis. Sleep Med Rev. 2017;31:25-38.
12. Lakhtakia T, Bondre A, Chand PK, Chaturvedi N, Choudhary S, Currey D, et al. Smartphone digital phenotyping, surveys, and cognitive assessments for global mental health: initial data and clinical correlations from an international first episode psychosis study. Digit Health. 2022;8:20552076221133758.
13. Birnbaum ML, Norel R, Van Meter A, Ali AF, Arenare E, Eyigoz E, et al. Identifying signals associated with psychiatric illness utilizing language and images posted to Facebook. NPJ Schizophr. 2020;6(1):38.
14. Henson P, D'Mello R, Vaidyam A, Keshavan M, Torous J. Anomaly detection to predict relapse risk in schizophrenia. Transl Psychiatry. 2021;11(1):28.
15. Benoit J, Onyeaka H, Keshavan M, Torous J. Systematic review of digital phenotyping and machine learning in psychosis spectrum illnesses. Harv Rev Psychiatry. 2020;28(5):296-304.

16. Cella M, He Z, Killikelly C, Okruszek Ł, Lewis S, Wykes T. Blending active and passive digital technology methods to improve symptom monitoring in early psychosis. Early Interv Psychiatry. 2019;13(5):1271-5.
17. Bagautdinova J, Mayeli A, Wilson JD, Donati FL, Colacot RM, Meyer N, et al. Sleep abnormalities in different clinical stages of psychosis: a systematic review and meta-analysis. JAMA Psychiatry. 2023;80(3):202-10.
18. Cacciotti-Saija C, Quintana DS, Alvares GA, Hickie IB, Guastella AJ. Reduced heart rate variability in a treatment-seeking early psychosis sample. Psychiatry Res. 2018;269:293-300.
19. D'Arcey JN, Zhao H, Wang W, Voineskos AN, Kozloff N, Kidd SA, et al. An SMS text messaging intervention to improve clinical engagement in early psychosis: a pilot randomized-controlled trial. Schizophr Res. 2024;264:416-23.
20. Stefancic A, Rogers RT, Styke S, Xu X, Buchsbaum R, Nossel I, et al. FiRst EpisodE Digital Monitoring (FREEDoM): a qualitative study to inform the development of a novel mHealth intervention for people with early psychosis. JMIR Mental Health. 2022;9(11):e41482.
21. Shukla AK, Mehani R, Sadasivam B. Abilify MyCite (Aripiprazole): a critical evaluation of the novel dosage form. J Clin Psychopharmacol. ;41(1):93-4.
22. Lal S, Gleeson JF, D'Alfonso S, Lee H, Etienne G, Joober R, et al. Digital health innovation to prevent relapse and support recovery in young people with first-episode psychosis: a pilot study of Horyzons-Canada. Schizophrenia (Heidelb). 2023;9(1):21.
23. Fisher M, Etter K, Murray A, Neelu Ghiasi, LaCross K, Ramsay I, et al. The effects of remote cognitive training combined with a mobile App intervention on psychosis: double-blind randomized controlled trial. J Med Internet Res. 2023;25:e48634.
24. Rus-Calafell M, Garety P, Sason E, Craig TJK, Valmaggia LR. Virtual reality in the assessment and treatment of psychosis: a systematic review of its utility, acceptability and effectiveness. Psychol Med. 2018;48(3):362-91.
25. Lan L, Sikov J, Lejeune J, Ji C, Brown H, Bullock K, et al. A systematic review of using virtual and augmented reality for the diagnosis and treatment of psychotic disorders. Curr Treat Options Psychiatry. 2023;1-21.
26. Singla DR. Digital mental health interventions: an opportunity to enhance care while preserving human connection. Lancet Reg Health Am. 2024;39:100940.
27. Mordecai D, Histon T, Neuwirth E, Heisler WS, Kraft A, Bang Y, et al. How Kaiser Permanente Created a Mental Health and Wellness Digital Ecosystem. NEJM Catalyst. 2020;2(1).
28. Allan S, Ward T, Eisner E, Bell IH, Cella M, Chaudhry IB, et al. Adverse events reporting in digital interventions evaluations for psychosis: a systematic literature search and individual level content analysis of adverse event reports. Schizophr Bull. 2024;50(6):1436-55.
29. Susser D. Ethical considerations for digitally targeted public health interventions. Am J Public Health. 2020;110(S3):S290-1.
30. Lutz C. Digital inequalities in the age of artificial intelligence and big data. Human Behav Emerg Technol. 2019;1(2):141-8.

# 21

# Superação (*recovery*) após o primeiro episódio psicótico

Tiago Ribeiro da Silva
José Alberto Orsi
Mário César Rezende Andrade

## O QUE É *RECOVERY*?*

Tradicionalmente, os transtornos psicóticos, especificamente, a esquizofrenia, têm sido foco prognóstico desfavorável, marcado por uma deterioração progressiva das capacidades do indivíduo. A partir da segunda metade do século XX, com a desinstitucionalização psiquiátrica e a reintegração de pessoas com transtornos mentais graves à comunidade, a visão pessimista e estigmatizante sobre os transtornos psicóticos começou a ser contestada. Além disso, estudos longitudinais indicaram que mais da metade dos pacientes com esquizofrenia poderiam alcançar uma melhora clínica (sintomática e funcional) significativa ao longo do tempo. Corroborando a este contexto, relatos em primeira pessoa ganharam força e reconhecimento, evidenciando a possibilidade de uma vida produtiva e satisfatória, mesmo diante das limitações impostas pela doença.[1]

A partir da década de 1970, o conceito de *recovery* passou a ganhar destaque e ser definido como um processo pessoal e subjetivo, centrado na construção de um sentido de vida que vai além dos sintomas e limitações

---

* Embora existam diversas tentativas de traduzir o termo "*recovery*" para o português (incluindo "restabelecimento", "superação" e "recuperação pessoal", em contraste com a recuperação clínica), neste capítulo, decidiu-se manter o termo original em inglês. Isso se deve ao fato de que nenhuma dessas traduções possui um uso amplamente aceito. Essa manutenção do termo original em inglês tem sido adotada pela própria Organização Mundial da Saúde em seus documentos oficiais em português.

impostos pela doença.[1] A definição mais citada apresenta-o como uma forma de viver uma vida satisfatória, contributiva e com esperança realista, enquanto se desenvolve um significado e propósito de vida além dos efeitos catastróficos da doença mental. Diferente da recuperação clínica, que busca a remissão sintomática, o *recovery* enfatiza a perspectiva da vida das pessoas que vivenciam um transtorno mental e dimensões que possam favorecer seu bem-estar.[2]

O termo *recovery* pode ser erroneamente associado à sua tradução literal, recuperação, que é frequentemente entendida como um retorno a um estado anterior ou ao "normal". No entanto, ao contrário da recuperação sintomática e funcional, o *recovery* se concentra na construção de uma vida fundamentada na esperança e no crescimento pessoal. É um processo contínuo e não um objetivo ou resultado a ser alcançado, como na recuperação clínica. Além disso, o *recovery* é definido e avaliado de forma subjetiva pela própria pessoa que o experimenta, diferentemente dos sintomas, que são quase sempre avaliados por profissionais clínicos.[2]

A partir de uma revisão sistemática e síntese narrativa abrangente da literatura internacional, incluindo publicações científicas de dezenas de países, foi possível encontrar várias características comuns que ajudam a entender a experiência subjetiva do processo de *recovery*. Tais características comuns para o *recovery* foram, entre outras: um processo ativo, único e não linear; uma jornada; um processo gradual; uma experiência de mudança de vida; algo que pode ocorrer sem a intervenção de um profissional. A partir dessa mesma revisão sistemática foi possível identificar cinco processos essencialmente interligados, presentes no processo do *recovery*, sendo identificados pelo acrônimo em inglês CHIME.[3] Cada letra representa um desses cinco processos respectivamente:

- Conexão com os outros (*connectedness*).
- Esperança e otimismo (*hope*).
- Desenvolvimento de identidade (*identity*).
- Significado na vida (*meaning in life*).
- Empoderamento (*empowerment*).

Nas últimas décadas, diversos países da Europa e América do Norte passaram a adotar o *recovery* enquanto práticas norteadoras de suas políticas públicas e serviços de saúde mental. A própria Organização Mundial da Saúde (OMS) tem preconizado o *recovery* como princípio para as práticas a serem adotadas pelos países e para suas políticas públicas e serviços de saúde mental. Mais recentemente, a OMS reforçou a importância do uso das práticas orientadas ao *recovery*, junto à promoção da atenção centrada na pessoa e às abordagens colaborativas e com base nos direitos humanos.[4]

Com a crescente adoção do conceito de *recovery* na prática da saúde mental, especialmente para pessoas com esquizofrenia, observa-se aumento na produção de conhecimento científico por meio de intervenções baseadas em evidências e dados quantitativos. Esse movimento resultou na criação de diversos instrumentos padronizados, reconhecidos por sua confiabilidade e validade. Dentre eles, destacam-se o questionário sobre o processo de recuperação (QPR, do inglês *questionnaire about the process of recovery*) e escala de avaliação de recuperação (RAS, do inglês *recovery assessment scale*), esta última já disponível no Brasil. Além disso, existem outras ferramentas que avaliam aspectos importantes do *recovery*, como esperança e bem-estar.[5]

A investigação da associação entre medidas de *recovery* e a recuperação clínica tem sido foco de diversos estudos quantitativos. Uma revisão abrangente, com metanálise, revelou que sintomas e dificuldades de funcionamento mostram, em geral, uma correlação negativa leve a moderada com o *recovery* em indivíduos com esquizofrenia. Essa mesma relação foi observada entre sintomas e medidas de esperança e empoderamento. Para sintomas psicóticos específicos, a correlação com *recovery* e esperança varia de fraca a moderada, tanto para sintomas positivos quanto negativos. Apenas os sintomas afetivos apresentam uma associação moderada com ambos. Tais resultados sugerem que o *recovery* parece ser um conceito distinto e complementar à recuperação clínica, podendo ser considerado um objetivo importante a ser acrescentado no tratamento dos transtornos psicóticos. Além disso, a importância dos sintomas afetivos no processo de *recovery* é evidenciada, embora a influência mútua entre as variáveis ainda seja incerta. Esses dados ressaltam a relevância do sofrimento emocional subjetivo, como ansiedade e depressão, em comparação com os sintomas psicóticos, no contexto da doença.[6]

No Brasil, nos últimos anos, foram realizadas pesquisas a partir de narrativas das pessoas com experiência vivida de um transtorno mental, buscando compreender seus entendimentos e experiências relacionadas ao processo de *recovery*. Seus resultados apontaram elementos como a vivência não linear do processo de *recovery*; o estigma e barreiras sociais para terem acesso ao trabalho, lazer e nas relações com as pessoas; vivência do autoestigma ligados à condição da doença e à incapacidade; dificuldades para realização de ação e atividades cotidianas, bem como a visão dos profissionais ainda focada sobre a doença e não sobre a pessoa e sua perspectiva de *recovery* nos serviços de saúde mental.[7]

## *RECOVERY* APÓS O PRIMEIRO EPISÓDIO PSICÓTICO

A maioria das pesquisas sobre *recovery* tem sido realizada com pessoas com transtornos psicóticos a longo prazo. Entretanto, nos últimos anos, estudos específicos sobre esse processo após o primeiro episódio psicótico (PEP) têm permitido conhecer suas principais características nessa fase inicial.

A vivência subjetiva de PEP é uma experiência frequentemente traumática e perturbadora, que pode causar confusão, desmoralização e sofrimento intenso, na própria pessoa e também em sua família. Para além do trauma e estresse trazidos pelo episódio, seus efeitos podem gerar impactos pessoais, psicológicos e sociais duradouros. Entre os efeitos relatados na literatura, destacam-se a perda de identidade e alienação, e a vida social pode ser afetada por estigma, depressão, ansiedade e sintomas negativos. Sintomas residuais, especialmente negativos, podem persistir após a fase aguda. Além disso, o diagnóstico de algum dos transtornos psicóticos após o primeiro episódio é tradicionalmente apresentado com um prognóstico pessimista, especialmente no caso da esquizofrenia.[8]

Apesar da experiência traumática e do prognóstico negativo, comumente apresentado às pessoas com transtornos psicóticos, as evidências de coortes realizadas nas últimas décadas têm mostrado o oposto. Ou seja, há maior heterogeneidade no curso e evolução nos quadros psicóticos do que se imagina, havendo até mesmo a possibilidade de desfechos positivos.[9,10]

Os desfechos positivos envolvem, primeiramente, a recuperação clínica, tanto em termos da remissão, que é a melhora sintomática e/ou funcional por determinado período de tempo, quanto em termos da recuperação clínica propriamente dita, que é marcada pela melhora dos sintomas e do funcionamento nos domínios social, ocupacional e educacional, por um período mais prolongado. Além disso, em uma perspectiva mais ampla, os desfechos positivos envolvem, também, o *recovery* ou bem-estar subjetivo.[9,10]

Evidências tem mostrado que tanto a recuperação clínica quanto o *recovery* ou o bem-estar subjetivos são possíveis depois de um PEP, incluindo transtornos do humor (TH) e do espectro da esquizofrenia (TEE). Com relação à recuperação clínica, por exemplo, a revisão sistemática com metanálise de Lally et al.,[9] envolvendo 79 estudos com um total de dezenas de milhares de indivíduos, apontou uma taxa de remissão de 58%, com média de 5,5 anos de seguimento após o primeiro episódio. A taxa de recuperação foi de 38%, com média de seguimento de 7,2 anos. Houve também uma estabilidade da taxa de recuperação após os 2 primeiros anos, indo no caminho contrário da visão tradicional de deterioração progressiva.

No que diz respeito ao *recovery*, Simonsen et al.[10] avaliaram pessoas com transtorno bipolar e esquizofrenia 10 anos após o primeiro episódio. Foram utilizadas medidas de *recovery*, por meio do QPR, citado anteriormente, além de satisfação com a vida e prazer. A recuperação clínica foi avaliada por meio da remissão sintomática e do funcionamento adequado por, no mínimo, um ano. As taxas de *recovery* (50,8%), satisfação com a vida (60,9%) e de prazer (57,5%) foram maiores do que a taxa de recuperação clínica (33,6%). Além disso, apesar das pessoas com transtorno bipolar terem apresentado maior taxa de recuperação clínica, em comparação às pessoas com esquizofrenia, as taxas de *recovery* foram similares entre os dois diagnósticos.

Com relação à experiência subjetiva desses desfechos positivos após o trauma do PEP, tem ganhado destaque na literatura internacional nos últimos anos o conceito de crescimento pós-traumático (*post-traumatic growth*). Esse processo consiste em encontrar sentido em um sofrimento intenso, redefinindo a própria identidade e propósito de vida à luz das experiências. Ao se adaptarem a experiências dolorosas, enquanto buscam compreender e atribuir significado a elas, os indivíduos podem questionar e modificar suas crenças preexistentes. Isso pode resultar em mudanças positivas na personalidade, nos relacionamentos interpessoais e nas crenças sobre o mundo, refletindo um processo de crescimento pessoal e potencializando o *recovery*.[11]

Por se tratar de um processo pessoal, o crescimento pós-traumático pode ocorrer de diversas formas. Uma revisão de escopo sobre o crescimento pós-traumático após o PEP identificou as seguintes principais formas pelas quais esse processo pode ocorrer: desenvolvimento de traços de caráter positivo; mudanças positivas no estilo de vida; fortalecimento de laços interpessoais; ampliação da apreciação pela vida e pela espiritualidade; e assimilação da experiência do PEP na identidade pessoal.[8] Portanto, percebe-se que o processo de crescimento pós-traumático pode ser potencializado ao se promover a construção de sentido na vida e a ressignificação da experiência traumática.

## ESTRATÉGIAS DE APOIO E SUPORTE AO *RECOVERY*

Mesmo sendo um processo pessoal, o *recovery* pode ser apoiado pelos profissionais de saúde a partir de princípios e valores para as suas práticas clínicas e cultura antiestigma nos serviços de saúde mental, como também a orientar transformações em políticas públicas pela defesa dos direitos e cidadania das pessoas com transtorno mental. Nesse sentido, inúmeros documentos internacionais têm trazido estas orientações para a adoção de uma prática orientada ao *recovery*. Uma extensa revisão desses documentos apontou quatro domínios principais para práticas profissionais:

1. A relação terapêutica positiva como elemento essencial para apoiar o *recovery* e promover esperança.
2. A prática orientada para apoiar as necessidades, as escolhas e os planos da pessoa em seu processo de *recovery*.
3. A cultura organizacional dos serviços que valoriza e apoia o processo individual de seus usuários.
4. A promoção da cidadania e dos direitos humanos das pessoas, visando a sua inclusão social.[12]

Para que o *recovery* ocorra, é fundamental que os profissionais e os serviços de saúde mental adotem uma abordagem para além da remissão dos sintomas, com uma perspectiva orientada a apoiar processos de participação, inclusão social e dimensões que impactam a qualidade de vida, bem-estar e esperança do indivíduo. Diversas estratégias podem facilitar o processo de *recovery*. Entre elas, destacam-se:[13]

- Suporte de pares: em que pessoas com transtornos mentais (os pares) usam sua própria experiência vivida para ajudar outras pessoas com a mesma condição. Isso inclui desde grupos de acolhimento por pares ou de apoio mútuo, menos estruturado, até intervenções mais estruturadas, em formato individual ou em grupo, oferecidas pelo par como membro de uma equipe de profissionais de saúde mental.
- *Illness management and recovery*: trata-se de modelo padronizado e baseado em evidências, que ensina estratégias de automanejo da condição clínica para pessoas com transtornos mentais graves.
- *Strenghs model*: consiste em um modelo de manejo de casos com base nos pontos fortes e focado em objetivos predeterminados junto à própria pessoa.

- *Recovery colleges* ou programas educacionais orientados ao *recovery*: trata-se de serviços educacionais para adultos, em que as pessoas com transtornos mentais deixam de ser pacientes e são estudantes. Esses serviços oferecem cursos em várias áreas da vida, geralmente com currículo delineado pelos próprios estudantes, e aulas oferecidas por pares em parceria com profissionais.
- *Individual placement and support* (IPS): consiste no suporte estruturado para que pessoas com transtornos mentais graves possam entrar e se manter no mercado de trabalho.
- Moradia assistida: são serviços que atendem à necessidade básica de moradia para pessoas com transtornos mentais graves.
- Práticas dialógicas e colaborativas: consistem em intervenções que promovem o envolvimento ativo, consentido e esclarecido de pessoas com transtornos mentais graves, seus familiares, amigos e profissionais de saúde mental, por meio de diálogos colaborativos.

Entre estas intervenções, destacam-se duas pelo seu potencial de aplicação após o PEP: o suporte de pares e uma das principais práticas dialógicas e colaborativas, chamada Diálogo Aberto. O suporte de pares é uma das intervenções mais emblemáticas para o fortalecimento do processo de *recovery*, pois tem como base o conhecimento vindo diretamente da própria experiência vivida. A literatura tem mostrado, inclusive por meio de revisões sistemáticas com metanálise, que o suporte de pares em saúde mental parece ser efetivo tanto para a recuperação clínica quanto para o *recovery*. Os efeitos são modestos, mas ainda consistentes, em uma variedade de transtornos mentais e tipos de intervenção.[14]

No caso específico do *recovery* após o PEP, o suporte de pares promove uma oportunidade de construção de sentido e crescimento pós-traumático, por meio da validação e identidade coletiva proporcionada pela conexão e apoio mútuo entre pessoas com a mesma condição. Um grande exemplo é o Movimento Internacional de Ouvidores de Vozes (*International Hearing Voices Movement*), presente também no Brasil e apontado pela OMS como um dos exemplos internacionais de serviços de suporte de pares em saúde mental.[4] Por mais de 3 décadas, os grupos de ouvidores de vozes têm proporcionado perspectivas mais receptivas, empoderando as pessoas com essa experiência, a qual tem sido tão estigmatizada e marginalizada historicamente. Seu principal objetivo é ajudar as pessoas a construírem uma identidade positiva como alguém que ouve vozes. Além disso, esses grupos se baseiam na ideia de que os indivíduos que ouvem vozes precisam ter autonomia para a construção de significado e compreensão de suas próprias experiências. Nos encontros dos grupos, o relato pessoal e a busca por sentido são centrais, oferecendo suporte para que essas pessoas desenvolvam explicações que façam sentido e sejam relevantes para elas. Nesse contexto, o fenômeno de ouvir vozes deixa de ser apenas um sintoma psicopatológico e passa a ser, também, uma experiência pessoal, dentre outras, que precisa ser compreendida e ressignificada na história da pessoa, potencializando o crescimento pós-traumático e o *recovery*.[11]

Outra abordagem com impactos importantes em situações de crise e em quadros psicóticos para o primeiro episódio é o Diálogo Aberto, desenvolvido na Finlândia. Assim como os grupos de ouvidores de vozes em relação ao suporte de pares, o Diálogo Aberto é também apontado pela OMS como um exemplo internacional de serviço de assistência à crise nos transtornos mentais.[4] Trata-se de modelo alternativo de atendimento precoce ou de organização de serviços de saúde mental que enfatiza a participação ativa da própria pessoa e de sua rede de suporte social na tomada de decisões sobre o tratamento. A intervenção é composta por várias reuniões ou encontros entre o indivíduo e sua rede de apoio (familiares, amigos), mediadas por dois profissionais de referência, por meio de um diálogo participativo. Por meio dessas reuniões, busca-se construir uma visão compartilhada sobre as dificuldades que levaram o indivíduo a procurar o serviço. Além disso, as decisões sobre tratamentos (farmacológicos, psicológicos ou sociais) são sempre tomadas em conjunto.[15]

O modelo de atendimento do Diálogo Aberto tem como base sete princípios:[15]

- Suporte imediato, com as reuniões sendo iniciadas em até 24 horas após o primeiro contato.
- Perspectiva de rede, pois envolve toda a rede de suporte social da pessoa.
- Flexibilidade e mobilidade, sendo adaptadas às necessidades da pessoa.
- Responsabilidade, de modo que o primeiro profissional contactado torna-se o responsável por organizar o início da intervenção.
- Continuidade da assistência, com a equipe estando disponível para as reuniões por quanto tempo for necessário.
- Tolerância à incerteza, com várias reuniões diárias sendo realizadas antes que qualquer decisão seja tomada, inclusive o uso de medicamentos.
- Práticas dialógicas, pois tem como operacional um diálogo igualitário e colaborativo entre os participantes, com todas as questões sendo discutidas na presença de todo o grupo.

Por meio desses princípios, busca-se, primeiramente, que a própria pessoa e seus familiares tenham maior senso de controle sobre suas vidas. Em segundo lugar, busca-se a mudança nos participantes a partir da visão conjunta construída sobre a situação. Apesar da carência de estudos randomizados sobre o Diálogo Aberto, estudos preliminares têm demonstrado redução nas taxas de recaída e no uso de medicação, além de promover uma melhor qualidade de vida e bem-estar a longo prazo.[15]

Apesar das definições e intervenções apresentadas ao longo deste capítulo, deve-se destacar, novamente, que o processo de *recovery* é uma trajetória pessoal e definida pela própria pessoa, atendendo às suas próprias necessidades de acordo com cada momento de sua vida. Considerando isso, o último tópico deste capítulo apresenta um relato em primeira pessoa, redigido por um dos autores, sobre seu próprio processo de *recovery* após o PEP.

## RELATO DE *RECOVERY* APÓS O PRIMEIRO EPISÓDIO PSICÓTICO EM PRIMEIRA PESSOA

O meu PEP ocorreu em setembro de 1994, estendendo-se até maio de 1995. Apesar de ter tido um pai com o diagnóstico de esquizofrenia, falecido em um trágico atropelamento quando eu tinha 15 anos, nunca foi aventada a possibilidade de eu ter herdado essa psicose. Desde os meus 12 anos, ou seja, praticamente um pré-adolescente, realizei psicoterapia numa tentativa de minha mãe, que hoje vejo como vã, de conseguir detectar qualquer anormalidade mental que eu poderia ter.

Tive uma infância e adolescência normais, estudando ininterruptamente em um tradicional colégio italiano em minha cidade natal, São Paulo, e o único problema que eu realmente enfrentava era o fato de eu não ser uma pessoa afeita a esportes. Não que eu não gostasse de praticar atividades esportivas, mas a bola e eu não tínhamos nenhuma intimidade, fato que me trazia muito conflito e tristeza, pois eu amava especialmente o futebol. Hoje, vejo que minha coordenação motora não me permite atuar em competições esportivas coletivas, mesmo entre amigos. Por isso, acabei optando por esportes individuais ao longo da minha vida, tais como a natação, a musculação e as artes marciais.

Aos 17 anos, passei direto no vestibular para engenharia civil na Poli-USP, curso em que me graduei em 5 anos regulamentares, fato raro entre os estudantes. Tinha inclinações artísticas, tanto na produção de desenho e pintura, como na realização de eventos artístico-culturais, realizando muitas atividades como exposições, *vernissages* e semanas de arte. Ao me formar, aos 21 anos, fui imediatamente admitido em uma empresa de gerenciamento e fiscalização de obras, na qual permaneci ativo até os 26 anos, em 1994, quando tive a minha primeira crise, ou surto psicótico.

Tudo começou com grande depressão, pelo fato de estar insatisfeito profissionalmente. Além disso, não conseguia manejar os rumos da minha vida, apesar de que, para quem me olhava de fora, eu parecia ser uma pessoa bem-sucedida. Tinha um alto cargo profissional, uma namorada talentosa e bonita, carro e apartamento próprios. Entretanto, tudo isso ruiu da noite para o dia, como um castelo de areia que se desmancha na primeira marola do mar. Passei de psiquiatra a psiquiatra, sem ter diagnóstico fechado, tomando toda sorte de medicação ansiolítica, antipsicótica e antidepressiva, engordando mais de 20 quilos em 3 meses.

Nesse PEP, eu não tive nenhum diagnóstico fechado, pois o que era prevalente era uma depressão profunda, sem delírios, alucinações, sentimento persecutório ou de autorreferência. Dessa forma, eu não me considerava doente, mas apenas achava que essa depressão era fruto de uma insatisfação e um desajuste profissional, já que eu questionava muito o meu emprego e profissão.

Já em agosto de 1995, mudei-me para o Mississipi, nos Estados Unidos, país no qual residi durante 4 anos e consegui um título de MBA na University of Southern Mississippi, numa tentativa de superar o trauma da crise. Contudo, durante minha estadia nos Estados Unidos, enfrentei duas crises psicóticas: uma em 1998, ainda estudante em final de graduação do MBA, e outra entre 1999 e 2000, já formado, trabalhando na Microsoft, baseada em Redmond, na grande Seattle. Nessas duas crises, ao contrário da primeira, em 1994, ficou configurado e fechado o quadro psicótico. Os delírios de autorreferência e persecutórios, bem como as alucinações auditivas, visuais, gustativas, olfativas e táteis, ou seja, nos cinco sentidos, estavam presentes e não havia mais dúvida do que eu tinha.

Fui diagnosticado com o transtorno esquizoafetivo, e com uma profecia, não cumprida, que era a de que eu não conseguiria me formar no MBA, nem trabalhar ou ter uma vida próxima do normal, tendo de ser tutelado pela minha família pelo resto da vida. Retornei ao Brasil no início de 2000 e iniciei um acompanhamento psiquiátrico no Centro de

Atenção Integrada à Saúde Mental (CAISM), então sob a supervisão da Santa Casa de Misericórdia de São Paulo.

Com um *background* de três surtos no meu "currículo", eu finalmente comecei a aceitar que eu tinha um diagnóstico psiquiátrico, fosse qual fosse. Além disso, aderi à medicação, visto que, durante as crises anteriores, eu interrompia o tratamento medicamentoso quando ficava melhor ou sem sintomas. Eu desisti de lutar contra a esquizofrenia. Dessa forma, pude verificar que as internações às quais eu fui submetido eram necessárias para me conter durante o período de surto, visto que os pródromos eram muito curtos e eu não conseguia identificar quando ia entrar em crise. Era o "canto da sereia", uma alusão ao envolvimento a um ciclo de fantasia e pseudofatos que eu considerava realidade. Pude me convencer de que a medicação era um mal (ou bem) necessário.

O contato com o movimento do *recovery*, no entanto, só se deu em 2003, época em que eu conheci a Associação Brasileira de Familiares, Amigos e Pessoas com Esquizofrenia (ABRE), ONG do terceiro setor, na qual eu fiz carreira, chegando a sua presidência em 2021. Dessa forma, rememorando os meus primeiros surtos na década de 1990, tive muito pouco acesso ao que se poderia chamar de *recovery*, ou superação, do meu transtorno mental. Havia um pouco de psicoeducação naquela época, mas, mesmo assim, as práticas mais próximas ao *recovery* eram a terapia ocupacional, a psicoterapia e o suporte de pares.

Eu fico imaginando quantas pessoas estão enfrentando os seus PEP, sem ter o apoio ou o suporte que só o *recovery* pode proporcionar, seja pela horizontalidade no tratamento psiquiátrico, seja pelo paradigma do protagonismo, empoderamento, pertencimento e cidadania, em um movimento de humanização do tratamento psiquiátrico. Via de regra, o tratamento psiquiátrico não dispensa a medicação e causa vários inconvenientes ao paciente, como: aumento excessivo de peso, aumento de colesterol e triglicérides, hipertensão, diabetes, causando um quadro de síndrome metabólica.

Atualmente, e especialmente desde 2015, época em que eu conheci e participei da Comunidade de Fala, palestrando sobre a minha superação para públicos diversos, consegui retornar à vida acadêmico-profissional. Essa experiência me levou a obter um mestrado em psiquiatria e psicologia médica em 2021, e, nesse mesmo ano, iniciei um programa de doutorado na Escola Paulista de Medicina da UNIFESP. É claro que tive de percorrer uma longa jornada para conseguir readquirir um lugar ao Sol, mas vejo que, nos meus PEP, na década de 1990, não havia mecanismos ou entidades às quais procurar para ter apoio ou suporte. A ABRE foi fundada em 2002 e antes disso mal havia o conceito de *recovery*, inclusive porque só após a Lei 10.216 de 2001 foi iniciada uma política para a reforma psiquiátrica no Brasil. Essa legislação teve como base a experiência italiana em Trieste, com Franco Basaglia, que inspirou a instalação de Centros de Atenção Psicossocial (CAPS). Isso diminuiu as internações prolongadas em hospitais psiquiátricos, com ênfase na eliminação de instituições asilares, representadas pelos manicômios.

Meu pai, que adoeceu entre as décadas de 1960 e 1970, não teve melhor sorte, pois a medicação era bastante precária, com choques insulínicos e a eletroconvulsoterapia (ECT) usados de forma extremamente inapropriada. No meu caso, tive a sorte de contar no meu primeiro surto com o apoio de uma prima que era terapeuta ocupacional, e professora da UNIFESP, que conseguiu me indicar profissionais competentes para eu ter um atendimento mais humanizado, que fez toda a diferença. Acredito que a maioria das pessoas que têm transtornos psicóticos graves no Brasil, mesmo quando existe a possibilidade de uma abordagem psiquiátrica sem medicação, ainda fica desorientada e desinformada em como agir e proceder para a retomada de uma vida com qualidade, com perspectivas claras de melhora.

Na minha opinião, ao enfrentar os primeiros surtos psicóticos, e pensando em elementos de *recovery* nos primeiros estágios do tratamento psiquiátrico, vejo a necessidade de cinco elementos para a superação do transtorno mental em seus estágios iniciais: aceitação da doença, vontade de mudar, resiliência, adesão ao tratamento e oferta de oportunidades reais para a assistência e psicoeducação, seja pelo suporte de pares, seja pela atuação mais esclarecida dos profissionais de saúde mental. A equipe multi e interdisciplinar deve estar envolvida em tratar a pessoa de forma humana, com a Classificação Internacional de Doenças (CID) no receituário e não na testa do paciente. Dessa forma, o fator crucial para o *recovery* nos primeiros episódios de surto é, de fato, procurar entidades e instituições para se ter apoio entre pares, sejam eles familiares ou usuários, pois, sem isso, não é possível trilhar uma jornada de superação rumo à maior qualidade de vida e reinserção sócio-acadêmico-profissional.

## REFERÊNCIAS BIBLIOGRÁFICAS

1. Bellack AS. Scientific and consumer models of recovery in schizophrenia: concordance, contrasts, and implications. Schizophr Bull. 2006;32(3):432-42.
2. Anthony WA. Recovery from mental illness: the guiding vision of the mental health service system in the 1990s. Psychosoc Rehab J. 1993;16(4):11-23.
3. Leamy M, Bird V, Le Boutillier C, Williams J, Slade M. Conceptual framework for personal recovery in mental health: systematic review and narrative synthesis. Br J Psychiatry. 2011;199(6):445-52.
4. Organização Pan-Americana da Saúde. Orientações sobre serviços comunitários de saúde mental: promoção de abordagens centradas na pessoa e baseadas em direitos. Brasília: OPAS; 2022.
5. van Weeghel J, van Zelst C, Boertien D, Hasson-Ohayon I. Conceptualizations, assessments, and implications of personal recovery in mental illness: a scoping review of systematic reviews and meta-analyses. Psychiatr Rehabil J. 2019;42(2):169-81.
6. Leendertse JCP, Wierdsma AI, van den Berg D, Ruissen AM, Slade M, Castelein S, et al. Personal recovery in people with a psychotic disorder: a systematic review and meta-analysis of associated factors. Front Psychiatry. 2021;12:622628.
7. Ricci ÉC, Leal EM, Davidson L, Costa M. Narratives about the experience of mental illness: the recovery process in Brazil. Psychiatr Q. 2021;92(2):573-85.
8. Jordan G, Pope M, Lambrou A, Malla A, Iyer S. Post-traumatic growth following a first episode of psychosis: a scoping review. Early Interv Psychiatry. 2017;11(3):187-99.
9. Lally J, Ajnakina O, Stubbs B, Cullinane M, Murphy KC, Gaughran F, et al. Remission and recovery from first-episode psychosis in adults: systematic review and meta-analysis of long-term outcome studies. Br J Psychiatry. 2017;211(6):350-8.
10. Simonsen C, Åsbø G, Slade M, Wold KF, Widing L, Flaaten CB, et al. A good life with psychosis: rate of positive outcomes in first-episode psychosis at 10-year follow-up. Psychol Med. 2024;54(9):2112-21.
11. Slade M, Blackie L, Longden E. Personal growth in psychosis. World Psychiatry. 2019;18(1):29-30.
12. Le Boutillier C, Leamy M, Bird VJ, Davidson L, Williams J, Slade M. What does recovery mean in practice? A qualitative analysis of international recovery-oriented practice guidance. Psychiatr Serv. 2011;62(12):1470-6.
13. Slade M, Amering M, Farkas M, Hamilton B, O'Hagan M, Panther G, et al. Uses and abuses of recovery: implementing recovery-oriented practices in mental health systems. World Psychiatry. 2014;13(1):12-20.
14. Smit D, Miguel C, Vrijsen JN, Groeneweg B, Spijker J, Cuijpers P. The effectiveness of peer support for individuals with mental illness: systematic review and meta-analysis. Psychol Med. 2023;53(11):5332-41.
15. Bergström T, Seikkula J, Alakare B, Mäki P, Köngäs-Saviaro P, Taskila JJ, et al. The family-oriented open dialogue approach in the treatment of first-episode psychosis: nineteen-year outcomes. Psychiatry Res. 2018;270:168-75.

# 22

# Aspectos éticos e legais dos quadros psicóticos iniciais

Quirino Cordeiro
Rony Franco Santos Pedroso
Ayodele Sant'Anna Cajuella Ribeiro
Sérgio Rachman

## IMPLICAÇÕES LEGAIS

Os quadros psicóticos iniciais são bastante heterogêneos e podem cursar com variadas manifestações clínicas e diferentes prognósticos. A gravidade dos pacientes também varia sobremaneira. Tais quadros psicóticos podem ser o desabrochar de distintos transtornos mentais, como esquizofrenia, doenças do humor (transtorno afetivo bipolar, depressão unipolar), psicose induzida por drogas, transtornos mentais orgânicos, dentre outros. Por conta disso, então, as diferentes características clínicas dos múltiplos transtornos mentais, que compõem os quadros psicóticos iniciais, determinarão o enquadramento legal do paciente, dentro das diferentes esferas normativas. Sendo assim, o que importa, desse modo, é a avaliação caso a caso, pois a aplicação da lei dependerá da minuciosa avaliação clínica e pericial. A seguir, então, será apresentado como isso ocorre nas diferentes esferas jurídicas.

### Direito penal

Na esfera penal, ação ou omissão apenas poderão ser consideradas como crime quando alguns requisitos estiverem presentes. O crime tem que ser fato típico, com a exata correspondência do fato com a descrição legal; antijurídico, com a contrariedade que se estabelece entre o fato típico e o ordenamento legal; e culpável, com a reprovação que se faz ao autor por ter abusado de sua imputabilidade em relação a um determinado ato punível.

Há, no entanto, determinadas situações em que o indivíduo não poderá ser considerado imputável por uma ação típica e antijurídica que cometer. A presença de transtorno mental pode ser uma dessas situações. Diante disso, o indivíduo que tem um quadro psicótico inicial, por exemplo, e que, por conta disso, apresenta comprometimento do seu entendimento sobre o caráter típico e antijurídico de sua ação ou omissão, e/ou comprometimento de sua capacidade de autodeterminação diante de seu entendimento, será considerado inimputável, sendo, por isso, absolvido da prática de crime e submetido à aplicação de medida de segurança. Nesse contexto, percebe-se que é insuficiente apenas o critério biológico para o estabelecimento da imputabilidade (ou seja, apenas a presença de doença), pois a pessoa, mesmo apresentando um transtorno mental, pode ter consciência e vontade livre em determinadas situações. Impõe-se, portanto, a incorporação do critério psicológico, ou seja, a inimputabilidade deve ser verificada, no momento em que o ato criminoso é cometido, sendo considerado inimputável aquele indivíduo que age sem consciência, ou seja, sem a representação exata da realidade e/ou com comprometimento da sua capacidade de controle volitivo, estabelecendo, assim, o nexo causal entre sua ação ou omissão e o transtorno mental apresentado. O critério, então, é o biopsicológico, ou seja, o indivíduo tem que ter o transtorno mental, e ele tem que comprometer sua capacidade de entendimento e/ou autodeterminação.[1]

O paciente com transtorno psicótico inicial, na fase aguda, invariavelmente cursa com comprometimento de seu juízo de realidade, em decorrência dos sintomas que apresenta. Portanto, se ele cometer algum ato ilícito, em decorrência direta de seus sintomas psicóticos, ele será considerado inimputável. Por exemplo, no caso de um indivíduo que entra em conflito com a lei penal, pois apresenta uma alucinação auditiva de comando, ordenando que aja de determinada maneira, ou ainda se comete um ato ilícito por conta de uma manifestação delirante.[2]

De acordo com o Código Penal brasileiro, o cumprimento da medida de segurança, aplicada aos pacientes inimputáveis, pode ocorrer tanto em regime ambulatorial como hospitalar, impondo tratamento compulsório ao paciente. Quando, por decisão judicial, a medida de segurança for de modalidade hospitalar, o paciente é internado em Hospital de Custódia, obedecendo o que consta no Código Penal brasileiro, até que a internação seja cessada mediante perícia psiquiátrica, por meio de uma avaliação denominada de exame de cessação de periculosidade.[3] Contrariando, no entanto, o que consta no ordenamento jurídico penal brasileiro, o Conselho Nacional de Justiça (CNJ) publicou a Resolução CNJ n. 487/2023, que prevê o fechamento de todos os Hospitais de Custódia no país, impondo o cumprimento das medidas de segurança em serviços de saúde de base comunitária. Tal Resolução, no entanto, carece de qualquer embasamento técnico e científico, ferindo a Lei n. 10.216/2001, quando não garante ao paciente com transtorno mental, ter acesso ao melhor tratamento do sistema de saúde, consentâneo às suas necessidades, trazendo, assim, prejuízo tanto ao paciente, como também a todo o conjunto social.[4]

## Direito civil

Pacientes com quadros psicóticos iniciais podem apresentar prejuízo na sua capacidade para realizar atos da vida civil. Esses pacientes podem apresentar comprometimento da capacidade de gerir seus próprios interesses. Por conta disso, em determinadas situações, podem ser submetidos a institutos assistenciais e protetivos, como a curatela e a tomada de decisão apoiada. Vale lembrar, no entanto, que tais institutos, quando utilizados, ocorrerão sempre em benefício dos interesses dos pacientes.

No ano de 2015, foi publicada a Lei Brasileira de Inclusão da Pessoa com Deficiência (Lei n. 13.146/2015, conhecida como Estatuto da Pessoa com Deficiência), que modificou aspectos importantes do Código Civil brasileiro, caracterizando a pessoa com deficiência como aquela que apresenta impedimento de natureza física, mental, intelectual ou sensorial, nos termos do seu art. 2º. Já os arts. 6º e 84 deixam claro que a deficiência não afeta a plena capacidade civil da pessoa. Assim, a nova lei abarca os transtornos mentais, como os quadros psicóticos iniciais, como sendo deficiência e busca preservar ao máximo a possibilidade de os pacientes exercerem os atos da vida civil.[5]

Anterior à publicação da Lei Brasileira de Inclusão da Pessoa com Deficiência, a interdição poderia ocorrer por incapacidade absoluta para todos os atos da vida civil ou por incapacidade relativa a determinados atos da vida civil (p. ex., o paciente poderia ser interditado apenas para a administração de seus bens, preservando-se outras capacidades para os atos da vida civil). O juiz, fundamentando-se no laudo pericial psiquiátrico, determinava os limites da interdição. No entanto, o Estatuto da Pessoa com Deficiência modificou os incisos que tratam da incapacidade absoluta e relativa, com o objetivo de assegurar e promover o exercício dos direitos e liberdades fundamentais na vida das pessoas com transtornos mentais. A Lei Brasileira de Inclusão da Pessoa com Deficiência, então, delimitou as atividades da vida civil que são preservadas para o indivíduo com deficiência:

> I – casar-se e constituir união estável; II – exercer direitos sexuais e reprodutivos; III – decidir sobre o número de filhos e ter acesso a informações adequadas sobre reprodução e planejamento familiar; IV – conservar sua fertilidade, sendo vedada a esterilização compulsória; V – exercer o direito à família e à convivência familiar e comunitária; e VI – exercer o direito à guarda, à tutela, à curatela e à adoção, como adotante ou adotando, em igualdade de oportunidades com as demais pessoas.

Por conta disso, o instituto da curatela passou, assim, a alcançar apenas os atos de natureza patrimonial e negocial, garantindo ao indivíduo o direito ao próprio corpo, à sexualidade, ao matrimônio, à privacidade, à educação, à saúde, ao trabalho e ao voto.[5]

Quando, então, o paciente for curatelado, um curador será nomeado pelo juiz, com o objetivo de que os interesses do indivíduo sejam preservados. É importante, entretanto, ressaltar que os termos da curatela podem sempre ser levantados. Assim, cessando-se as causas que levaram à deficiência, a interdição deverá ser finalizada. Em outras palavras, o paciente com quadro psicótico inicial, por exemplo, pode ser submetido à curatela, que deverá ser interrompida quando houver melhora clínica e consequente término de seu comprometimento para o exercício dos atos da vida civil (patrimonial e negocial).

Além da curatela, a Lei Brasileira de Inclusão da Pessoa com Deficiência também passou a facultar à pessoa portadora de deficiência o instituto da tomada de decisão apoiada. Trata-se de um processo judicial, no qual o próprio paciente indica os apoiadores de sua confiança (idôneos) a serem nomeados pelo juiz, os quais terão a função de auxiliar o indivíduo nas decisões sobre o exercício dos atos da vida civil. Muito se debate a respeito da aplicabilidade prática da tomada de decisão apoiada em casos de transtornos mentais graves, uma vez que, para o paciente ser elegível a tal instituto jurídico, ele deve possuir entendimento preservado, discernimento das consequências e condições de escolha para a tomada de decisões sobre sua vida e seus bens.[6] Em quadros psicóticos iniciais pode haver grave comprometimento do juízo de realidade, das funções cognitivas, executivas e volitivas, levando o paciente a condições de risco significativas, indicando, assim, um cenário que exige imprescindível proteção legal ao paciente e a seus familiares, e que a tomada de decisão apoiada não deve ser considerada. Nesses casos, o instituto da curatela coloca-se como mais oportuna.

Há, no entanto, controvérsia acerca da Lei Brasileira de Inclusão da Pessoa com Deficiência. Apesar da extrema importância dessa nova Lei buscar preservar o exercício dos direitos das pessoas com deficiência, incluindo aí aquelas que apresentam transtornos mentais, vale ressaltar que, em determinadas situações, pacientes com quadros psiquiátricos graves podem ter prejuízos relevantes para o exercício de atos da vida civil, que não apenas aqueles de natureza patrimonial e negocial. Desse modo, nesses contextos, esse novo diploma legal pode colocar em grande risco os interesses dos pacientes, em vez de beneficiá-los.

Além do que foi apresentado, há situações em que um paciente com quadro psicótico inicial pode ter cometido algum ato jurídico como, por exemplo, a venda de um bem, e, por conta de seu quadro clínico à época do fato, ser considerado incapaz para tal, não apresentando condições jurídicas de responder pelo seu ato. Nesse caso, há possibilidade de solicitação de anulação do ato jurídico. Esse processo também precisa contar com o respaldo de uma perícia médica. A capacidade de testar, por exemplo, também pode estar comprometida em pacientes psicóticos. Em certas situações, inclusive, há que se avaliar casos em que testamentos foram feitos em vida, porém por pessoas que já faleceram. Sempre que surgirem dúvidas nessa área, o paciente tem que ser avaliado em perícia psiquiátrica, ou, em certas ocasiões, por meio de perícias indiretas, baseando-se em documentos, entrevistas com terceiros etc., quando o paciente é falecido.

## Direito trabalhista e previdenciário

A avaliação da capacidade laborativa é ponto central em questões relacionadas com o Direito Trabalhista e Previdenciário. O paciente com quadro psicótico inicial pode apresentar comprometimento de sua capacidade laborativa.

A incapacidade laborativa pode ser total ou parcial. Aqui, é importante avaliar se o indivíduo é incapaz para desenvolver seu trabalho habitual, bem como outros trabalhos para os quais ele poderia ser readaptado. Um paciente com quadro psicótico inicial pode ser parcialmente incapaz, podendo, assim, desempenhar outras tarefas na empresa na qual trabalha, não precisando ser necessariamente aposentado por invalidez. Assim sendo, em algumas situações, quando o paciente se recupera de seu quadro clínico psicótico mais agudo, pode retomar seu trabalho nas condições habituais. Por isso, a incapacidade laborativa precisa ser avaliada também em relação à temporalidade. Assim, a incapacidade laborativa pode ser temporária ou permanente. Aqui, um paciente com quadro psicótico inicial pode ser incapaz temporariamente para o trabalho. Nessa situação, o paciente encontra-

-se temporariamente incapaz para o trabalho, pois ele poderá se recuperar do quadro psicótico e voltar a trabalhar. No entanto, em situações em que o paciente evolui de modo mais grave, por vezes com manifestação de um quadro de esquizofrenia, com sintomas psicóticos não responsivos ao tratamento medicamentoso, bem como diante de pacientes que apresentam sintomas de deterioração muito pronunciados de suas funções psíquicas, pode-se estar diante de uma condição de incapacidade permanente para o trabalho. Vale, então, lembrar que a conjunção da incapacidade total e permanente para o trabalho leva à configuração de aposentadoria por invalidez. Para tanto, o paciente precisa apresentar incapacidade total e permanente não só para realizar o seu trabalho habitual, mas sim para realizar todo e qualquer trabalho.[7, 8]

Nos casos de aposentadoria por invalidez, o perito deve também se manifestar sobre a presença de alienação mental. Isso acaba tendo implicações em direitos previdenciários. A alienação mental acontece em casos de transtornos mentais graves e persistentes, nos quais, esgotados os meios habituais de tratamento, exista alteração completa ou considerável da personalidade, comprometendo gravemente os juízos de valor e realidade, destruindo autodeterminação do pragmatismo e tornando o indivíduo total e permanentemente inválido para qualquer trabalho. Caso a situação de alienação mental seja atestada pelo médico perito, o segurado pela Previdência Social será também isento da carência para o auxílio-doença e aposentadoria por invalidez, conforme a Portaria Interministerial MTPS/MS N. 22, de 31 de agosto de 2022, o art. 151 da Lei n. 8.213/1991 e o art. 30 do Decreto n. 3.048/1999. Nos casos de alienação mental, quando há necessidade de o paciente receber assistência permanente de terceiros, há também a possibilidade de adicional de 25% sobre o valor da aposentadoria, segundo o art. 45 da Lei n. 8.213/1991.[7]

## Direito administrativo

Pacientes com quadros psicóticos iniciais podem infringir normas administrativas, em decorrência de problemas relacionados ao transtorno mental que apresentam. Um exemplo disso é o caso de um médico que tem contra si uma denúncia no Conselho Regional de Medicina (CRM), alegando que ele teria infringido normas ético-profissionais de seu órgão de regulamentação profissional. No entanto, tal situação pode ter ocorrido, pois o referido médico apresenta um quadro psicótico. Em casos assim, o indivíduo também deverá ser minuciosamente avaliado, por meio de uma perícia médica, no contexto de um processo administrativo, para que a medida mais apropriada seja tomada.

## Seguro social

O Benefício de Prestação Continuada (BPC), previsto na Lei Orgânica da Assistência Social (LOAS), é a garantia de um salário-mínimo por mês ao idoso com idade igual ou superior a 65 anos ou à pessoa com deficiência de qualquer idade. No caso da pessoa com deficiência, esta condição tem de ser capaz de lhe causar impedimentos de natureza física, mental, intelectual ou sensorial de longo prazo (com efeitos por pelo menos 2 anos), que a impossibilite de participar de forma plena e efetiva na sociedade, em igualdade de condições com as demais pessoas. Assim, é importante frisar que esse benefício alcança as pessoas com transtornos mentais, porém o aspecto de tempo de doença incapacitante é fator necessário. Sendo assim, no caso dos quadros psicóticos iniciais que persistam e levem à incapacidade com o curso da doença, a questão temporal também deverá ser observada. Desse modo, além da renda, de acordo com o requisito estabelecido, as pessoas com deficiência também passam por perícia médica e social no Instituto Nacional do Seguro Social (INSS). O beneficiário do BPC, assim como sua família, deve estar inscrito no Cadastro Único. Isso deve ser feito antes mesmo de o benefício ser solicitado. Sem isso, o indivíduo não pode ter acesso ao BPC.[8]

## Outros casos

Há ainda outras situações de pacientes com quadros psicóticos iniciais, que necessitam que as normas legais sejam aplicadas de maneira apropriada, levando-se em consideração suas peculiaridades clínicas. Isso pode acontecer, por exemplo, no Direito Canônico e no Direito Militar. Nesses casos, pareceres psiquiátricos instruirão o julgamento.

Em outra situação, pacientes com quadros psicóticos iniciais, cuja evolução clínica seja extremamente grave, levando o indivíduo a apresentar critérios para alienação mental (ver tópico Direito Trabalhista e Previdenciário deste capítulo), há possibilidade de isenção de imposto de renda.[7]

# IMPLICAÇÕES ÉTICAS

O tratamento dos quadros psicóticos iniciais deve ser realizado sempre com o objetivo de estimular o desenvolvimento e as capacidades do paciente, bem como o gerenciamento de sua vida com autonomia. No entanto, quando se aborda o princípio da autonomia no âmbito da relação médico-paciente, importantes questões éticas podem surgir, sobretudo quando o paciente apresenta um transtorno mental grave. O conceito de autonomia consiste na qualidade de um indivíduo de tomar suas próprias decisões, segundo sua razão pessoal. Em bioética, esse princípio evoluiu de maneira a incluir também a noção de respeito à pessoa. Sendo assim, a medicina tem passado a considerar cada vez mais que as pessoas devem ser tratadas como agentes autônomos, porém os indivíduos com autonomia diminuída devem ser protegidos por serem considerados indivíduos vulneráveis. Diante disso, a importante questão a ser respondida é saber quando uma pessoa atua de maneira autônoma ou se, por qualquer circunstância, está com essa competência reduzida, ou mesmo abolida. Portanto, é preciso sempre procurar estabelecer qual o limite entre o respeito à decisão de um paciente feita com autonomia e a proteção àqueles que estão com tal capacidade, mesmo que momentaneamente, comprometida. Por exemplo, indivíduos mentalmente enfermos com quadro psicótico podem apresentar sua autonomia reduzida, o que pode influenciar em seus processos de tomada de decisão. O processo decisório de um determinado indivíduo está diretamente relacionado com o adequado funcionamento de suas funções psíquicas. Desse modo, pacientes com quadros psicóticos iniciais podem apresentar comprometimento em sua competência para decidir de maneira soberana.

Sendo assim, ao tratar da mesma maneira um indivíduo autônomo e outro com sua autonomia comprometida, corre-se o risco de punir e prejudicar o paciente por conta de sua incompetência em tomar decisões. A simples aplicação do princípio bioético da autonomia a pacientes portadores de transtornos mentais graves, com competência comprometida para tomar decisões autônomas, acaba sendo uma distorção. Assim, em algumas situações, o profissional de saúde deverá agir tendo como alicerce não o princípio da autonomia, mas sim o princípio da beneficência, de modo a respeitar o paciente em suas limitações impostas pela doença. No entanto, é importante deixar claro que os princípios bioéticos da autonomia e beneficência não devem ser dispostos de maneira hierárquica, tendo que ser encarados *prima facie*, ou seja, a opção pela observação de um deles em detrimento do outro deve ocorrer após estudo e reflexão sobre o caso concreto que se apresenta. Portanto, sob a égide da bioética principialista, a maior parte das questões éticas que surgem no tratamento de pacientes com transtornos psicóticos emergem de conflitos existentes entre os princípios da autonomia e beneficência.[9]

## Tratamento contra a vontade do paciente

Os pacientes com quadros psicóticos iniciais podem recusar seu tratamento – como pode acontecer com qualquer pessoa que apresente uma outra doença. Esse é um direito que, em tese, lhe assiste. Aqui, então, deve-se avaliar se a recusa foi feita mediante decisão autônoma do paciente ou se está baseada nos sintomas psicóticos ou na falta de crítica sobre a gravidade da doença que apresenta. Diante das manifestações clínicas dos quadros psicóticos iniciais, na maioria das vezes a recusa ao tratamento deve-se aos motivos relacionados com perda da capacidade de *insight* e, portanto, é consequência dos acometimentos psíquicos decorrentes do próprio quadro psicótico. Dessa maneira, os pacientes com quadros psicóticos iniciais podem vir a recusar qualquer tipo de tratamento, do remédio diário à internação psiquiátrica. Então, caberá ao médico que o acompanha avaliar como abordar da melhor maneira o caso, tendo como norte, então, o princípio da beneficência, podendo, assim, ter justificativas éticas e técnicas para o tratamento involuntário do paciente.[9]

## Internação psiquiátrica

A internação psiquiátrica é um importante instrumento dentro do arsenal terapêutico para o tratamento de pacientes com quadros psicóticos iniciais. Deve, obviamente, ser reservada para situações extremas, nas quais os recursos extra-hospitalares não forem pertinentes. Assim, a internação psiquiátrica visa à proteção e aos cuidados intensivos do paciente, quando este oferece risco para si mesmo e/ou para terceiros. É um ato médico, tanto pela natureza da intervenção (diagnóstico médico e prescrição de tratamento), quanto pelo aspecto legal, de acordo com a Lei n. 10.216/2001. De acordo com tal legislação, a internação psiquiátrica pode ser voluntária, involuntária ou compulsória (determinada pela Justiça). Portanto, necessitando o paciente da internação, mesmo que contra sua vontade quando não tiver discernimento, a internação psiquiátrica é ética e legal. O Conselho Federal de Medicina (CFM) estabelece, em sua Resolução n. 2.057/2013, os critérios técnicos para a internação involuntária; a saber, incapacidade grave de autocuidados, risco de vida ou de prejuízos graves à saúde, risco de autoagressão ou de heteroagressão, risco de prejuízo moral ou patrimonial e risco de agressão à ordem pública. Desse modo, o respeito aos aspectos deontológicos da prática médica também está presente quando da realização da internação involuntária, seguindo-se o que consta na Resolução CFM n. 2.057/2013.[10]

## Família e quebra de sigilo profissional

A presença da família no tratamento do paciente com quadros psicóticos iniciais é de grande valia. Quando a família entende o quadro clínico que o paciente apresenta e engaja-se no tratamento, os resultados da abordagem terapêutica são muito melhores.

No entanto, a aproximação da família do tratamento de pacientes com quadros psicóticos iniciais sempre traz consigo a questão relacionada com a possibilidade de quebra de sigilo profissional. Ou seja, será que em determinadas situações, o profissional de saúde, que atende um paciente com quadro psicótico inicial, pode quebrar o sigilo e, sem seu consentimento, passar informações para seus familiares? Aqui, novamente apresenta-se um dilema bioético. A autonomia do paciente deve ser respeitada, consequentemente o sigilo concernente às informações que ele revelou em tratamento. No entanto, em situações que, pelo quadro clínico do paciente, há risco para ele próprio ou para terceiros, o sigilo profissional deve ser quebrado. A quebra de sigilo deverá ocorrer sempre em benefício do paciente, bem como de outras pessoas que podem padecer de uma ação por ele provocada. Por exemplo, o Código de Ética Médica prevê que o sigilo pode ser quebrado por "justa causa". No entanto, como o código profissional não explicita o que é uma causa justa, fica a critério do médico avaliar os custos e benefícios da quebra do sigilo. Desse modo, o profissional de saúde pode quebrar o sigilo, sempre que julgar necessário, e buscar, na medida do possível, informar ao paciente que o sigilo profissional será quebrado.[9]

# CONCLUSÃO

Quando da presença de um quadro psicótico inicial, o paciente pode se envolver em situações jurídicas que, em decorrência de suas manifestações clínicas, requerem a aplicação das distintas normativas legais e infralegais de maneira particularizada. No Direito Criminal, a existência de um quadro psicótico pode modificar ou até mesmo excluir a imputabilidade penal do agente que entrou em conflito com a lei. O paciente psicótico pode apresentar também prejuízo na sua capacidade para realizar atos da vida civil, quando tiver comprometimento da capacidade de gerir seus próprios interesses. A capacidade laborativa, quando prejudicada pelos sintomas psicóticos, pode levar a repercussões no Direito Previdenciário e Trabalhista. Nessas situações, o paciente pode ser afastado de suas atividades laborais, por meio de licença-saúde temporária, pode ser readaptado ao seu trabalho ou, em situações mais graves e persistentes, pode ser aposentado por invalidez. No campo do Direito Administrativo, o paciente com quadro psicótico inicial também pode exigir cuidado especial, quando da aplicação de alguma normativa. Desse modo, é sempre importante que o caso concreto do paciente seja considerado de maneira minuciosa, por meio de avaliação pericial, que subsidiará a autoridade que preside o processo a tomar as decisões mais apropriadas e efetivamente justas. O paciente psicótico também pode fazer jus a benefícios sociais, em decorrência de seu quadro clínico. Assim, é fundamental que a equipe assistencial que acompanha o paciente com transtorno psicótico possa ajudá-lo a acessar seus direitos.

A presença de sintomas psicóticos pode trazer também implicações éticas, quando da condução do tratamento do paciente. Internação psiquiátrica, principalmente na modalidade involuntária, outros tipos de tratamentos que contrariam a vontade do paciente, quebra de sigilo profissional são situações que podem ocorrer durante o manejo clínico de indivíduos psicóticos. Essas e outras situações, que são vivenciadas cotidianamente pelos profissionais de saúde mental, precisam ser conduzidas sempre buscando oferecer o melhor tratamento e cuidado ao paciente.

## REFERÊNCIAS BIBLIOGRÁFICAS

1. Oliveira RA, Cordeiro Q, Lima MGA. Transtorno mental e perda da liberdade. São Paulo: CREMESP; 2013.
2. Cordeiro Q, Lima MGA. Hospital de custódia: prisão sem tratamento. São Paulo: CREMESP; 2014.
3. Cordeiro Q, Lima MGA. Medida de segurança: uma questão de saúde e ética. São Paulo: CREMESP; 2013.
4. Silva AG, Telles LEB, Alexandre MFF, Rigonatti LF, Teodoro MDA, Dourado Jr JB, et al. O futuro dos padecentes de transtornos mentais em conflito com a lei após a publicação da Resolução n. 487/23 pelo Conselho Nacional de Justiça. Debates Psiqu. 2024;14:1-8.
5. Brasil. Lei nº 13.146, de 6 de julho de 2015. Institui a Lei Brasileira de Inclusão da Pessoa com Deficiência (Estatuto da Pessoa com Deficiência). Brasília: Presidência da República; 2015.
6. Conselho Nacional do Ministério Público. Tomada de decisão apoiada e curatela: medidas de apoio previstas na Lei Brasileira de Inclusão da Pessoa com Deficiência. Brasília: CNMP; 2016.

7. Razzouk D, Lima MGA, Cordeiro Q. Saúde mental e trabalho. São Paulo: CREMESP; 2016.
8. Cordeiro Q, Razzouk D, Lima MGA. Trabalho e saúde mental dos profissionais da saúde. São Paulo: CREMESP; 2015.
9. Cordeiro Q, Oliveira AM, Ribeiro RB, Rigonatti SP. Ética médica. Rev Curso Direito. 2011;8(8):75-87.
10. Ribeiro RB, Cordeiro Q. Internação. In: Lagrasta Neto C, Simão JF. Dicionário de direito da família. São Paulo: Atlas; 2015. p.554-6.

# Índice remissivo

## A

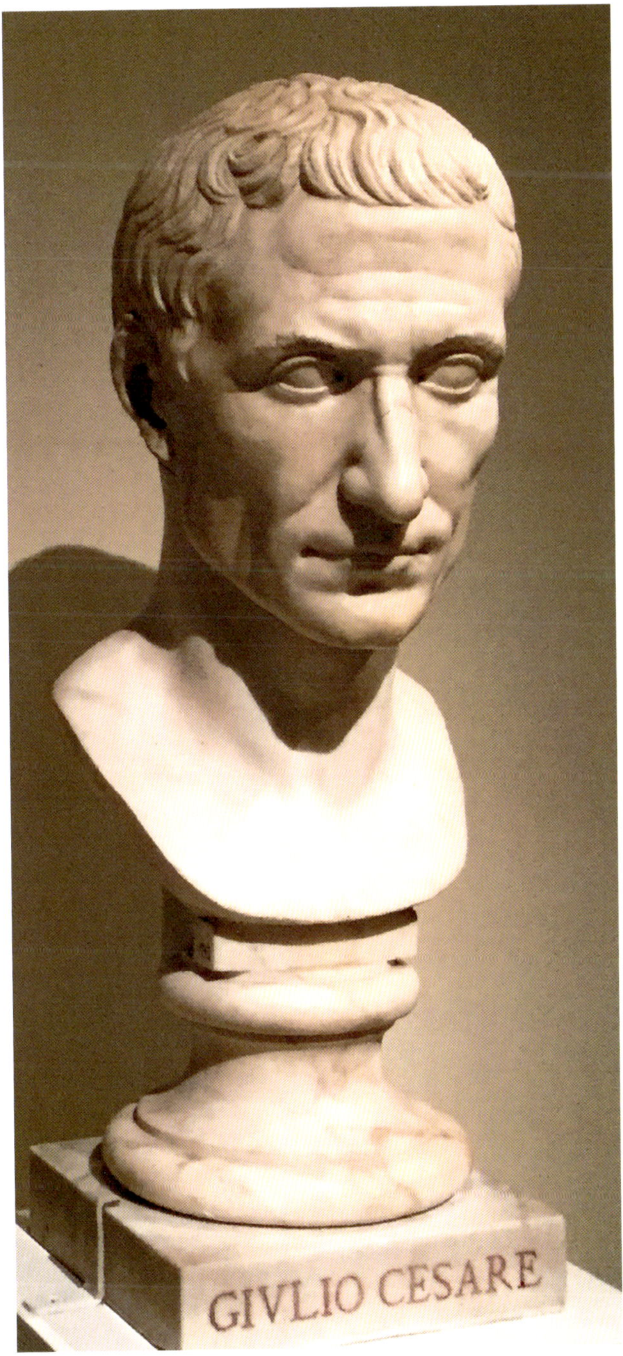


**Placa 16.** Este busto de César capta a determinação e o foco intenso de seu caráter (Museus do Vaticano, Roma).

A

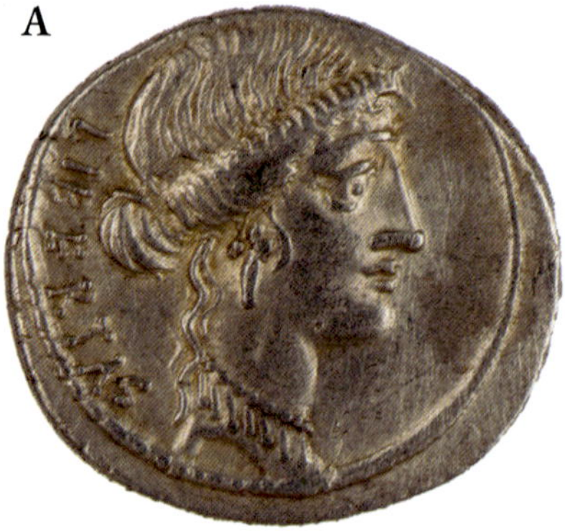

B

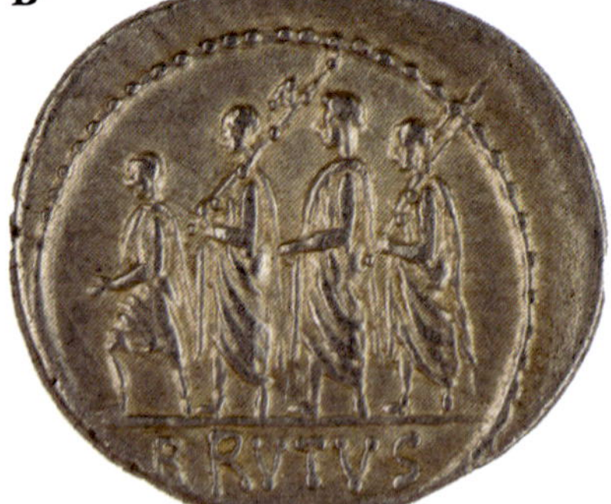

C

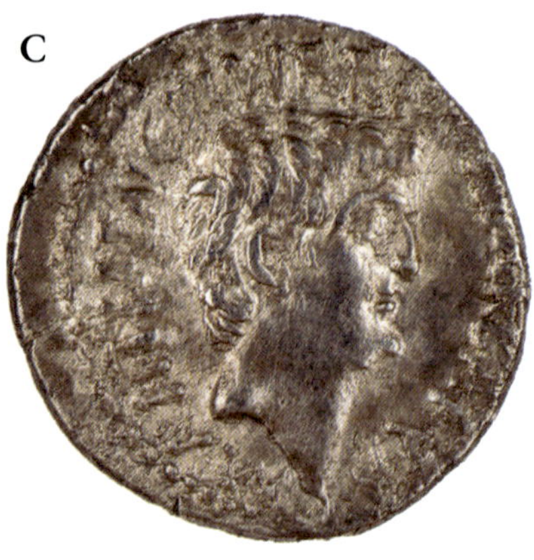

**Placa 15. 15 A-B:** Essa moeda, cunhada por Brutus em 54 a.C., ilustra a importância que ele atribuía à linhagem de seu suposto ancestral. O anverso retrata *Libertas*, o ideal da constituição republicana, enquanto o reverso retrata L. Junius Brutus, o primeiro cônsul, com seus lictores (Crawford RRC 433/1, anverso e reverso, coleção particular). **15 C:** Marco Antônio (Crawford RRC 517/1, coleção particular).

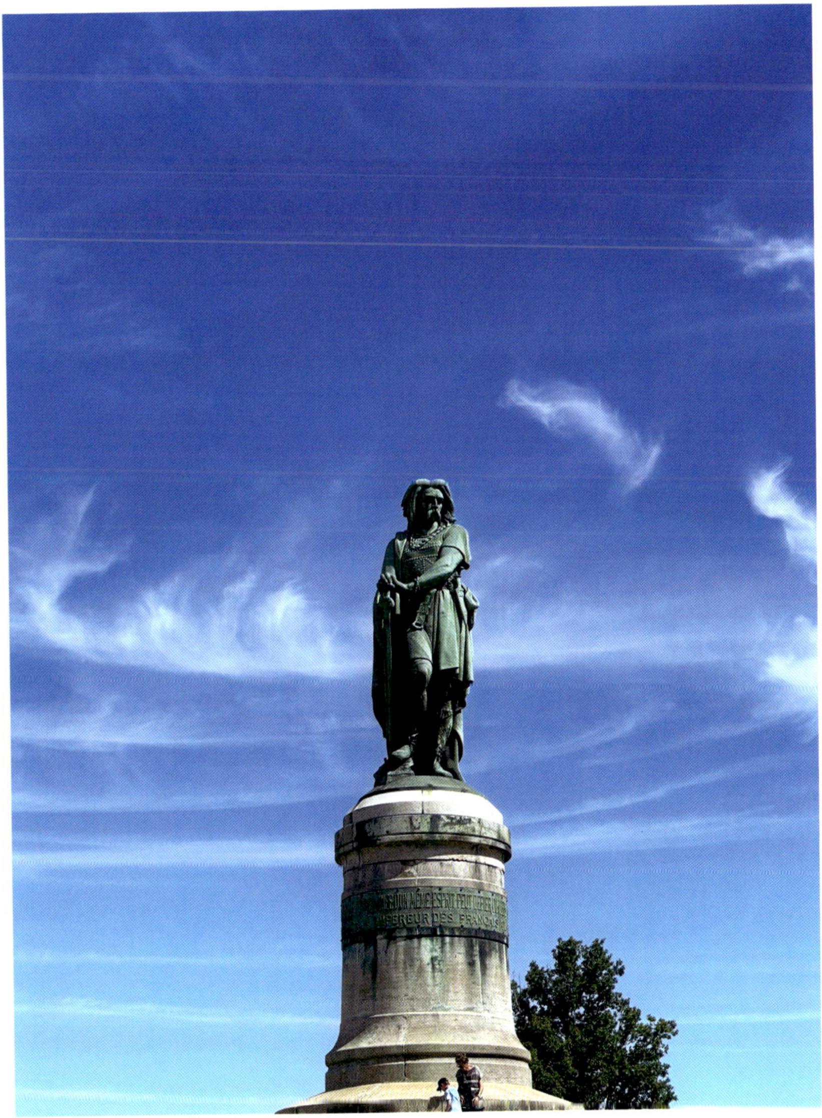

**Placa 14.** *Vercingétorix*, com as feições de Napoleão III, em Alise-Sainte-Reine (foto do autor).

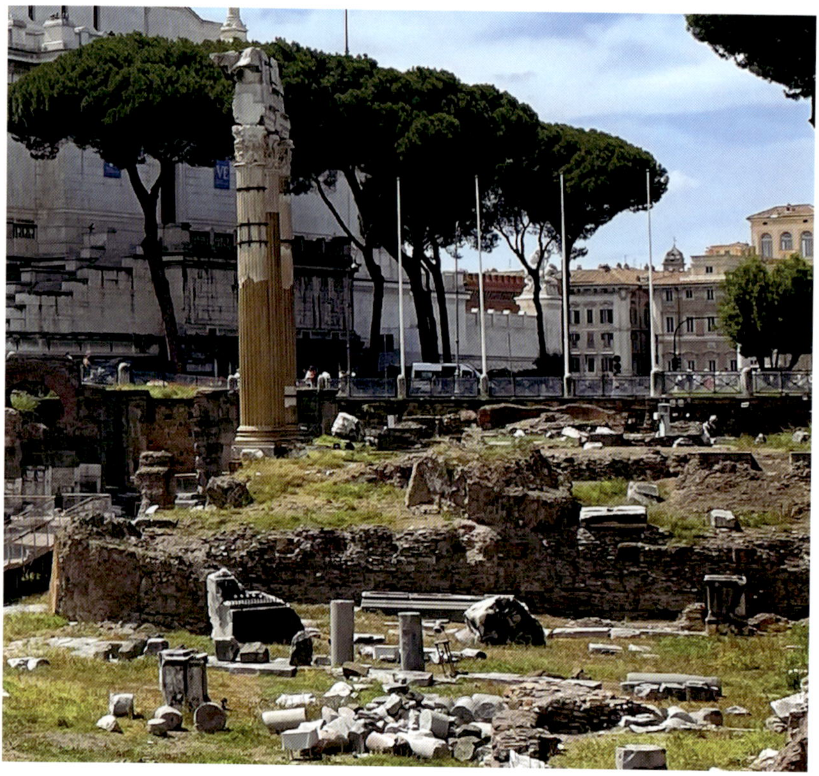

**Placa 13.** O Templo de Vênus Genetrix (Vênus, a Ancestral), no fórum construído por Júlio César (foto do autor).

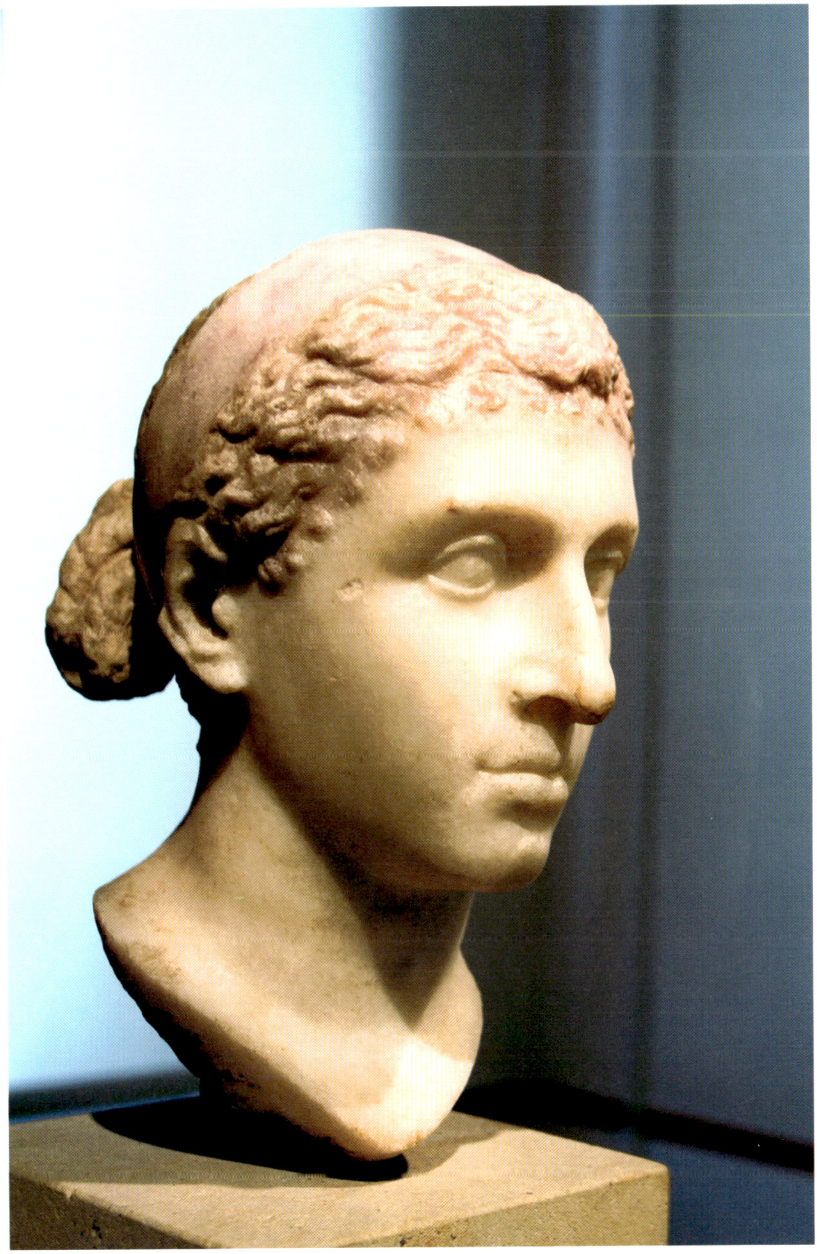

**Placa 12.** *Cleópatra*, Altes Museum, Berlim (Wikimedia Commons).

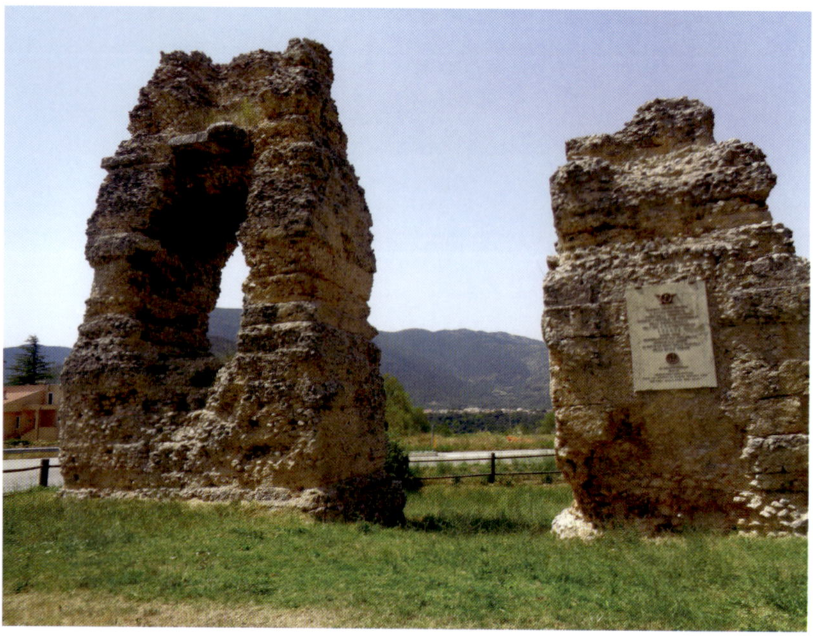

**Placa 11.** Muralhas de Corfinio (foto do autor).

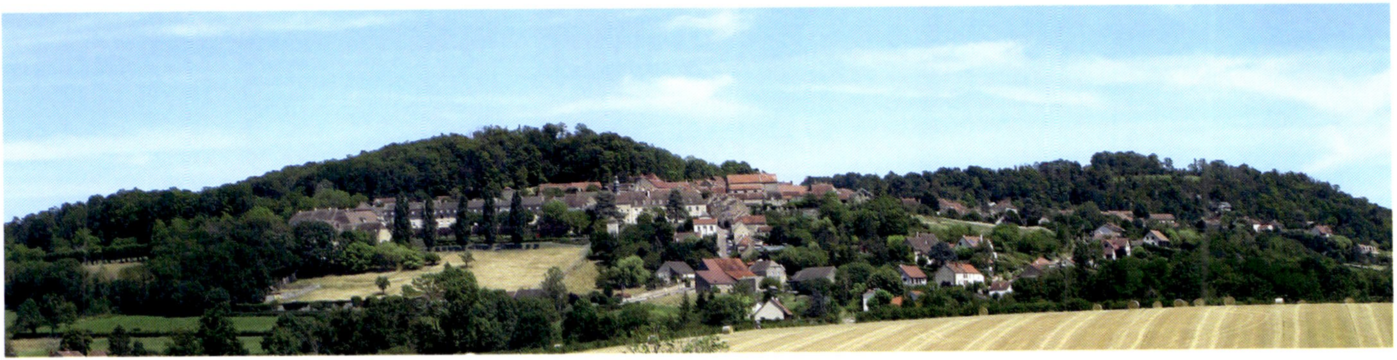

**Placa 10.** Alise-Sainte-Reine, o local de Alésia. A cidade gaulesa estava localizada no topo dessa colina (foto do autor).

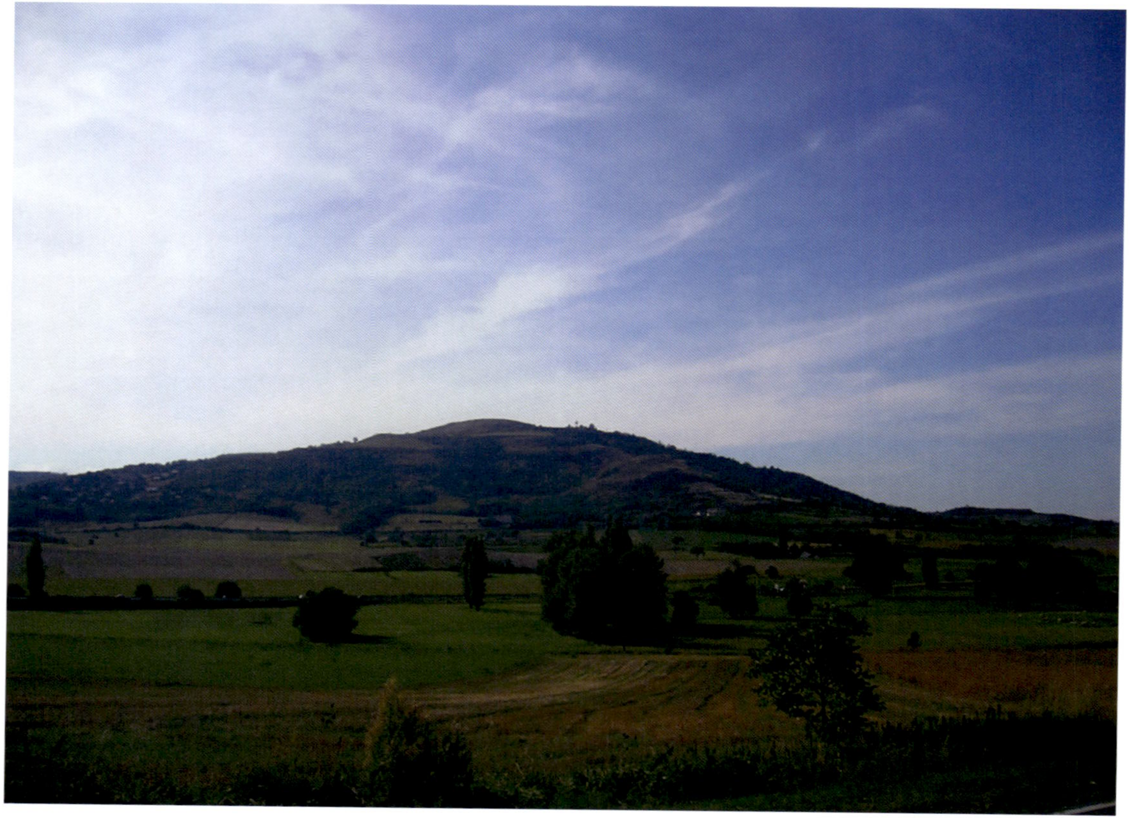

**Placa 9.** O Platô de Gergovia (Wikimedia Commons).

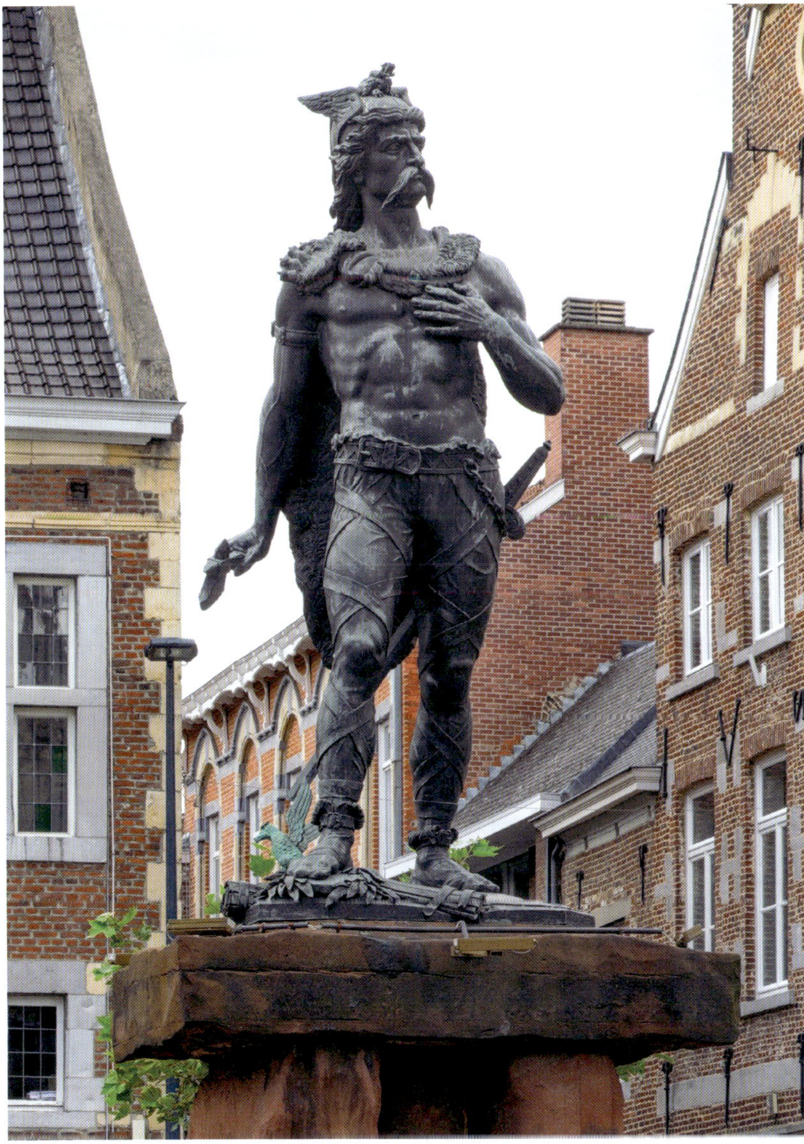

**Placa 8.** Estátua de Ambiorix no Grote Markt de Tongeren, Bélgica (Wikimedia Commons).

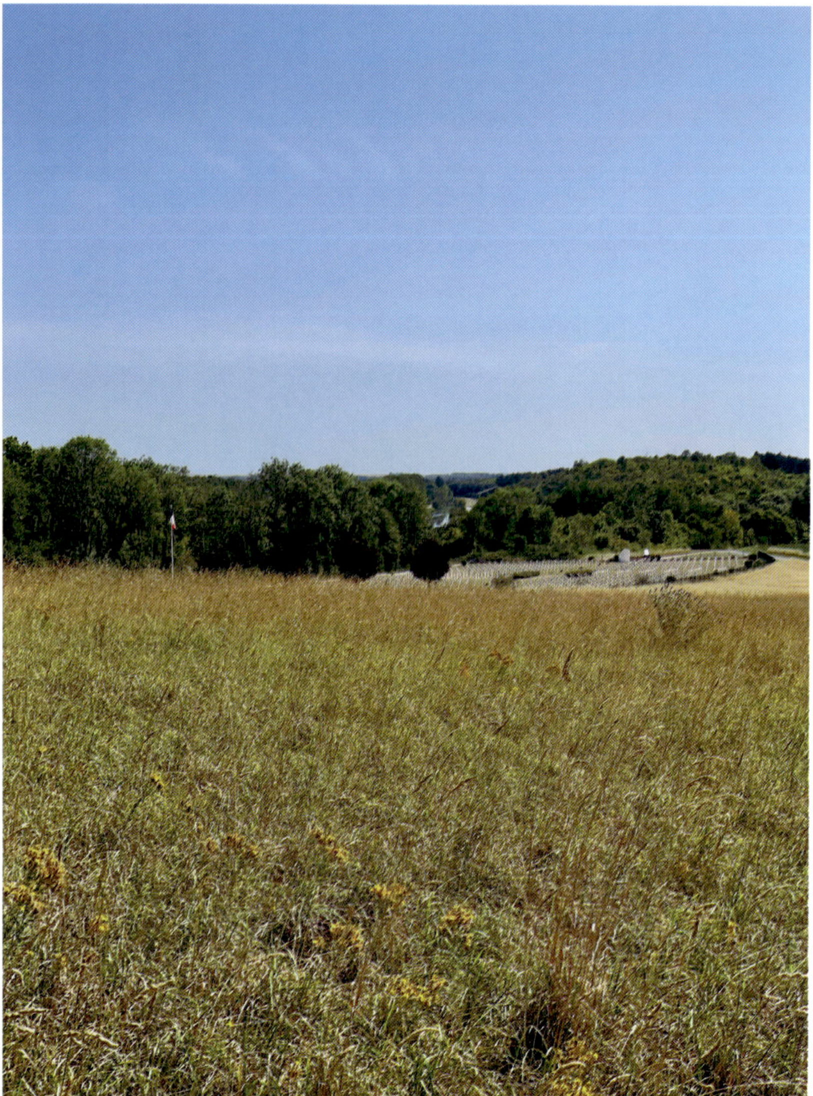

**Placa 7.** Berry-au-Bac, o provável local do acampamento de César durante o encontro com os Belgae (foto do autor).

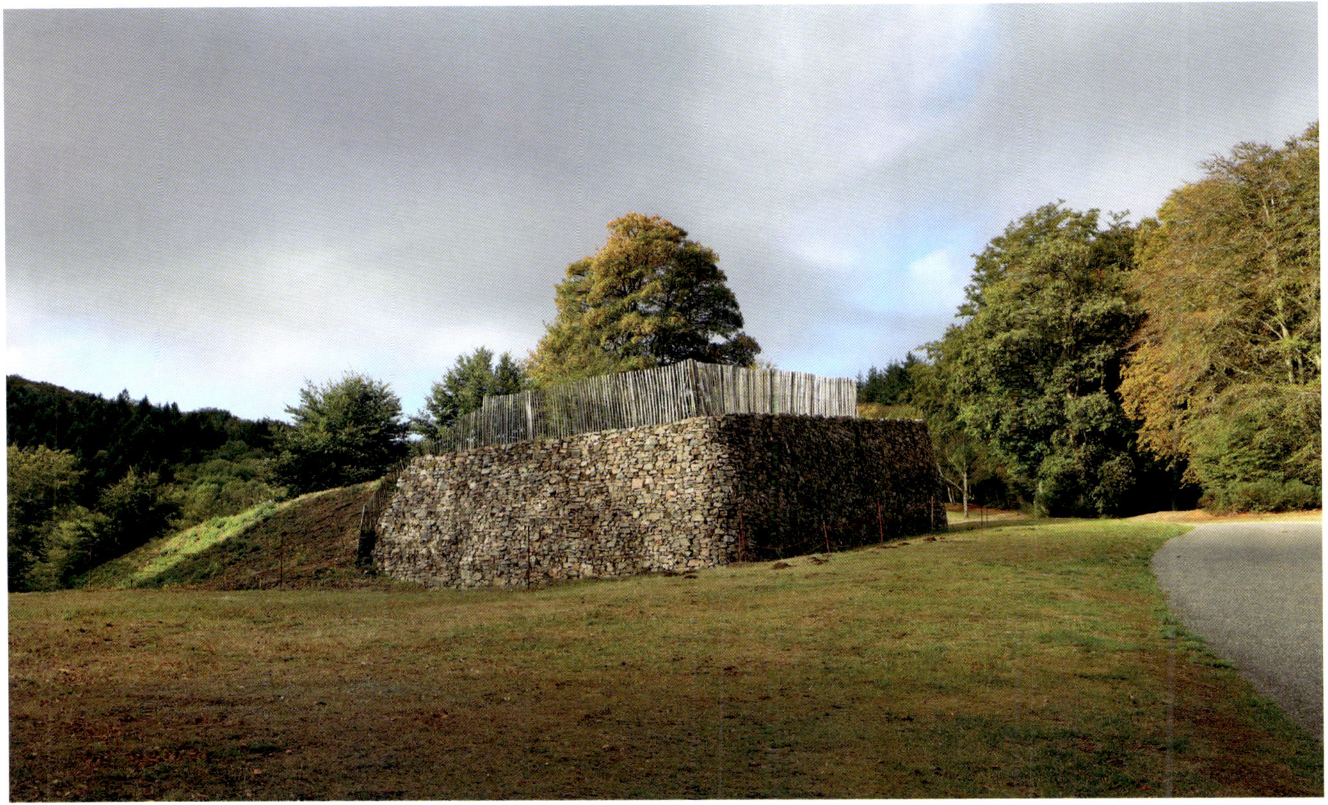

**Placa 6.** As Muralhas de Bibracte, aqui restauradas, constituem um excelente exemplo das fortificações que, segundo César, cercavam as principais cidades da Gália (Manuel Cohen, Art Resource, Nova York).

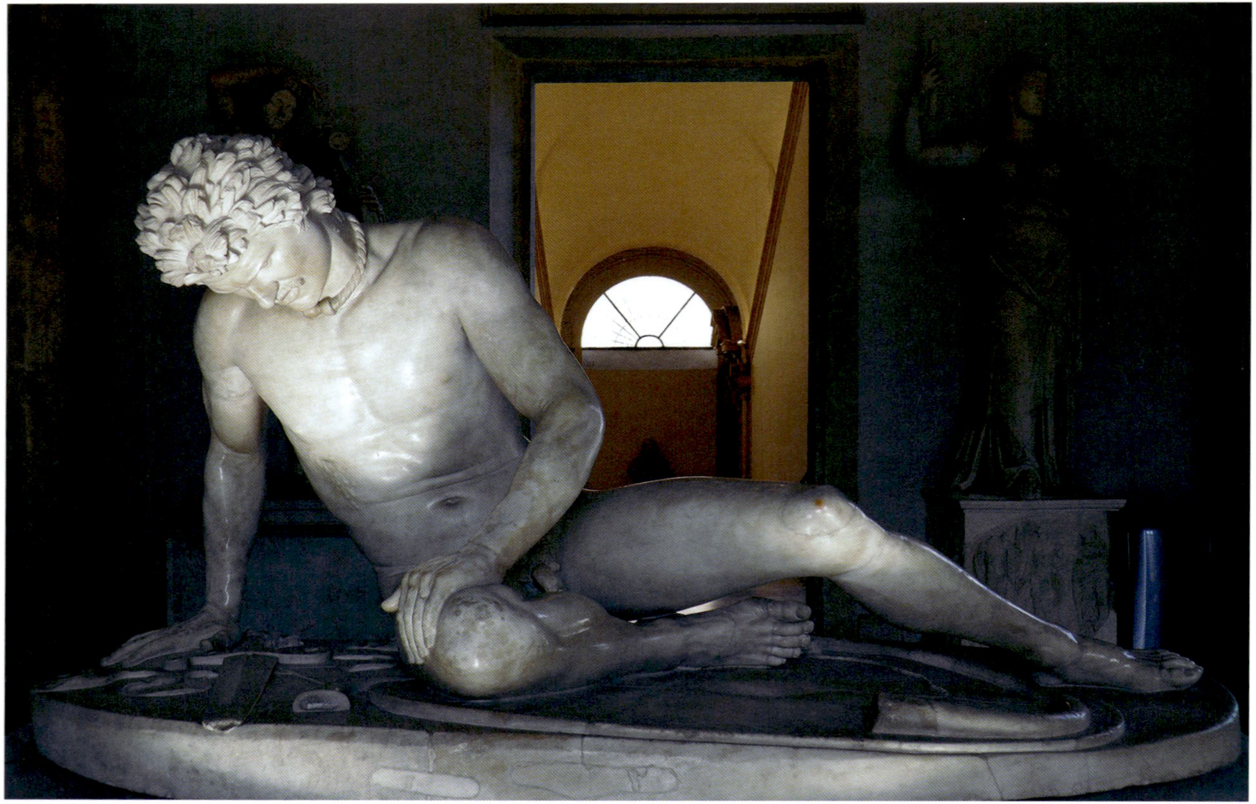

**Placa 5.** *O Gaulês Moribundo*, com penteado celta característico e torque (Jean-Pol Grandmont, Wikimedia Commons, CC BY-SA 2.0).

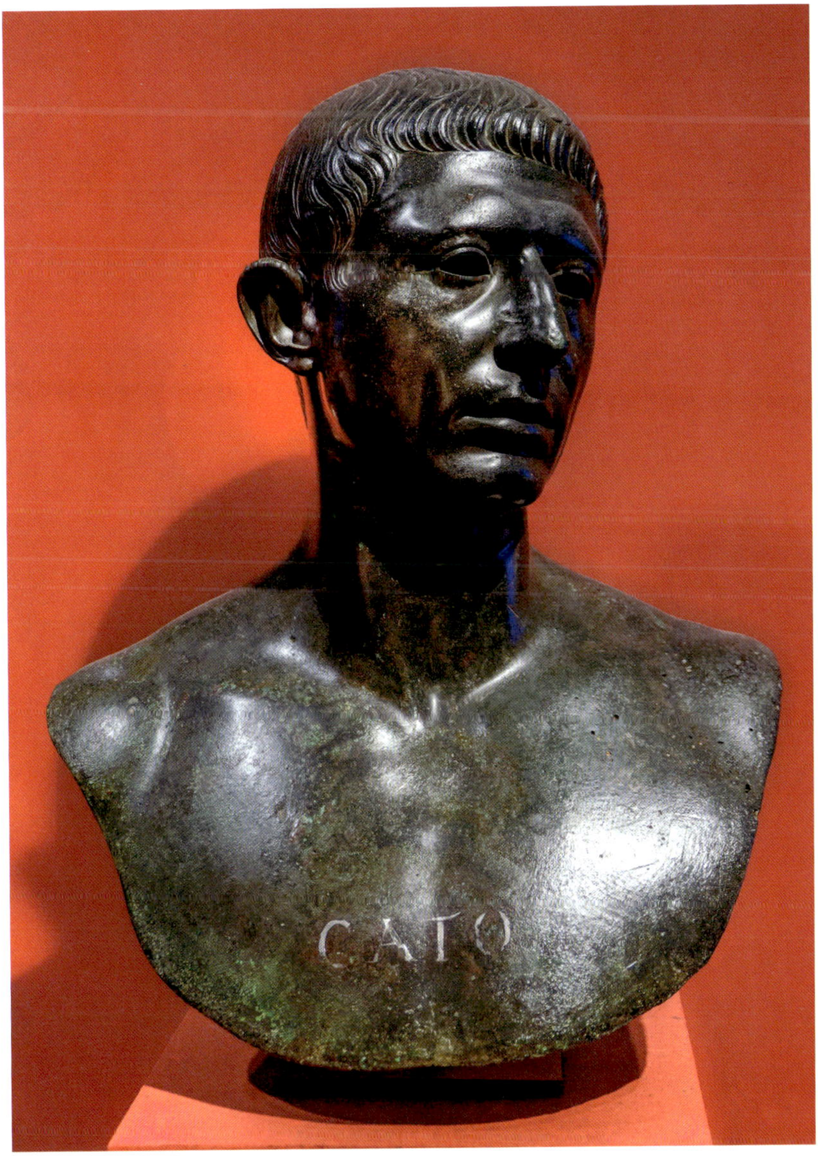


**Placa 4.** *Catão, o Jovem*, Museu de História e Civilizações, Rabat, Marrocos (Wikimedia Commons).

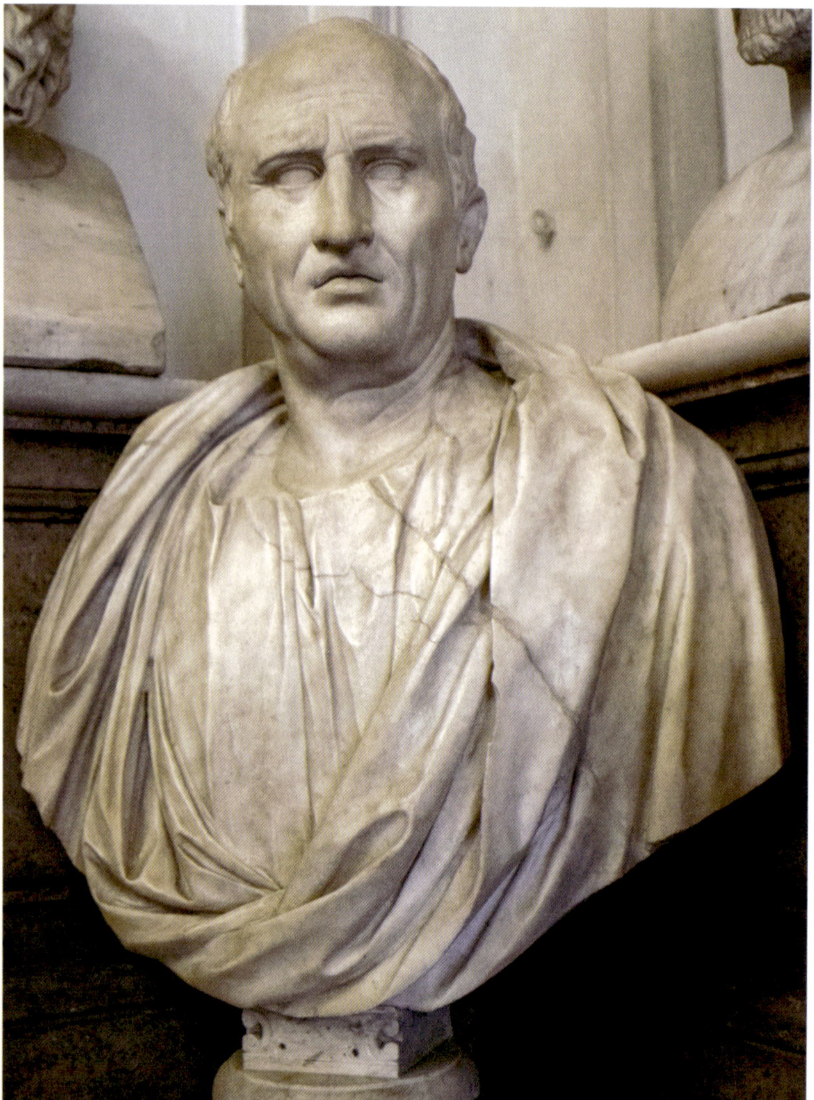

**Placa 3.** *Cícero*, Musei Capitolini, Roma (Wikimedia Commons).

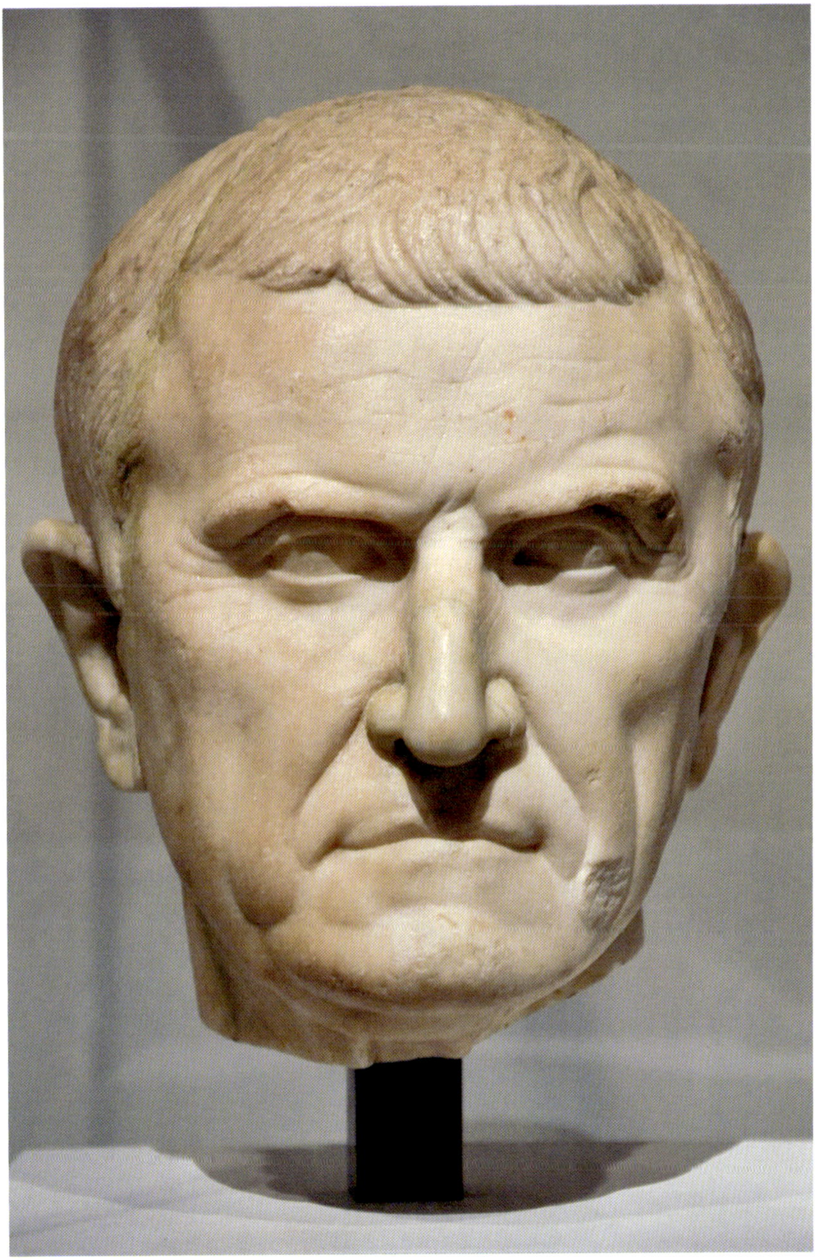

**Placa 2.** *Crassus*, Museu do Louvre, Paris (Wikimedia Commons).

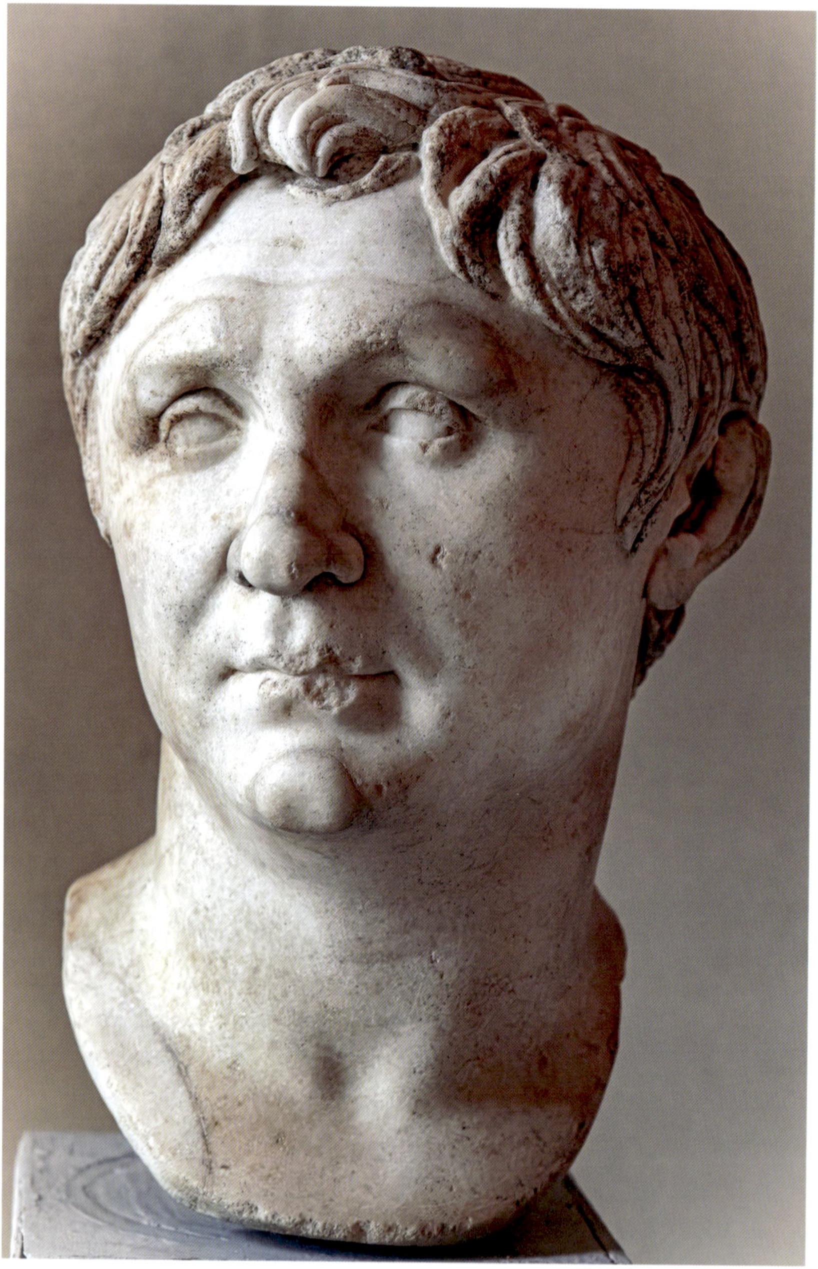

**Placa 1.** *Pompeu, o Grande*, Museo Archeologico Nazionale, Veneza (Wikimedia Commons).